Trans* Geschlechtlichkeit bei Kindern und Jugendlichen

Claudia Wiesemann · Maximiliane Hädicke ·
Mari Günther · Manuel Föcker ·
Milena Siebald · Georg Romer
(Hrsg.)

Trans* Geschlechtlichkeit bei Kindern und Jugendlichen

Einführung in eine professionelle und diskriminierungssensible Gesundheitsversorgung

Springer

Hrsg.
Claudia Wiesemann
Ethik u. Geschichte d. Medizin,
Universitätsmedizin Göttingen
Göttingen, Deutschland

Mari Günther
Systemische Therapeutin
Berlin, Deutschland

Milena Siebald
Klinik für Kinder- und Jugendpsychiatrie,
-psychosomatik und -psychotherapie
Universitätsklinikum Münster
Münster, Deutschland

Maximiliane Hädicke
Ethik u. Geschichte d. Medizin
Universitätsmedizin Göttingen
Göttingen, Deutschland

Manuel Föcker
Klinik für Kinder- und Jugendpsychiatrie,
-psychosomatik und -psychotherapie
Campus Gütersloh, LWL-Universitätsklinikum
Hamm
Gütersloh, Deutschland

Georg Romer
Klinik für Kinder- und Jugendpsychiatrie,
-psychosomatik und -psychotherapie
Münster, Deutschland

ISBN 978-3-662-71495-9 ISBN 978-3-662-71496-6 (eBook)
https://doi.org/10.1007/978-3-662-71496-6

Die Deutsche Nationalbibliothek verzeichnet diese Publikation in der Deutschen Nationalbibliografie; detaillierte bibliografische Daten sind im Internet über https://portal.dnb.de abrufbar.

Springer ist ein Imprint der eingetragenen Gesellschaft Springer-Verlag GmbH, DE und ist ein Teil von Springer Nature.
Die Anschrift der Gesellschaft ist: Heidelberger Platz 3, 14197 Berlin, Germany

Vorwort

In der medizinischen und psychologischen Fachwelt hat sich in den vergangenen zwei Jahrzehnten ein grundlegender Wechsel im Verständnis von trans* Geschlechtlichkeit vollzogen. Trans* Geschlechtlichkeit wird nicht länger pathologisiert, Geschlecht nicht mehr ausschließlich binär verstanden, und die Vielfalt individueller Entwicklungs- und Behandlungswege wird anerkannt. Eine Folge ist, dass sich in Deutschland mehr Kinder und Jugendliche als geschlechtlich nonkonform outen und gemeinsam mit ihren sorgeberechtigten Eltern ärztliche bzw. psychologische Unterstützung suchen. Allerdings ist das Gesundheitswesen auf den hiermit verbundenen wachsenden Bedarf an qualifizierten Versorgungsangeboten nicht ausreichend vorbereitet. Wie sollte eine professionelle und diskriminierungssensible klinisch-therapeutische Versorgung von trans*geschlechtlichen Kindern und Jugendlichen gestaltet werden? Über diese Frage wird in Fachkreisen und in der Öffentlichkeit kontrovers diskutiert.

Dieses Buch gibt einen Überblick über Grundlagen und aktuelle empirische Befunde aus Forschung und Klinik. Es zeigt, wie in der psychiatrischen und psychotherapeutischen Versorgung Diskriminierung vermieden werden und wie eine gerechte Beteiligung von trans* Personen in Forschung und Versorgung gewährleistet werden kann. Dabei wird auf spezielle Herausforderungen in Forschung und Praxis eingegangen, und es werden Handlungsempfehlungen abgeleitet. Das Buch bietet Antworten aus unterschiedlichen Fach- und Sprecher*innenperspektiven. Es soll Psychotherapeut*innen, Ärzt*innen, Berater*innen, Pflegefachkräfte und weitere Fachpersonen dabei unterstützen, eine angemessene Versorgung von Minderjährigen mit Geschlechtsinkongruenz/Geschlechtsdysphorie zu gewährleisten, und für Diskriminierung in all ihren – häufig leicht übersehbaren – Facetten sensibilisieren.

Zustande gekommen ist der vorliegende Band als ein partizipatives Projekt, das Wissen aus der Perspektive von Beratenden, Versorgenden, Forschenden und nicht zuletzt trans* Personen zusammenträgt. Es basiert unter anderem auf den Erkenntnissen der gemeinsam durchgeführten und vom Bundesministerium für Gesundheit geförderten TRANS*KIDS-Studie, in der Diskriminierungsrisiken für Minderjährige mit Geschlechtsinkongruenz/

Geschlechtsdysphorie im Gesundheitswesen untersucht und Fortbildungen für im Gesundheitswesen tätige Personen entwickelt und durchgeführt wurden. Neben der Universität Münster, der Universitätsmedizin Göttingen und der Hochschule für Angewandte Wissenschaften Hamburg waren der Bundesverband Trans* und das Trans-Kinder-Netz e. V. an der Konzeption und Auswertung der Studie beteiligt.[1]

Der Band ist in drei Teile gegliedert. Der erste Teil bietet eine Einführung in die Grundlagen von trans* Identität im Kindesalter aus biographischer, medizinisch-therapeutischer, ethisch-rechtlicher, diskriminierungssensibler und historischer Perspektive. Es beginnt mit der biographischen Erzählung einer trans* Person. Sie berichtet über ihre Geschichte der Selbstfindung, über Diskriminierungserfahrungen im Alltag und im Gesundheitswesen. Der_die Autor*in bleibt aus Gründen der Privatheit, Selbstbestimmung und des Diskriminierungsschutzes anonym. Der zweite Beitrag, verfasst von Milena Siebald, Manuel Föcker und Georg Romer, bietet einen praxisbezogenen Einblick in den aktuellen Kenntnisstand bezüglich Geschlechtsinkongruenz und -dysphorie bei Kindern und Jugendlichen aus medizinisch-therapeutischer Sicht. Danach erläutern Claudia Wiesemann, Dagmar Pauli, Martin Fuchs, Georg Romer und Thomas Gutmann die Grundzüge einer ethisch und rechtlich angemessenen Versorgung. Dieser Beitrag wurde der AWMF-Leitlinie *Geschlechtsinkongruenz und Geschlechtsdysphorie im Kindes- und Jugendalter – Diagnostik und Behandlung (S2k)* entnommen und ausschließlich zu Zwecken der besseren Lesbarkeit leicht überarbeitet.

Es folgt eine Einführung in die Grundlagen einer affirmativen und diskriminierungssensiblen Versorgung. Mari Günther erläutert darin die Grundbegriffe „Affirmation" und „Diskriminierung" und reflektiert diese praxisnah. Teil eins endet mit einer historischen Spurensuche von Heinz-Jürgen Voß. Er erschließt Geschlecht als soziale Ordnungskategorie in der modernen Gesellschaft und analysiert darauf aufbauend Geschlecht als Diskriminierungsursache.

Der zweite Teil befasst sich mit den Herausforderungen der Praxis. Er präsentiert die empirischen Befunde der interdisziplinären TRANS*KIDS Studie, gefördert durch das Bundesministerium für Gesundheit, und zieht daraus Schlussfolgerungen für die Praxis der Versorgung. Tina Brokmeier, Sandra Mucha, Milena Siebald und Manuel Föcker erfassten die Erfahrungen von trans* Kindern, trans* Jugendlichen und Sorgeberechtigten im Gesundheitswesen sowohl qualitativ als auch quantitativ und präsentieren zentrale Ergebnisse ihrer Studie. Im zweiten Beitrag dieses Kapitels untersuchen Maximiliane Hädicke und Claudia Wiesemann aus der Perspektive von Ärzt*innen und Psychotherapeut*innen die ethischen und praktischen Herausforderungen der Versorgung von trans*geschlechtlichen Kindern und Jugendlichen. Daran anschließend gibt Mari Günther in einem Beitrag Einblicke in die Beratung von und Psychotherapie mit Familien mit gendervarianten, trans* und nichtbinären Kindern und Jugendlichen. Ein Beitrag über die Herausforderungen für die Pflege und andere Versorgungsberufe im Umgang mit

[1] Für weitere Informationen siehe: https://www.transkids-studie.de.

Jugendlichen, verfasst von Manuel Bolz und Sabine Wöhlke, schließt den zweiten Teil ab.

Der dritte und letzte Teil befasst sich mit Diskriminierungsprävention und Teilhabe in Forschung und Praxis. Er beginnt mit einem Beitrag zur Frage, warum Partizipation in Forschung mit und Versorgung von trans* Kindern und trans* Jugendlichen wichtig ist. Mirjam Faissner und Mari Günther entwickeln dazu einige Handreichungen und Empfehlungen. Anschließend untersucht Sascha Bos Teilhabe in der Versorgungspraxis. Dabei geht Bos auf deren Chancen und Grenzen besonders ein. Eine kritische Reflexion der Partizipationsprozesse in der TRANS*KIDS-Studie bildet den Abschluss des Kapitels und unseres Bandes. Georg Romer, Manuel Föcker, Sandra Mucha, Tina Brokmeier und Milena Siebald zeigen auf, was erforderlich ist, um Stolpersteine in der partizipativen Zusammenarbeit aus dem Weg zu räumen.

Diese Sammlung medizinischer, medizinethischer, pflegerischer, psychotherapeutischer, beratender und trans*geschlechtlicher Expertisen erhebt nicht den Anspruch, mit einer Stimme zu sprechen. Eine solche Glättung der nach wie vor bestehenden Kontroversen wäre nicht hilfreich; vielmehr müssen diese sichtbar gemacht und voraussichtlich auch in der Zukunft noch konstruktiv weiter ausgetragen werden. Wie dieses Buch verdeutlicht, müssen angesichts einer traumatischen Geschichte der Pathologisierung und Beschädigung trans*geschlechtlichen Lebens durch Medizin und Psychologie Verletzungen noch heilen, muss Vertrauen in die Kompetenz der psychosozialen Medizin weiter wachsen. Entwürdigende und diskriminierende Aspekte der Behandlung von trans* Personen durch die Medizin müssen aufgearbeitet werden. Die gemeinsame Herausgeber*innenschaft eröffnet – so hoffen wir – den Raum dafür und ermöglicht jene Zugewandtheit, derer es bedarf, um eine glaubwürdige gemeinsame Sprache zu finden und eine von echter Partizipation geprägte Versorgung und Forschung zu gestalten.

Eine Aufgabe des vorliegenden Bandes ist es, den gegenwärtigen Zustand der Versorgung so genau wie möglich abzubilden, um daraus Erkenntnisse für dessen Verbesserung abzuleiten. In Zitaten aus den Interviews mit Personen in der Versorgung können die Autor*innen aufzeigen, welche Defizite in der Versorgung auf implizit trans*negative oder gar trans*feindliche Haltungen zurückzuführen sind. Diese können für trans*geschlechtliche und nichtbinäre Leser*innen verletzend sein und an eigene Erfahrungen von Übergriffigkeit und Diskriminierung im Kontakt mit der medizinischen Versorgung erinnern. Es kann also triggern, in diesem Buch zu lesen. Das ist uns schmerzlich bewusst. Wir haben uns dennoch entschieden, die Stimmen der interviewten Personen nicht zu glätten und zu filtern, sondern ihre Haltungen und Erfahrungen zu dokumentieren, da es darum gehen sollte, Offenheit für Veränderung zu erreichen. Insofern soll dieses Buch auch ein Dokument der noch vorhandenen Diskriminierung sein und bestehende Defizite in der medizinisch-therapeutischen Versorgung sichtbar werden lassen. Damit verbunden ist die Verpflichtung, aus diesen Erfahrungen zu lernen, besseres Wissen zu schaffen und Diskriminierung in der Gesundheitsversorgung so weit wie möglich zu reduzieren. Wir hoffen, mit diesem Buch so einen Beitrag zu einem diskriminierungssensiblen Umgang im respektvollen Dialog mit gender-nonkonformen Personen im Gesundheitswesen leisten zu können.

Januar 2026

Claudia Wiesemann
Maximiliane Hädicke
Mari Günther
Manuel Föcker
Milena Siebald
Georg Romer

Danksagung

Herzlich danken wir den zahlreichen Studienteilnehmer*innen der TRANS*KIDS-Studie. Ohne das Engagement und die Offenheit der Kinder, Jugendlichen, Eltern, Ärzt*innen, Psychotherapeut*innen, der Pflegefachkräfte und Angehörigen weiterer Versorgungsberufe im Gesundheitswesen würden in diesem Buch wichtige Perspektiven fehlen. Wir danken auch dem Bundesministerium für Gesundheit für die Finanzierung der zugrunde liegenden wissenschaftlichen Studie „TRANS*KIDS – Förderung eines nichtdiskriminierenden Umgangs mit minderjährigen trans* Personen durch patientenorientierte Schulungsmaßnahmen im Gesundheitswesen“. Dem Springerverlag danken wir für die vertrauensvolle Zusammenarbeit und den wissenschaftlichen Hilfskräften Franziska Stauche sowie Tabea Anders von der Universitätsmedizin Göttingen für ihre engagierte Unterstützung bei der Redaktion der Manuskripte.

Inhaltsverzeichnis

I. Einführung und Grundlagen

Trans* Identität im Kindesalter – aus trans* bzw. Community-Perspektive

N. N.

1 Einleitung: Erfahrung als Expertise

Mit 14 Jahren habe ich entschieden: So geht es nicht weiter. Das ist nun zwölf Jahre her. Zum damaligen Zeitpunkt hatte ich nicht das Gefühl mich zu *entscheiden*, sondern mich einer Realität zu *ergeben*, gegen die ich schon lange angekämpft hatte. Das Unbehagen mit meinem Körper, die Befremdung, die seine Identifikation als weiblich in mir auslöste, und das immer schon dagewesene Gefühl, nicht in diese geschlechtlich-binär sortierte Welt zu passen, hatten sich zu einer Schwere entwickelt, die mir nicht mehr tragbar schien. Mir kam das wie eine Niederlage vor: Der trans* Weg als Weg des geringeren Widerstands und die Kapitulation vor meiner persönlichen Lebensaufgabe, Frieden mit meinem Körper entsprechend der gesellschaftlichen Rollenerwartungen zu schließen.

Obwohl – oder: weil – ich mich ziemlich genau so an diese Zeit erinnere, ist diese Erzählung meines trans* Weges primär als *Rekonstruktion* zu lesen. Sie beinhaltet neben vielen gesammelten Erfahrungen auch *retrospektiv vorgenommene* Bewertungen, Differenzierungen und Distinktionen. Darin enthalten ist beispielsweise die Erwartung, dass es einen extrem starken Leidensdruck benötigt, um trans* sein zu dürfen. Oder die Vorstellung, dass die trans* Identität schon immer dagewesen sein muss, um nicht unter den Verdacht des sog. *late-onset* zu geraten und möglicherweise gar nicht richtig trans* sein zu können. Sie ist aber auch eine Erzählung, die sich aus Diskriminierungserfahrungen und dem Gefühl, ausgeschlossen zu sein, speist. Wie alle biografischen Narrationen dient sie mitunter dem Zweck Kontinuität und Kohärenz in der eigenen Geschichte bzw. dem eigenen Selbst herzustellen. Diese vermittelte Erzählung habe ich (und viele andere ihrerseits) immer wieder aufgeschrieben, wenn in der professionellen Versorgung ein

N. N. (✉)
Göttingen, Deutschland

C. Wiesemann et al. (Hrsg.), *Trans* Geschlechtlichkeit bei Kindern und Jugendlichen*,
https://doi.org/10.1007/978-3-662-71496-6_1

trans* Lebenslauf von mir verlangt worden ist. Eine Erzählung also, die verhindern will, auf Ablehnung zu stoßen und bestimmte Diskriminierungserfahrungen zu wiederholen. Im Nachhinein betrachtet: keine besonders produktive Grundlage für eine therapeutische Zusammenarbeit.

Mit diesem kleinen Umweg möchte ich einen ersten Eindruck davon geben, dass Diskriminierungserfahrungen im Kontext der professionellen Gesundheitsversorgung keinen bestimmten Ort haben. Sie sind nicht nur entweder vorgängig oder nachgängig oder vielleicht beides. Sie sind stattdessen tief verwoben und können (durch Internalisierung) zu einem Aspekt der Identität oder einer bestimmten Perspektive auf sich selbst und andere werden. Eine diskriminierungssensible Versorgung, so möchte ich im Folgenden ausführen, muss dem Anspruch folgen, dieses Geflecht ebenso wie den eigenen Standort darin regelmäßig zu reflektieren. Als Kontrast zu einer Versorgung, die oft nicht-intentional selbst Ausschlüsse produziert, möchte ich zu einer größeren Offenheit und Transparenz gegenüber Kindern und Jugendlichen ermutigen, um sie in Prozesse und Entscheidungen systematisch einzuschließen.

In meinem Beitrag beziehe ich mich auf meine eigenen Erfahrungen, den Austausch mit Peers im Selbsthilfekontext und die Erfahrungen, die ich in vielen Jahren des gesellschaftspolitischen Engagements u. a. mit Vertreter*innen medizinisch-therapeutischer Berufe sammeln konnte. Die Rolle als „Erfahrungsexperte" erscheint mir dabei immer wieder als befremdlich: Sie markiert eine Differenz zwischen denen, die bestimmte Erfahrungen machen, und denjenigen, die sie regelmäßig deuten. Sie ist selbst bereits eine marginalisierte Rolle, weil sie das Andere zur wissenschaftlichen Expertise darstellt, die den Anspruch erhebt, Erfahrungen systematisch zu erfassen und von ihnen zu abstrahieren. Die Erfahrungen, von denen ich berichten kann, sind immer nur einzelne, individuelle. Sie verweisen dennoch auf Strukturen, Regelmäßigkeiten und Zusammenhänge, die den Kontext der Erfahrungen Vieler bilden. Ich möchte daher beides tun: Ich möchte einige meiner persönlichen Erlebnisse teilen, gleichzeitig aber auch ihre Entstehungsbedingungen reflektieren, um danach zu fragen, wie eine diskriminierungssensible Versorgung von Kindern und Jugendlichen aussehen kann. Dass ich der Mitwirkung an diesem Sammelband nur unter der Bedingung zugestimmt habe, dass auf meinen Klarnamen verzichtet werden kann, macht dabei bereits einen wesentlichen Anspruch sichtbar, den ich mit diesem Vorhaben verbinde: Selbstbestimmung über die eigene Geschichte zu erhalten.

2 Diskriminierung und Alltagserfahrungen von trans* Menschen

Diskriminierungserfahrungen gehören zum Alltag von trans* Menschen, auch wenn sie individuell von unterschiedlichem Ausmaß und unterschiedlicher Intensität sein können. Sie können lange vor einem eventuellen Coming-Out gemacht werden. „Bist du ein Mädchen oder Junge?“ Diese Frage wurde mir wirklich sehr oft gestellt. Auch beim Einkaufen oder in der Straßenbahn von völlig Fremden. Sie ist die höfliche Form von allerlei wüsten Varianten, die mir ebenfalls regelmäßig begegnet sind und zweifelsfrei herabwürdigend motiviert waren. Aber auch die Entweder-Oder-Frage selbst hinterlässt kein gutes Gefühl, insbesondere dann, wenn es keine befriedigende Antwort zu geben scheint.

„Bist du ein Mädchen oder Junge?“ verleiht einem Bedürfnis nach Diskriminierung im wörtlichen Sinne Ausdruck, dem Bedürfnis klare Unterscheidungen und Grenzen ziehen zu können. Nicht immer müssen solche Unterscheidungen Nachteile oder Ausschlüsse produzieren. Die Geschlechterdifferenz ist jedoch vielfach in unserer Lebenswelt repräsentiert und wenn die Unterscheidung fehlschlägt, produziert sie oft notgedrungen Ausschlüsse. Das kann z. B. vor der Toilettentür passieren, beim Sportunterricht oder wenn, wie ich mich lebhaft erinnere, alle Mädchen bei der Erstkommunion ein Kleid tragen sollen. Die Angst vor einem wütenden, unfreundlichen oder nur verunsicherten „Das hier ist die Damentoilette!“ hat mich jahrelang davon abgehalten, öffentliche oder Schul-Toiletten zu benutzen und dementsprechend davon, tagsüber Wasser zu trinken. Später hat die Unmöglichkeit, mich in den Schulsport und die nach Geschlecht getrennten Leistungstabellen einzusortieren, dazu geführt, dass ich mich mit einem Attest vom Schulsport befreien lassen musste – obwohl ich wirklich sehr gern nicht auf diese Weise aufgefallen bzw. rausgefallen wäre. Und obwohl ich sehr gute Noten hatte und motiviert war, konnte ich mit der Abweichung zwischen dem Namen auf meinem Zeugnis und dem Namen auf meiner Bewerbung keinen Platz für das verpflichtende Berufspraktikum finden. Letztlich sind diese Erlebnisse das Ergebnis und der Ausgangspunkt einer grundlegenden Verunsicherung. Wer nicht klar angeben kann, ob Mädchen oder Junge (oder etwas angebbar anderes), hat eine enorme Lücke in der Identität – und das kann auch heißen, keinen Platz in der Welt. Diese alltagsweltlichen Erfahrungen und die damit verbundene Grundstimmung bildeten dann für mich den Kontext meiner trans* spezifischen Erstkontakte mit dem Gesundheitssystem.

Obwohl Diskriminierungsakte von juristischer Relevanz sein können, erscheint es mir an dieser Stelle nicht sinnvoll, mit juristischen Definitionen dessen zu beginnen, wie „Diskriminierung“ oder „Benachteiligung“ operationalisiert werden sollen. Stattdessen geht es mir explizit um die Erfahrungsdimension: Lebenspraktische Relevanz hat die Erfahrung von Ausgrenzung, Benachteiligung oder Herabwürdigung, die im Zusammenhang mit der eigenen Zugehörigkeit zu einer sozialen Gruppe steht. Dabei steht die tatsächliche Gruppenzugehörigkeit nicht im Zentrum, sondern die merkmalsbezogene Zuweisung zu einer solchen. Die Erfahrungsdimension weist darauf hin, dass Diskriminierung hier vonseiten der Diskriminierten gemessen wird. Die Intention aufseiten der Diskriminierenden ist in dieser Hinsicht nicht das entscheidende Kriterium. Die Erfahrung der Diskriminierung auf der einen und der „Umgang nach bestem Wissen“ oder in „bester Absicht“ auf der anderen Seite können durchaus zusammengehen. Daher ist es so wichtig, dass ein offener Austausch stattfindet über das, was als diskriminierend erfahren werden kann, um so einen diskriminierungssensiblen Umgang zu ermöglichen.

3 Diskriminierung und Stigmatisierung im Gesundheitssystem

Wie ich eingangs zu skizzieren versucht habe, muss davon ausgegangen werden, dass die Erfahrung von Ausgrenzung, Benachteiligung oder Herabwürdigung aufgrund einer gewissen „Andersartigkeit“ bereits Teil der Lebenserfahrung von trans* Menschen ist, lange bevor „das Kind einen Namen hat“. Das kann zu einer Haltung führen, in der Erfahrungen dieser Art ständig antizipiert werden oder Handlungen und Gesten eines Gegenübers sehr viel wahrscheinlicher in diesem Kontext gedeutet werden. Beim Eintritt in das Versorgungssystem kann diese Grunderfahrung einen erheblichen Einfluss darauf haben, wie Interaktionen zwischen Versorgenden und trans* Menschen verlaufen und erfahren werden. Das habe ich zumindest bei meinen eigenen ersten Kontakten mit dem Gesundheitssystem im trans* Kontext feststellen müssen. Personen in der Gesundheitsversorgung erschienen mir als prinzipiell feindlich, als Gatekeeper, als Hürden, die zu überwinden waren. Allerdings haben sie es mir auch nicht immer einfach gemacht, sie anders zu sehen. Sie verwendeten Begriffe und stellten Fragen, die mir mehr als nur deutlich machten, dass sie mich und meine Situation scheinbar überhaupt nicht verstanden – und das meist, den Zeitregimen von Arztpraxen entsprechend, ohne Umschweife. Ich fühlte mich in der ständigen Bedrängnis etwas beweisen zu müssen, was unbeweisbar war.

In diesem Kontext möchte ich von der Erst- (und Letzt-)Begegnung mit einem Kinder- und Jugend-Endokrinologen erzählen, der mir von einer regionalen Selbsthilfegruppe empfohlen worden war, um mich beraten zu lassen. Zu dieser Beratung sollte es jedoch nicht kommen. Stattdessen wurde ich nach nur wenigen Begrüßungsworten dazu aufgefordert, mich zuerst einmal vollständig zu entkleiden. Es fällt mir schwer zu beschreiben, in welchen Schockzustand mich diese seelenruhig formulierte Aufforderung versetzte. Dass das das Schwierigste war, was er von mir als jugendlichem trans* Menschen verlangen hätte können, dafür schien es nicht das geringste Verständnis zu geben. Stattdessen gab es Spott und ein: „Dann halt nicht.“ An diesem Gatekeeper war ich ganz offensichtlich gescheitert. Ich weiß natürlich, dass diese Begegnung einen Extremfall darstellt. Aber die Grunderfahrung, in eine destruktive Verteidigungshaltung gedrängt zu sein, habe ich dennoch immer und immer wieder gemacht. Dabei hätte dieser Arztbesuch auch ganz anders ablaufen können. Zumindest habe ich eine ganz gegenteilige Erfahrung gemacht, die mir als Ankerpunkt dafür dient, dass es sich hier nicht um ein unlösbares Dilemma von gegenläufigen Handlungslogiken und Interessen handelt.

Denn ein diskriminierungssensibler Umgang mit der beschriebenen Situation hieße für mich nicht, auf eine körperliche Untersuchung zu verzichten, wenn sie indiziert ist. Oder keine kritischen Fragen zu stellen. Grundlegend erscheint mir jedoch das Anerkennen der Situation als schwierig, belastend, Stress auslösend. Auch eine Erklärung, warum die Untersuchung notwendig ist, stellt für mich die Minimalbedingung für eine Einwilligung dar. Im Übrigen erlebe ich die unbegründete Aufforderung zum Ausziehen bis heute regelmäßig im Kontext von trans* bezogenen Arztbesuchen, die immer wieder den Eindruck bei mir erwecken, dass Ärzt*innen ihre Machtposition dafür nutzen, eine besondere Neugier für trans* Körper zu befriedigen. Hätte es jedenfalls ein Grundverständnis für meine Situation gegeben, hätten sich leicht Wege finden lassen, nötige Untersuchung in einer deutlich weniger demütigenden Weise durchzuführen. Und mit der Drohung „Dann halt nicht." endete die Begegnung dann auch noch mit der Affirmation meiner aversiven Grundhaltung.

Wenn ich heute im ärztlichen Kontext, zum Beispiel bei einer routinemäßigen Überprüfung des Hormonstatus, ohne mir ersichtlichen Grund dazu aufgefordert werde, mein Oberteil auszuziehen, lasse ich mich nicht mehr davon überrumpeln. Stattdessen frage ich nach: „Wozu ist das notwendig?" Auf diese Weise erlange ich etwas Kontrolle über eine Situation, die von sehr ungleichen Machtverhältnissen geprägt ist. Es ist mir sehr wichtig, darauf hinzuweisen, dass ich in meinen trans* bezogenen Erstkontakten mit dem Gesundheitssystem nicht dazu in der Lage war, diese Art der Selbstbestimmung umzusetzen – und zwar strukturell nicht dazu in der Lage. Zum einen war ich nicht nur minderjährig, sondern eben auch sehr unerfahren. Das bedeutet, dass ich die Ungleichheit in der Beziehung zwischen Ärzt*innen und mir nicht nur deutlich größer wahrgenommen habe, sondern auch dass ich aufgrund mangelnder Lebenserfahrung deutlich schlechter für mich einstehen konnte. Zum anderen erschien es mir, als läge mein Leben in der Hand dieser Menschen, als bliebe mir gar nichts anderes übrig als zu tun, was von mir verlangt würde.

In diesem Kontext spielen auch die gegenläufigen Zeitregime eine wesentliche Rolle: Während die Versorgungsdichte im Kinder- und Jugendbereich eher dünn ist und lange Wartezeiten für Erstkonsultationen produziert, erzeugt das Voranschreiten der körperlichen Entwicklung und das Eintreten gefürchteter Veränderungen das Empfinden eines enormen Zeitdrucks. Hinzu kommt die besondere Zurückhaltung und Vorsicht, die bei der Einleitung körpermodifizierender Maßnahmen an Kindern und Jugendlichen gilt und Entscheidungsprozesse in die Länge ziehen kann. Zum einen erzeugen ungewisse Wartezeiten dabei ganz konkrete Ausschlüsse. Die eingangs genannten Beispiele tun das in unterschiedlicher Art. Die Befreiung vom Sportunterricht provoziert Nachfragen und den Verdacht auf mangelnde körperliche Leistungsfähigkeit. Die Schwierigkeit einen geeigneten Praktikums- oder auch Ausbildungsplatz zu finden, erzeugt unweigerlich Nachteile. Nicht nur in körperlicher Hinsicht wird man von der Entwicklung der Peers abgehängt, man kann an vielen Aktivitäten nicht mehr teilhaben und die Zukunft nicht planen. Zum anderen aber unterminiert die Wahrnehmung, in einem Wettlauf gegen die Zeit zu stehen, systematisch die Möglichkeit sich Zeit zu nehmen, um zu reflektieren, um Zweifel zuzulassen und auszuloten, wie ein gutes Leben auch abseits von vorgefertigten trans* Biografien, von *ganz oder gar nicht* und binären Geschlechtsstereotypen vorstellbar sein könnte. Das mag paradox erscheinen, schließlich hat man während Wartezeiten jede Menge „Zeit". Diese Zeit habe ich jedoch als sehr unproduktiv in Erinnerung. Statt sie nutzen zu können, hatte ich das Gefühl, Unsicherheiten und Zweifel beiseiteschieben zu müssen, um bei relevanten Terminen entsprechend „performen" zu können und keine weiteren Verzögerungen zu verursachen – im Gegensatz zu der Erfahrung mit dem Endokrinologen, die aus meiner Perspektive jede Menge neues Warten produzierte.

Eine Verschärfung des Zeitkonflikts, die sich verhindern lässt, findet dort statt, wo Transparenz und Verbindlichkeit in Prozessen fehlen. Wenn ich mir zum Beispiel nicht sicher sein kann, ob eine ärztlich-therapeutische Fachperson mich tatsächlich unterstützen wird und in welcher Weise oder ob sie „nur mal schauen und abwarten" will. Oder wenn die Zusagen zu Gutachten oder Indikationsstellungen nach langwierigen Prozessen plötzlich zurückgezogen werden und auf Spezialambulanzen verwiesen wird, wodurch immer wieder erneut Enttäuschungen, Ohnmachtserfahrungen und massive Wartezeiten entstehen.

Die besondere Vulnerabilität von Kindern und Jugendlichen erfordert nicht nur besondere Vorsicht, sondern auch besondere Verantwortungsübernahme von Erwachsenen. Das macht es nachvollziehbar, dass auch auf professioneller Seite Sorgen und Ängste bestehen und Entscheidungen auf mehrere Schultern verteilt werden sollen. Allerdings wäre es mir oft eine große Hilfe gewesen, wäre das im Vorfeld offen kommuniziert und entsprechende Termine gleich vereinbart worden. Vielleicht hätte dann sogar die Möglichkeit bestanden, Vertrauen aufzubauen und z. B. die therapeutische Beziehung von dem Druck, sich beweisen zu müssen, zu entlasten. Denn: „Meine Ängste sind nicht deine Ängste." Kinder und Jugendliche müssen nicht nur – selbstverständlich – in Entscheidungsprozesse eingebunden, sondern in die grundlegenden Bedingungen solcher Prozesse eingeweiht werden. Dabei ist es nicht nur notwendig, dass alles, was von Bedeutung ist, auf den Tisch kommt, sondern auch, dass klar zwischen *meinen* und *deinen* Ängsten unterschieden wird. Verantwortung zu übernehmen, bedeutet auf der Seite von unterstützenden Erwachsenen ganz wesentlich auch, Verantwortung für die *eigenen* Ängste zu übernehmen.

Im Unterschied zu Menschen, die als Erwachsene Ärzt*innen und Therapeut*innen gegenübertreten, sind Kinder und Jugendliche allein in ihrer Position als Minderjährige in besonderer Weise darauf angewiesen, dass Erwachsene gemeinsame Entscheidungen mit ihnen treffen. Aber auch in ihrer Position als sehr junge Menschen mit geringerer Lebenserfahrung können sie von den Erfahrungen und der beratenden Unterstützung Erwachsener profitieren. Diese beiden Aspekte können regelmäßig in Konflikt geraten. Die enorm ungleiche Beziehung zwischen Erwachsenen in professionellen Rollen und Kindern und Jugendlichen sowie ihre besondere Vulnerabilität haben in diesem Kontext das ständige Potenzial, Diskriminierungserfahrungen auch innerhalb des Gesundheitssystems zu erzeugen. Dabei geht es nicht nur um Diskriminierung aufgrund trans* bezogener Merkmale, sondern auch und insbesondere aufgrund des Alters.

4 (Re-)Produzierte Diskriminierung durch das Gesundheitssystem

Diskriminierungserfahrungen können also im Gesundheitssystem entstehen, wenn sich die Erfahrungen von Ausgrenzung, Benachteiligung oder Herabwürdigung aus der Alltagspraxis in der Gesundheitsversorgung wiederholen: Wenn durch die Verwendung einer bestimmten Sprache oder eines bestimmten ärztlich-therapeutisches Handelns der Eindruck entsteht, sogar dort wo ich mir eigentlich Hilfe erhoffe, überhaupt nicht verstanden zu werden. Unabhängig davon kann es jedoch vorkommen, dass Interaktionen, Entscheidungen und Diagnosen, die innerhalb des Versorgungssystems produziert werden, zu potenziell diskriminierenden Situationen an anderen Stellen führen.

Die zeitlich-räumliche Ausbreitung solcher Situationen ist nicht zu unterschätzen. Ein Beispiel hierfür, das noch von recht überschaubarer Ausdehnung ist, sind die Konsequenzen, die aus sog. „Alltagserprobungen" resultieren. Die Möglichkeit des Ausprobierens und Experimentierens mit unterschiedlichen Ausdrücken und Formen kann insbesondere in Phasen der Unsicherheit für alle Menschen weiterführende Erkenntnisse generieren. Das gilt sicherlich auch für viele trans* Menschen, die noch unsicher sind über die Schritte, die ihnen ein gutes Leben ermöglichen können. Für mich persönlich waren es meistens Frisuren bzw. die Länge der Haare, mit denen ich versucht habe, meinen Geschlechtsausdruck zu manipulieren. Gleichzeitig bewegt sich dieses Ausprobieren in engen Grenzen: den Grenzen des eigenen Körpers, den Grenzen des sozialen Umfelds, den Grenzen der eigenen Ressourcen etc. In diesem Sinne kann das Ausprobieren nicht nur zu weiterführenden Erkenntnissen, sondern gerade auch zu inneren Konflikten, dem Gefühl der Zerrissenheit, dem Bewusstwerden von Grenzen und der Fokussierung auf die Dinge, die nicht geändert werden können, führen. Der Begriff der „trans* Identität" kann schnell in die Irre leiten: Nicht die ganze Identität ist trans*, genauso wenig wie bei cis* Menschen die ganze Identität Geschlecht ist. Zu diesem Eindruck kann man jedoch schnell gelangen, wenn man einmal in ein Versorgungssystem eingetreten ist, wo sich alles nur noch darum zu drehen scheint. Ich habe im Übrigen an dem Tag wieder begonnen, mir die Haare wachsen zu lassen, an dem ich meine Hormonersatztherapie gestartet habe. Lange Haare sind Teil meiner Identität als Mensch, als Mann, als ich. Sie abzuschneiden reduzierte zwar die Häufigkeit der mich so quälenden Frage „Bist du ein Mädchen oder ein Junge?", gleichzeitig fühlte ich mich mit dem stereotypen Kurzhaarschnitt nicht nur weiterhin unwohl in meiner Haut, sondern um einen weiteren Aspekt meines Selbst gebracht.

Veränderungen jeder Art bleiben auch dem unmittelbaren Umfeld nicht verborgen. Und wenn ein Mensch sowieso schon durch Andersartigkeit und geschlechtliche Uneindeutigkeit auffällt, werden solche Veränderungen besonders kritisch beobachtet, bewertet und kommentiert. Gerade dann, wenn Diskriminierungs- oder Mobbing-Erfahrungen sowieso bereits Alltag sind, können „Alltagserprobungen" zu Zerreißproben werden. Es gilt daher, vielfältige Fragen zu stellen: Was halte ich aus? Und das muss immer auch heißen: Was halte ich in meinem Umfeld aus? Was will ich tatsächlich ausprobieren und was möchte meine Ärztin oder mein Therapeut ausprobiert wissen? Genau an dieser Stelle kann ein diskriminierungssensibles Setting beginnen, indem gemeinsam ausgelotet wird, wo Schutzräume existieren, die ein Ausprobieren tatsächlich ermöglichen und nicht bloßer Resilienz-Test sind. Enorme Konflikte und Beschädigungen entstehen, wenn mögliche Transitions-Schritte an Bedingungen geknüpft und dadurch persönliche Grenzen überschritten werden.

Weniger unmittelbare, aber dennoch entscheidende Auswirkungen können Interaktionen, Entscheidungen und Diagnosen innerhalb des Gesundheitssystems auf das weitere Umfeld haben und damit meist auf die Familie als ein wichtiges Unterstützungssystem. So haben meine Eltern nicht nur in ihrem eigenen Umfeld aufgrund meines trans* Weges Widerstände und negative Situationen erlebt, sondern auch in Gesprächen im ärztlich-therapeutischen Kontext die Frage vermittelt bekommen, was sie denn nur bei mir falsch gemacht haben könnten. Ich weiß, dass insbesondere meine Mutter nach einem bestimmten Arzt-Gespräch intensiv und für lange Zeit mit dem Gedanken beschäftigt war, sich in der Schwangerschaft fehlverhalten zu haben, zu früh zu viel gearbeitet zu haben und als eine mit vielen Stereotypen brechende Frau, kein passendes Role Model gewesen zu sein. Übrigens handelt es sich bei dieser Begegnung um den Kontakt mit einem ausgewiesenen Experten, der mir im Grunde weiterhelfen wollte und letztlich auch weitergeholfen hat. Dennoch wurde meine Mutter im Hinblick auf ihre eigenen Diskriminierungserfahrungen durch diesen Arztbesuch nicht in ihrer Funktion als, in meinem Fall, wichtigste Unterstützungsstruktur bestärkt, sondern tief verunsichert. Eine Erfahrung, die sich auch andernorts wiederholt hat. In diesem Fall war sie wohl das Ergebnis wissenschaftlicher Neugier und einem zu diesem Zweck abgearbeiteten großen Papierstapel mit Testbatterien und Fragebögen. Eine diskriminierungssensible Versorgung muss an dieser Stelle auch das unmittelbare Umfeld bzw. wichtige Bezugs- und Begleitpersonen miteinbeziehen. Und zwar im Hinblick auf ihre eigenen Diskriminierungserfahrungen ebenso wie auf ihre Fähigkeiten und Möglichkeitsräume, unterstützend wirken zu können. Dabei hätte es wohl schon geholfen offenzulegen, zu welchem Zweck Fragen wie die zum Verlauf der Schwangerschaft meiner Mutter gestellt werden: um Daten zu sammeln und nicht sie zu überführen. Gleichzeitig muss eine diskriminierungssensible Versorgung reflektieren, welche Methoden und Instrumente geeignet sind, eine weitere Diskriminierung zu verhindern. In dieser Reflexion sollte sich bereits die Anwendung der allermeisten dieser Tests als ungeeignet herausstellen.

Erlebnisse dieser Art werden dadurch verstärkt, dass die Versorgung von Kindern und Jugendlichen weiterhin und verstärkt in Spezialambulanzen konzentriert wird. Das Ergebnis dieser Strukturierung ist das regelmäßige Zustandekommen einer bestimmten Perspektive, einer Zentralperspektive, bei der das Thema der trans* Geschlechtlichkeit im Mittelpunkt steht. Das ist nicht grundsätzlich zu kritisieren, markiert jedoch aus wissenssoziologischer Perspektive einen bestimmten Standort, von dem aus beobachtet werden kann und der in die Auswertung dieser Beobachtungen miteinbezogen und reflektiert werden muss. Trans* Sein ist jedoch nicht nur in ein komplexes Selbst sowie in ein unmittelbares und mittelbares soziales Umfeld eingebettet, sondern auch in politische oder politisierte Diskurse. Diese Diskurse bilden nicht nur die Peripherie der zentralisierten Versorgung; da die Spezialambulanzen der Sache nach auch mit der wissenschaftlichen Auswertung ihrer Versorgung befasst sind, belegen viele von ihnen wichtige Sprechpositionen in diesen Diskursen. Das Eindringen von gesellschaftspolitischen und medialen Diskursen in die Fachwelt erscheint mir aktuell als eine ganz wesentliche Quelle reproduzierter Diskriminierungserfahrungen. Inzwischen kommt es immer häufiger vor, dass die Grenzen zwischen Fachdiskurs und öffentlichem Diskurs in beide Richtungen verwischt werden, indem sich sog. Expert*innen regelmäßig in Populärmedien platzieren, um beispielsweise später auf die dort geführten Interviews auch in professionellen Kontexten zu verweisen – immer dort, wo die wissenschaftliche Evidenz nicht ausreicht, um die eigenen Argumente zu belegen. Gerade mit Blick auf aktuelle Entwicklungen in der öffentlichen Debatte und die starke Politisierung des „Genderns" entsteht der Eindruck, dass sich diese Tendenz verstärkt hat und eine große Gefahr darin besteht, dass in professionellen Settings populistische Deutungen reproduziert und für eine Konfrontationsstrategie verwendet werden. Ein Beispiel hierfür ist die Debatte über die Wahrnehmung eines plötzlichen überproportionalen Anstiegs der Prävalenz von trans* Jungen gegenüber trans* Mädchen. Die populistische Deutung, trans* sei bei zum Zeitpunkt der Geburt zugeordneten Mädchen in Mode geraten oder eine Reaktion auf die gesellschaftliche Abwertung des traditionell Weiblichen, hat enormen Einfluss auf die Fachdebatte genommen. Das Ergebnis ist die Diskriminierung von unterschiedlichen Entwicklungsverläufen: *Mädchen* versus *Jungen.* Die sexistische Zuschreibung spricht zuweisungsgeschlechtlichen „Mädchen" die Kompetenz über sich selbst ab. Eine weitere Diskreditierung bedient sich der eingangs bereits aufgeworfenen Differenzierung zwischen *early-* und *late-onset,* durch die die Nichtanerkennung von individuellen Biografien und Kontextbedingungen gerechtfertigt wird. Auch hierbei handelt es sich um eine unwissenschaftliche Kategorisierung, die sich medial verbreitet hat, um letztlich Einzug auch in wissenschaftliche Veröffentlichungen zu erhalten. Eine diskriminierungssensible Versorgung muss demnach immer auch ihren eigenen Standort reflektieren und dabei besondere Aufmerksamkeit auf die politische Dimension des eigenen Handelns richten.

Der Kontakt mit dem Gesundheitssystem kann außerdem ganz konkrete Benachteiligungen für trans* Menschen und ganz besonders für junge trans* Menschen produzieren.

Auch hierüber sollten sich Versorger*innen bewusst sein. Nicht nur die Psychopathologisierung der Transidentität als F-Diagnose selbst, sondern auch die sehr häufig mitproduzierten Begleitdiagnosen können im weiteren Lebensverlauf zu Diskriminierungsanlässen avancieren. Das betrifft beispielsweise den Abschluss von Versicherungen, bei denen eine umfassende Gesundheitsprüfung durchgeführt wird, was von besonderer Relevanz für trans* Jugendliche im Übergang von Schule und Berufsausbildung sein kann. Psychotherapien und psychiatrische Diagnosen führen beispielsweise zum Ausschluss von Berufsunfähigkeitsversicherungen. Hierbei handelt es sich bekanntermaßen um ein Dilemma, weil der Systemlogik der Gesundheitsversorgung zufolge Diagnosen gestellt werden müssen, um Konsultationen und therapeutische Maßnahmen rechtfertigen und abrechnen zu können. Gleichzeitig werden dadurch insbesondere die so wichtigen Erstkontakte in den Phasen der Unsicherheit und Exploration zu einem besonderen Diskriminierungsrisiko für (Behandlungs-)Suchende. Den wenigsten – und damit wieder: besonders Kindern und Jugendlichen – sind Probleme dieser Art in dieser Phase bewusst oder sie erscheinen zu diesem Zeitpunkt als irrelevant. Daher erachte ich es für einen wichtigen Bestandteil diskriminierungssensiblen ärztlichen und therapeutischen Handelns, Konsequenzen von Diagnosen außerhalb des Gesundheitssystems zu reflektieren und ggf. darauf hinzuweisen. Auch wenn sich Diskriminierung dadurch nicht verhindern lässt, kann das Bewusstwerden dieser Implikationen ein hilfreicher Faktor für die individuelle Entscheidungsfindung und Zeitplanung sein.

5 Fazit

Das wiederholte Erleben von Diskriminierung hat das Potenzial, einen umfassenden Einfluss auf die Art und Weise zu haben, wie ein Mensch der Welt gegenübertritt. Da davon auszugehen ist, dass trans* Menschen regelmäßig Diskriminierung erfahren, ist es von besonderer Wichtigkeit, die Folgen von Diskriminierungserfahrungen in der professionellen Versorgung umfassend zu berücksichtigen. Die Schwierigkeit besteht darin, sie auch dann zu erkennen und zu validieren und sie nicht mit z. B. prinzipiell mangelnder Kooperationsbereitschaft zu verwechseln, wodurch immer wieder neue Ausschlüsse produziert werden.

In der Reflexion meiner eigenen trans* Geschichte habe ich drei Stellen besonders hervorgehoben, in denen Diskriminierungserfahrungen im Kontext der klinisch-therapeutischen Versorgung eine Rolle spielen können: (1.) Als Teil einer alltäglichen Erfahrungswirklichkeit, die als Eintrittsprämisse in das Versorgungssystem berücksichtigt werden muss, (2.) als Erleben, das sich im unmittelbaren Kontakt mit Vertreter*innen des Versorgungssystems herstellen kann und (3.) als Ergebnis von innerhalb der Gesundheitsversorgung produzierten Entscheidungen und Diagnosen. Damit möchte ich darauf hinweisen, dass ein diskriminierungssensibler Umgang mit trans* Kindern und Jugendlichen die Berücksichtigung von Prozesslogiken weit über konkrete Interaktionen hinaus miteinschließen muss, ebenso wie ihr Eingebundensein in unterschiedliche systemische Kontexte wie Familie, Schule, aber auch politische Diskurse.

Diskriminierungserfahrungen sind meistens verbunden mit Gefühlen von Ohnmacht, weil sie Handlungsoptionen ausschließen und ihrerseits nicht durch eigenes Handeln ausgeschlossen werden können. Eine Besonderheit bei der Begleitung von Kindern und Jugendlichen liegt in ihrer stärkeren Vulnerabilität und der eingeschränkten Handlungsautonomie gegenüber Erwachsenen. Zu Gefühlen der Ohnmacht tritt dann die Tatsache der Angewiesenheit auf das Handeln der Erwachsenen.

Diskriminierungssensible Versorgung kann nicht heißen, die Erfahrung von Diskriminierung auszuschließen oder das eigene aktuelle Handeln nicht mit einzubeziehen. Stattdessen geht es darum, sie anzuerkennen und systematisch zu berücksichtigen. Darüber hinaus soll damit jedoch der Anspruch verbunden sein, innerhalb der Gesundheitsversorgung anstelle von Ausschlüssen verstärkt Einschlüsse zu produzieren. In dieser Hinsicht halte ich drei Aspekte für entscheidend: (1) mehr Transparenz: Ärztlich-therapeutische Fachpersonen müssen stärker offenlegen, wozu Maßnahmen und Prozesse dienen, wie sie ablaufen und welche Zeitdauern sie umspannen. Die Einbindung in Entscheidungen und die Erfahrung von Autonomie sind nur da möglich, wo es eine gemeinsame Wissensgrundlage gibt. (2) Mehr Selbstreflexion: Eine wohlwollende und affirmative Haltung ist eine wichtige Voraussetzung, reicht aber allein für eine diskriminierungssensible Versorgung nicht aus. Es bedarf der ständigen Reflexion der systemischen Auswirkungen des eigenen Handelns in der Lebenssituation von Kindern und Jugendlichen. Das gilt in diesem Fall nicht nur aufgrund der ungleichen Machtverteilung von Behandelnden und Behandlungssuchenden, sondern insbesondere auch aufgrund der ungleichen Beziehung von Erwachsenen und Heranwachsenden. (3) Mehr Ehrlichkeit: Es ist kein Fehler, wenn ärztlich-therapeutische Fachpersonen – auch im Kontext eines gesellschaftlichen Klimas oder Diskurswenden – eigene Ängste und Zweifel haben. Für eine konstruktive Zusammenarbeit muss aber kommuniziert werden, was ich von einem Gegenüber erwarten kann und an welchem Standort er*sie steht. Zu verstehen, dass auch Versorger*innen Ängste und Sorgen haben, kann ebenso dabei helfen, die eigenen von fremden zu unterscheiden und damit den individuell relevanten Themen mehr Raum einräumen. In diesem Sinne kann eine diskriminierungssensible Versorgung nicht nur ein verbessertes Allgemeinbefinden, sondern auch bessere Ergebnisse in Hinblick auf trans* Themen erzielen.

Trans* im Kindes- und Jugendalter – eine medizinisch-therapeutische Perspektive

Milena Siebald, Manuel Föcker und Georg Romer

▶ Dieses Kapitel bietet einen praxisbezogenen Einblick in den aktuellen Kenntnisstand bezüglich Geschlechtsinkongruenz und -dysphorie bei Kindern und Jugendlichen aus medizinisch-therapeutischer Sicht. In Anlehnung an den Paradigmenwechsel in der internationalen Klassifikation der Krankheiten (ICD), dem zufolge Geschlechtsinkongruenz nicht länger als psychische Störung eingestuft wird, werden bedeutsame Änderungen für den professionellen Umgang mit Gender-Nonkonformität erläutert. Im Mittelpunkt steht die Förderung gendernonkonformer Kinder und Jugendlicher darin, ein Leben im erlebten Geschlecht zu führen. Eine Geschlechtsinkongruenz erfordert in der Kindheit oft keine spezielle Behandlung. In der Pubertät jedoch kann die zunehmende körperliche Entwicklung zu einem Leidensdruck aufgrund von Geschlechtsdysphorie führen, was eine unterstützende Psychotherapie sowie ggf. abgestufte medizinische Eingriffe zur Pubertätsblockade und zum Zweck der Geschlechtsangleichung notwendig machen kann. Die Rahmenbedingungen für diese Maßnahmen sowie die

M. Siebald · G. Romer
Universitätsklinikum Münster, Klinik für Kinder- und Jugendpsychiatrie, -psychosomatik und -psychotherapie, Münster, Deutschland
E-Mail: Milena.Siebald@ukmuenster.de

G. Romer
E-Mail: Georg.Romer@ukmuenster.de

M. Föcker (✉)
Klinik für Kinder- und Jugendpsychiatrie, -psychosomatik und -psychotherapie, Campus Gütersloh, LWL-Universitätsklinikum Hamm, Deutschland
E-Mail: Manuel.Foecker@lwl.org

C. Wiesemann et al. (Hrsg.), *Trans* Geschlechtlichkeit bei Kindern und Jugendlichen*,
https://doi.org/10.1007/978-3-662-71496-6_2

zugehörigen ethischen Überlegungen und besonderen Herausforderungen bei der Begleitung und Behandlung gender-nonkonformer Kinder und Jugendlicher werden dargelegt.

1 Paradigmenwechsel

In den letzten zwei Jahrzehnten hat in der psychologischen und medizinischen Fachwelt ein grundlegender Paradigmenwechsel im Verständnis gender-nonkonformer Personen stattgefunden: Einerseits erfolgte eine Entpathologisierung nonkonformer Geschlechtsidentitäten und andererseits eine Abkehr von der binären Vorstellung von Geschlechtsidentität.

In einem 2015 veröffentlichten Positionspapier lehnte der Weltärztebund jegliche Pathologisierung von nonkonformen Geschlechtsidentitäten ab und rief zu globalen Bemühungen auf, um Diskriminierung in allen medizinischen Bereichen zu bekämpfen (WMA, 2015). Zudem hat die in Deutschland im Oktober 2018 herausgegebene S3-Leitlinie zum Thema „Geschlechtsinkongruenz, Geschlechtsdysphorie und Trans-Gesundheit“ für das Erwachsenenalter (DGfS, 2018) das Ziel einer Nicht-Pathologisierung von Transidentität konsequent in ihre Leitlinien integriert. Diese Entwicklung des wissenschaftlichen und gesellschaftlichen Diskurses zu Transidentität weist Parallelen zum einige Jahrzehnte früher erfolgten Wandel im Umgang mit Homosexualität auf, die 1973 von der American Psychiatric Association aus dem „Diagnostischen und statistischen Leitfaden psychischer Störungen“ (DSM-III-R) und 1991 aus der „Internationalen Klassifikation der Krankheiten“ der WHO (ICD-10) gestrichen wurde (Romer & Lempp, 2022a).

Eine weitere Folge dieses Paradigmenwechsels war auch das Streichen der bisherigen psychiatrischen Diagnose „Transsexualismus“ (F64.0) und der Gruppe der „Störungen der Geschlechtsidentität“ in der „International Classification of Diseases“ (ICD-10, F64). Stattdessen wurde in der ICD-11 die Diagnose der „Geschlechtsinkongruenz“ (HA60 bzw. HA61) im Kap. 17 „Zustände mit Bezug zur sexuellen Gesundheit“ (engl. „conditions related to sexual health“) eingeführt (WHO, 2022). Sie wird als anhaltende Diskrepanz (Inkongruenz) zwischen der eigenen Geschlechtsidentität und dem Geschlecht, das einer Person auf Grundlage körperlicher Merkmale bei Geburt zugewiesen wurde, beschrieben. Diese Inkongruenz geht meist mit einem ausgeprägten Unbehagen bezüglich der körperlichen Geschlechtsmerkmale einher. Die Diagnosestellung im Jugend- und Erwachsenenalter sollte nur erfolgen, wenn zusätzlich ein intensiver Wunsch vorhanden ist, entweder die primären oder sekundären Geschlechtsmerkmale des empfundenen Geschlechts zu erlangen und/oder unerwünschte angeborene Geschlechtsmerkmale zu beseitigen, um das physische Erscheinungsbild besser an die individuelle Geschlechtsidentität anzupassen (siehe Abschnitt „Diagnostik“). Die Geschlechtsinkongruenz selbst wird damit nicht mehr als krankheitswertig oder gar als psychische Störung angesehen, ist jedoch ein gesundheitsrelevanter Zustand, aufgrund dessen medizinische Behandlungen zur Abwehr oder Reduktion von Leiden, der sog. *Geschlechtsdysphorie,* notwendig sein können. Eine solche Angleichung an die empfundene Geschlechtsidentität ist häufig nur mit körpermedizinischen geschlechtsangleichenden Maßnahmen zu erreichen, wie z. B. einer Hormonbehandlung oder geschlechtsangleichenden Brust- oder Genitaloperationen. Diese entsprechen nach einer sorgfältigen Indikation der leitliniengerechten Behandlung zur Reduktion psychischer Begleitsymptomatik (DGfS, 2018; Nieder & Strauß, 2019; Coleman et al., 2022). Durch die Aufnahme der Geschlechtsinkongruenz in die ICD-11 ist somit ein sozialrechtlicher Zugang zu notwendigen medizinischen Maßnahmen für trans* Personen ausdrücklich von der WHO intendiert. Im Unterschied zur im DSM 5 weiterhin verwendeten psychiatrischen Diagnose einer Geschlechtsdysphorie, mit der das vorwiegend reaktive psychische Leiden an einer Geschlechtsinkongruenz definiert wird (Falkai et al., 2015), erfordert die Diagnose einer Geschlechtsinkongruenz jedoch nicht mehr, dass ein gegenwärtiger psychisch beeinträchtigender Leidenszustand vorliegt.

2 Diagnostik

Ein geschlechtsinkongruentes Erleben, welches nach Beginn der pubertären Reifeentwicklung über einen längeren Zeitraum anhält und bei dem eine positive Identifizierung mit der empfundenen Geschlechtsidentität als stabiles Zugehörigkeitsempfinden im Vordergrund steht, spricht für das Vorliegen einer persistierenden Geschlechtsdysphorie (Romer & Möller-Kallista, 2022). Bei Jugendlichen, die schon vor der Pubertät Anzeichen von Geschlechtsdysphorie zeigten, ist es typisch, dass ihr Leidensdruck wegen erwarteter oder fortschreitender körperlicher Veränderungen zunimmt. Diese körperbezogene Geschlechtsdysphorie besteht auch dann fort, wenn vollzogen wurde und dabei positive Reaktionen erfahren wurden. Eine Akzeptanz in Familie, Schule und Freundeskreis trägt zwar zu einer Stabilisierung des psychischen Gesamtbefindens bei und kann zu einer Reduktion von depressiven Symptomen und Suizidalität beitragen (Russel et al., 2018), bei den meisten trans* Jugendlichen führt die erwartete oder bereits fortschreitende pubertäre Veränderung in Form von Vermännlichung bzw. Verweiblichung dennoch zu einer anhaltenden Stressbelastung.

Beispiel

Katharina trägt seit dem Alter von 4 Jahren lange Haare, kleidet sich seit ihrem 6. Lebensjahr mädchentypisch und schminkt sich. Bereits mit ungefähr 4 Jahren habe sie bezogen auf ihren Penis gefragt: „Wann fällt das denn ab?“, irgendwann habe sie mit einer Schere dagestanden und habe nachhelfen wollen. Schließlich habe sie sich den neuen Namen Katharina ausgesucht und bestehe darauf, dass der alte Name nicht mehr genannt werde. Auch im Vergleich zu ihrem älteren Bruder sei sie immer „anders“ gewesen, laut ihren Eltern habe es nie eine Zeit gegeben, in der sie „‘n Junge“ gewesen sei. Katharina könne sich nicht vorstellen, eine tiefe Stimme oder einen Bart zu bekommen. Als der Beginn der Pubertät festgestellt wird, zeigen sich deutliche antizipatorische Ängste vor Stimmbruch und Bartwuchs.◀

Nicht immer äußern sich bereits Kinder so deutlich bezüglich ihrer Geschlechtsidentität, jedoch zeigen solche frühen klaren Aussagen, dass die geschlechtliche Identität und damit einhergehend eine mögliche Geschlechtsinkongruenz zur im Kind tief verankerten innersten Persönlichkeit gehört (Romer & Lempp, 2022b). Frühere Forschungsarbeiten über Kinder, deren Geschlechtsausdruck nicht den traditionellen Normen entsprach, haben allerdings ergeben, dass die meisten von ihnen im Jugendalter keine anhaltende Geschlechtsinkongruenz zeigten (Drummond, 2008; Wallien & Cohen-Kettenis, 2008; Singh, 2012; Steensma et al., 2013a; Steensma et al., 2013b), was bedeutet, dass diese Kinder später oft wieder eine Identität im Einklang mit ihrem bei Geburt zugewiesenen Geschlecht annahmen. Es ist daher wichtig zu verstehen, dass vor der Pubertät keine verlässlichen Vorhersagen darüber getroffen werden können, ob aus einer in der Kindheit erlebten Geschlechtsinkongruenz eine persistierende Geschlechtsinkongruenz in der zukünftigen Entwicklung wird. Deshalb sollte vor dem Beginn der Pubertät keine Entscheidung für medizinische Maßnahmen getroffen werden (Achille et al., 2020).

▶ Bei einer Geschlechtsinkongruenz im Kindesalter kann vor Eintreten der Pubertät nicht vorhergesagt werden, ob diese ins Jugendalter persistiert. Vor Beginn der Pubertät sind keine körpermedizinischen Maßnahmen indiziert.

Eine frühzeitige Diagnose einer Geschlechtsinkongruenz bei Kindern führt also nicht direkt zu einer somatomedizinischen Behandlung. Sie kann jedoch für die Dokumentation bedeutend sein, besonders wenn die Geschlechts-inkongruenz nach Beginn der Pubertät fortbesteht und ein geschlechtsdysphorischer Leidensdruck eine medizinische Intervention wie Pubertätsblocker nahelegt. Das langjährige Vorliegen einer Geschlechtsinkongruenz vor der Pubertät kann dann ein wesentlicher Faktor in der diagnostischen Sicherheit sein (Romer & Lempp, 2022b), wenngleich diese auch ohne ein solches dokumentiertes Vorliegen gewonnen werden kann.

Bei geschlechtsdysphorischen trans* Mädchen geht der Leidensdruck häufig vom erwarteten oder bereits begonnenen Stimmbruch aus, außerdem wird die Zunahme der Behaarung inklusive des Bartwuchses befürchtet oder löst Unbehagen aus. Auch der sichtbare Adamsapfel sowie möglicherweise breitere Schultern gehören zu den befürchteten Veränderungen, während das Ausbleiben von Brustwachstum Trauer auslösen kann. Ein durch die Pubertät wachsendes Genital, das sich schlechter kaschieren lässt, kann z. B. zur Folge haben, dass ein trans* Mädchen sich in seiner Kleiderwahl eingeschränkt fühlt oder nicht mehr schwimmen oder turnen geht. Da auch geschlechtsangleichende Maßnahmen im Verlauf einen bereits erfolgten Stimmbruch oder Bartwuchs nicht ungeschehen machen können, kann eine komplett durchlaufene männliche Pubertät bei trans* Frauen zu lebenslangem Leidensdruck führen.

Trans* Jungen mit Geschlechtsdysphorie leiden besonders unter dem Brustwachstum oder dessen Voranschreiten, weshalb sie häufig ihre Brust abbinden, um sie zu kaschieren. Dies ist nicht selten mit Schmerzen verbunden, die aber in Kauf genommen werden, um ein Sichtbarwerden der Brust zu verhindern. Oft hindert dies die trans* Jungs an einer normalen Teilhabe in Bezug auf Sport und Freizeit, da mit zunehmendem Brustwachstum der Besuch von Freibädern oder das Duschen im Fitnessstudio als unmöglich empfunden wird. Zusätzlich sind weitere weibliche Rundungen oder auch die Periode häufig Auslöser für Leidensdruck, ebenso aber auch der starke und anhaltende Wunsch nach einem Stimmbruch und einem Bartwuchs.

2.1 Diagnosekriterien für Geschlechtsinkongruenz in der Jugend oder im Erwachsenenalter (HA60/ICD-11)

In der ICD-11 wird die Geschlechtsinkongruenz im Jugend- und Erwachsenenalter wie folgt definiert:

►Ausgeprägte und anhaltende Inkongruenz zwischen dem empfundenen Geschlecht und dem zugewiesenen Geschlecht, die sich durch mindestens zwei der folgenden Punkte äußert:

- starke Abneigung oder Unbehagen gegenüber den eigenen körperlichen Geschlechtsmerkmalen
- starker Wunsch, eigene körperliche Geschlechtsmerkmale loszuwerden
- starker Wunsch nach körperlichen Geschlechtsmerkmalen des empfundenen Geschlechts

2.2 Diagnosekriterien für Geschlechtsinkongruenz im Kindesalter (HA61/ICD-11)

In der ICD-11 wird die Geschlechtsinkongruenz im Kindesalter wie folgt definiert:

►Ausgeprägte und anhaltende Inkongruenz zwischen dem empfundenen Geschlecht und dem zugewiesenen Geschlecht bei präpubertären Kindern, die sich durch die folgenden Punkte äußert:

- starker Wunsch oder Insistieren, einem anderen als dem zugewiesenen Geschlecht anzugehören
- starke Abneigung gegenüber eigenen anatomischen Geschlechtsmerkmalen
- starker Wunsch nach körperlichen Geschlechtsmerkmalen, die der subjektiven Geschlechtszugehörigkeit entsprechen
- Spielaktivitäten und Spielkameraden, die typisch für das erlebte Geschlecht sind

Die Inkongruenz muss etwa 2 Jahre lang bestanden haben.

▶ Geschlechtsvariante Verhaltensweisen und Vorlieben allein sind keine Grundlage für die Zuweisung der Diagnose.

3 Psychiatrisch-psychotherapeutische Versorgung

3.1 Psychotherapeutische Begleitung der Transition

Die Anwendung psychotherapeutischer Methoden mit dem Ziel, die Diskrepanz zwischen der empfundenen Geschlechtsidentität und dem bei der Geburt zugewiesenem Geschlecht zu „korrigieren", ist genauso unwirksam, schädlich und insofern unethisch wie Versuche, eine Homosexualität durch eine „reparative" Therapie zu behandeln. In Deutschland sind solche Behandlungsversuche, bekannt als Konversionsbehandlungen zur Änderung sexueller Orientierung oder Geschlechtsidentität, für Minderjährige seit 2020 durch das Gesetz zum Schutz vor Konversionsbehandlungen (KonvBehSchG) verboten.

Dennoch ist eine psychotherapeutische Begleitung im Prozess für Personen mit Geschlechtsinkongruenz und/oder Geschlechtsdysphorie häufig ein essenzieller Teil der therapeutischen Unterstützung Betroffener. Sie bedarf dabei immer einer individuellen Indikation sowie einer gemeinsam erarbeiteten Vereinbarung bezüglich der gewünschten Therapieziele. Oft steht im Falle einer Unsicherheit bezüglich der eigenen geschlechtlichen Identität zunächst eine explorierende Selbstfindung im Vordergrund, dabei ist besonders die Ermutigung zur Erprobung der sozialen Rolle sinnvoll (Olson et al., 2022; DGKJP, 2024). Im Falle einer zunehmend hohen Wahrscheinlichkeit einer dauerhaft persistierenden Geschlechtsinkongruenz ist eine affirmativ-unterstützende Haltung gegenüber einer sozialen Transition sowie deren wiederholte Überprüfung im Sinne einer Evaluation der Passung Hauptbestandteil einer begleitenden Psychotherapie (Romer & Lempp, 2022a). Dabei ist auch die Unterstützung bezogen auf Alltagssituationen, wie z. B. die Toilettenbenutzung oder die Nutzung von Umkleiden etc., ein wichtiger Aspekt, bei dem es um die gemeinsame Erarbeitung von Lösungen im Umgang mit den Situationen gehen kann, aber auch ärztliche Atteste und psychotherapeutische Stellungnahmen gefordert sein können. Auch die positiven und negativen Reaktionen der Umwelt auf ein Outing und ein

Leben in der passenden sozialen Rolle sind oft Gegenstand der psychotherapeutischen Begleitung. Dabei geht es um die Stabilisierung von Selbstbewusstsein und Selbstvertrauen, aber auch um die Bewältigung von Diskriminierungserfahrungen und Dysphorie auslösenden Situationen (Romer & Möller, 2020).

Zusätzlich zur Arbeit mit den trans* Kindern und Jugendlichen ist die Begleitung der Sorgeberechtigten ein weiterer wichtiger Aspekt der psychotherapeutischen Begleitung. So können die Eltern darin unterstützt werden, ihrem Kind die soziale Transition zu ermöglichen und diese auch in Kindergarten und Schule umzusetzen. Die bisherige Forschung zeigt, dass gender-nonkonforme Kinder, die vor der Pubertät mit familiärer Unterstützung einen sozialen Rollenwechsel vollziehen, tendenziell eine normale psychische Entwicklung erfahren (Malpas et al., 2018; Olson et al., 2016). Eine akzeptierende Haltung gegenüber Kindern kann dazu beitragen, die höheren psychischen Gesundheitsrisiken bei trans* Jugendlichen zu verringern (Edwards-Leeper et al., 2017; Reisner et al., 2015; Leibowitz & de Vries, 2018; Gibson et al., 2021).

Es ist auch wichtig, Eltern und Kinder darüber aufzuklären, dass sich die Geschlechtsidentität während der Jugend ändern kann, was jedoch kein Grund sein sollte, einen sozialen Rollenwechsel zu untersagen. Die Eigenexploration der Geschlechtsidentität kann unabhängig von einer bereits erfolgten sozialen Transition im Kindesalter fortgesetzt werden (Edwards-Leeper et al., 2017; Ashley, 2019; Ehrensaft et al., 2020; Spivey & Edwards-Leeper, 2019). Manchmal verhandeln Eltern aufgrund ihrer Sorge vor Diskriminierungserfahrungen mit dem Kind temporäre Kompromisse bezüglich Kleidungsstil und Spitznamen (Romer & Lempp, 2022a).

Gemäß den aktuellen nationalen und internationalen Leitlinien sollten Therapiemaßnahmen bei Geschlechtsinkongruenz demnach hauptsächlich darauf abzielen, Personen zu befähigen, ihre Persönlichkeit gemäß ihrer Geschlechtsidentität zu entwickeln, sich selbst zu akzeptieren und gesellschaftliche Akzeptanz zu erfahren (Coleman et al., 2012; Nieder & Strauß, 2019; Coleman et al., 2022). In der Kindheit und Jugend geht es vor allem darum, gemeinsam für eine sichere und akzeptierende soziale Atmosphäre zu Hause und in der Schule zu sorgen (Hatchel et al., 2019; Turban et al., 2021). Obwohl körpermedizinische Maßnahmen nicht immer zur Unterstützung einer sozialen Transition erforderlich sind, erweisen sie sich doch bei einem Großteil der Patient*innen mit Geschlechtsinkongruenz im Laufe ihrer Behandlung als sinnvoll und notwendig. Diese Maßnahmen müssen individuell indiziert werden. Starre Ablaufpläne und das Erfüllen bestimmter Zeit- und Altersanforderungen gelten für die sachgemäße Indikation medizinischer Transitionsbehandlungen als unangemessen und veraltet (Nieder & Strauß, 2019; Romer & Möller, 2020).

3.2 Diagnosestellung und Indikationsstellung somatomedizinischer Maßnahmen

Persistenz und Desistenz

Die Inanspruchnahme psychotherapeutischer Hilfe durch Jugendliche mit Geschlechtsinkongruenz oder -dysphorie steht oft im Zusammenhang mit dem aktuellen oder zukünftigen Bedürfnis nach somatomedizinischen Maßnahmen wie Pubertätsblockern oder geschlechtsangleichenden Behandlungen. Ein wesentliches ethisches Problem ergibt sich daraus, dass bei einem oftmals leidvollen Verlangen nach einer Intervention zur Pubertätsverzögerung oder Hormonbehandlung zur Geschlechtsangleichung vor Abschluss der pubertären Entwicklung sowohl die teilweise oder vollständige Irreversibilität einer solchen Therapie als auch deren Unterlassung berücksichtigt werden muss – inklusive aller langfristigen Konsequenzen (Deutscher Ethikrat, 2020).

Forschungen in Langzeitkohorten von spezialisierten Behandlungseinrichtungen belegen, dass viele Kinder mit Geschlechtsinkongruenz vor der Pubertät im Jugendalter eine Akzeptanz ihres Geburtsgeschlechts entwickeln, während nur ein kleinerer Teil eine beständige Transidentität bis ins Erwachsenenalter zeigt (Steensma et al., 2013a; Nonhoff, 2018). Diese Erkenntnis spricht für Zurückhaltung bei frühen medizinischen Interventionen in die biologische Entwicklung (Hembree et al., 2017). Andererseits zeigen jugendliche Patient*innen mit fortgesetzter Geschlechtsdysphorie oft eine verbesserte psychische Gesundheit und Lebensqualität nach einer frühzeitigen sozialen Transition und Hormontherapie. Durch diese Maßnahmen kann der teilweise schwerwiegende Leidensdruck durch irreversible Körperveränderungen vermindert oder abgewendet werden. Dadurch ist es möglich, dass Jugendliche sich gemäß ihrer Geschlechtsidentität entfalten und ein kohärentes Körperempfinden entwickeln, was wiederum positiv auf die psychosexuelle Integration der Transidentität und gesellschaftliche Teilhabe wirkt (Romer & Möller, 2020). Studien mit trans* Jugendlichen, die während ihrer Pubertät Zugang zu pubertätsblockierender und geschlechtsangleichender Hormonbehandlung erhalten hatten, verdeutlichen, dass sie als junge Erwachsene hinsichtlich psychischer Störungen nicht von der cis* Bevölkerung abweichen (Cohen-Kettenis & van Goozen, 1997; Cohen-Kettenis et al., 2008).

Liegt bereits in der Kindheit eine Geschlechtsinkongruenz vor, entscheidet sich meist bald nach Pubertätsbeginn, d. h. bis etwa zum 13. Lebensjahr, ob diese ins Jugendalter persistiert (Steensma et al., 2013a; Steensma & Cohen-Kettenis, 2015). Symptome einer Geschlechtsinkongruenz können sich aber auch erstmals nach Eintritt der Pubertät zeigen, was die diagnostische Einschätzung ohne eine längere Verlaufsdiagnostik schwieriger macht. Allerdings gilt es auch in diesem Fall im Hinblick auf eine vertrauensvolle therapeutische Beziehungsgestaltung, das Selbstempfinden der Patient*innen hinsichtlich ihrer Geschlechtsidentität ernst zu nehmen, um das Risiko von Fehlentscheidungen zu minimieren (Romer & Lempp, 2022b).

Die berichteten Persistenzraten variieren zwischen 12 % und 37 %, können aber, bei strengeren Anfangskriterien einer im Kindesalter diagnostizierten Geschlechtsdysphorie, auf bis zu 63 % ansteigen (Nonhoff, 2018). Die Unterschiede hängen dabei von dem bei der Geburt zugewiesenen Geschlecht und dem Alter zum Zeitpunkt der ersten Vorstellung ab; dabei zeigten trans* Jungen und ältere Kinder höhere Persistenzraten. Zusätzlich stellte sich das Ausmaß des geschlechtsinkongruenten Erlebens und Verhaltens in der Kindheit bzw. eine nach standardisierten Kriterien gestellte GD-Diagnose als ein aussagekräftiger Prädiktor heraus. Allerdings gibt es in der Kindheit kein verlässliches Maß zur präzisen Vorhersage späterer Persistenz, sodass stets der Pubertätsbeginn inklusive einsetzender körperlicher Veränderungen abgewartet werden muss, um fundierte Prognosen über die weitere Entwicklung geben zu können.

Während der Identitätsfindung experimentieren einige Jugendliche auch nur vorübergehend mit unterschiedlichen geschlechtsbezogenen Stilen und Rollen. Bei einigen jungen Menschen mit Geschlechtsinkongruenz finden sich Zeichen für allgemeine Unsicherheiten in ihrer Identität (Haid-Stecher et al., 2020). Ein Verhalten, das gendervariant und flexibel ist, ohne zu einer anhaltenden Geschlechtsinkongruenz zu führen, äußert sich z. B. dadurch, dass Jugendliche mit ihrem atypischen Rollenverhalten zufrieden sind und keinen damit verbundenen körperlichen Leidensdruck empfinden. Wenn die Geschlechtsinkongruenz nach dem Beginn der Pubertät weiterhin über längere Zeit besteht, ist es wahrscheinlicher, dass sie dauerhaft fortbesteht. Ein deutliches Anzeichen dafür ist ein zunehmendes Unbehagen im Zusammenhang mit den fortschreitenden körperlichen Entwicklungen, welches sich auch durch einen sozialen Rollenwechsel nicht signifikant mindern lässt.

Gemäß den Prinzipien der Medizinethik, die auf die Unterstützung von Autonomie und Wohlergehen sowie die Vermeidung von Schaden abzielen, ist es wesentlich, individuell den Nutzen und die Risiken von verfügbaren Behandlungsmaßnahmen sorgfältig abzuwägen. Das Prinzip der Selbstbestimmung erfordert, dass die trans* Patient*innen und ihre gesetzlichen Vertreter*innen so gut wie möglich darüber informiert werden. In dieser Abwägung muss das Risiko möglicher negativer Auswirkungen einer fälschlich angewendeten Behandlung gegenüber den Konsequenzen einer Nichtbehandlung oder eines Aufschubs der Behandlung, bei welchem ein weiteres Voranschreiten der Geschlechtsmerkmale dauerhafte psychologische Gesundheitsschäden nach sich ziehen könnte, in Betracht gezogen werden (Deutscher Ethikrat, 2020).

Im Umgang mit Geschlechtsinkongruenz/-dysphorie bei Jugendlichen ergibt sich daher die besondere Schwierigkeit aus dem Dilemma zwischen der Unumkehrbarkeit der fortschreitenden körperlichen Entwicklung und deren langfristigen psychischen Gesundheitsrisiken, welche Dringlichkeit erfordern, und der Volatilität und Fluidität der Selbstfindungsprozesse in dieser Lebensphase (Deutscher Ethikrat, 2020; Wiesemann, 2020). Die Entscheidung für körperliche medizinische Interventionen ist komplex, da der mögliche Nutzen sorgfältig gegenüber dem Risiko dauerhafter gesundheitlicher Beeinträchtigung bei einer voreiligen Entscheidung abgewogen werden muss (Deutscher Ethikrat, 2020).

Zudem stellt ein hinauszögerndes Vorgehen bei Jugendlichen mit Geschlechtsinkongruenz bzw. Geschlechtsdysphorie keine neutrale Option dar, da die bewusste Inkaufnahme weiterer körperlicher Veränderungen entsprechend dem biologischen Geschlecht negative Langzeitfolgen für die psychische Gesundheit haben kann (Coleman et al., 2022). In Anbetracht der weitreichenden Konsequenzen somatomedizinischer Behandlungsentscheidungen und deren irreversibler Auswirkungen, einschließlich möglicher späterer Infertilität, sind hohe Anforderungen an die diagnostische Präzision und an die Feststellung der Einwilligungsfähigkeit der Jugendlichen zu stellen. Entsprechend den aktuellen medizinethischen Standards, unter anderem des Deutschen Ethikrates, bestehen hohe ethische Begründungspflichten sowohl für die Durchführung als auch für die Ablehnung oder das Aufschieben einer gewünschten geschlechtsangleichenden medizinischen Behandlung bei Jugendlichen (Deutscher Ethikrat, 2020; Wiesemann, 2020).

> „Wie die Risiken, (Neben-)Wirkungen und langfristigen Folgen (einschließlich möglicher Infertilität), die dem/der Minderjährigen durch aktives medizinisch-therapeutisches Eingreifen entstünden, müssen auch solche berücksichtigt werden, die durch das Unterlassen von Maßnahmen drohen." - Deutscher Ethikrat, 2020, S. 3.

Differenzialdiagnostik

Wenn schon in der Kindheit kontinuierliche Anzeichen für eine Geschlechtsinkongruenz vorhanden waren und sich während der Pubertät ein verstärkter, vor allem körperbezogener Leidensdruck entwickelt, der nicht durch das Ausleben der sozialen Rolle des empfundenen Geschlechts einschließlich sozialer Akzeptanz gemildert werden kann, dann besteht wahrscheinlich eine behandlungsbedürftige Geschlechtsdysphorie. Berichte aus dem sozialen Umfeld deuten oft darauf hin, dass nach Einsetzen der Pubertät niemand besonders überrascht über die offenkundiger werdende Geschlechtsdysphorie war. Wenn allerdings nach einer weitestgehend geschlechtskonformen Entwicklung während der Kindheit erst nach Beginn der Pubertät Geschlechtsdysphorie aufkommt, könnte dies zwar ein Hinweis auf eine anhaltende transidente Entwicklung sein, doch sollten in diesem Fall eingehendere differenzialdiagnostische Überlegungen stattfinden.

Jugendliche mit instabilem Identitätsempfinden neigen dazu, sich stark in auffällige oder wechselnde soziale Rollen zu vertiefen und Halt in trendartigen Bewegungen oder Ideologien zu suchen; diese Suche nach Identität kann zum Annehmen der „trans* Rolle" als Ausdruck für innere Unsicherheit führen, was jedoch oft nicht dauerhaft anhält (Romer & Möller-Kallista, 2022). Mit dem Beginn der Pubertät können außerdem psychosexuelle Konflikte entstehen, die dazu führen, dass aufkommende sexuelle Impulse abgewehrt und die eigene Geschlechtsrolle abgelehnt werden; dies kann zeitweise eine Identifikation mit dem anderen Geschlecht zur Folge haben, häufig zeigt sich dabei ein eher geschlechtsneutrales Auftreten, während die Identifizierung mit der Rolle des anderen Geschlechts weniger präsent ist. Während sog. sexueller Reifungskrisen kann eine eigene homosexuelle Orientierung abgelehnt werden, was dazu führen kann, dass vor einem Coming-Out zunächst eine Geschlechtsinkongruenz berichtet wird, die vorübergehend zu einer transidenten Selbstidentifikation führt. Hier ist anzumerken, dass häufig auch der umgekehrte Weg vorkommt, bei dem Personen sich zunächst als homosexuell outen und im Verlauf feststellen, dass es sich bei ihnen eigentlich um eine Geschlechtsinkongruenz handelt.

Behandlung koinzidenter Störungen

Die Mehrzahl der Kinder und Jugendlichen, die aufgrund einer Geschlechtsinkongruenz oder -dysphorie in spezialisierte Sprechstunden kommen, weisen keine der Geschlechtsinkongruenz vorausgehenden psychiatrischen Störungen auf (Meyer-Bahlburg, 2010; Steensma et al., 2014). Trotzdem treten bei ihnen oft psychopathologische Symptome auf, besonders im Jugendalter, was teilweise mit der belastenden Erfahrung der fortschreitenden Pubertät zusammenhängt (Steensma et al., 2011; Skagerberg et al., 2013; Wiech et al., 2020). Psychische Gesundheitsprobleme können sowohl unabhängig von als auch in Verbindung mit einer Geschlechtsdysphorie entstehen und durch Faktoren verstärkt werden wie soziale Ablehnung, Diskriminierung oder Gewalterfahrungen („minority stress") sowie internalisierte Transphobie (Turban et al., 2022). Bei trans* Jugendlichen sind depressive Störungen, Angstzustände, selbstverletzendes Verhalten und Suizidalität am häufigsten zu beobachten (Becker et al., 2014; Chodzen et al., 2019), bei 15 % kam es zu Suizidversuchen (Surace et al., 2021). Unter erwachsenen trans* Personen lag der Anteil der Personen mit Suizidversuchen in der Vergangenheit laut einer großen US-Studie bei ungefähr 40 % (Herman et al., 2019). Ein unterstützendes Familienumfeld und der Zugang zu geschlechtsangleichenden medizinischen Behandlungen gelten als wichtige Schutzfaktoren (Herman et al., 2019).

Studien zeigen auch eine beidseitig erhöhte Prävalenz von autistischen Symptomen bei trans* Kindern und Jugendlichen sowie gender-nonkonformem Rollenverhalten bei Autisten, was auf bidirektionale Überlappungen hinweist. Bislang ist es noch ungewiss, ob dieser Zusammenhang ebenfalls für die Vollausprägung beider Diagnosen – einer Autismus-Spektrum-Störung und einer Geschlechtsinkongruenz – zutrifft (Herrmann et al., 2020). In der klinischen Praxis gibt es eine Untergruppe von Patient*innen, bei denen beide Phänomene anhaltend gleichzeitig auftreten. Hier besteht in beide Richtungen die Gefahr, eine der beiden Diagnosen zu übersehen bzw. nicht hinreichend zu berücksichtigen, insbesondere wenn bestimmte Symptome fälschlicherweise nur dem zuerst diagnostizierten Phänomen zugeordnet werden. Autismusbedingte Besonderheiten können eine Transition und die Entscheidung für somatomedizinische Maßnahmen bei Jugendlichen mit Geschlechtsinkongruenz und Geschlechtsdysphorie erschweren. In diesem Fall sollte auf ein passgenaues Vorgehen geachtet werden, das beide Phänomene angemessen berücksichtigt.

Es besteht die Gefahr, dass beim Vorliegen einer Geschlechtsinkongruenz und einer gleichzeitig auftretenden psychischen Störung eine der beiden Diagnosen übersehen oder unterdiagnostiziert wird, wenn typische Symptome für beide Diagnosen, wie soziale Ängstlichkeit oder sozialer Rückzug, nur der primären Diagnose zugeordnet werden

(Romer & Lempp, 2022b). Es ist daher unabdingbar, immer eine vollständige Diagnostik durchzuführen und dafür Sorge zu tragen, dass mögliche koinzidente Störungen adäquat adressiert und behandelt werden. Oftmals kann dafür eine ambulant durchgeführte Richtlinienpsychotherapie ausreichend sein, in manchen Fällen ist eine stationäre Behandlung der psychischen Erkrankung erforderlich. Dabei ist es von Vorteil, wenn die behandelnden Personen ebenfalls mit der Diagnose der Geschlechtsinkongruenz vertraut sind oder aber ein enger Austausch zwischen den Behandelnden stattfindet, um die Gefahr einer Stagnation in der Behandlung der Geschlechtsdysphorie und damit einer möglichen Verschlechterung des Gesamtbefundes zu verringern.

4 Medizinische Behandlung

Bei Erwachsenen sind körpermodifizierende Behandlungen die Methode erster Wahl zur Minderung von psychischen Begleiterscheinungen bei Geschlechtsinkongruenz (Nieder & Strauß, 2019). Während für Erwachsene die Evidenz hierfür unbestritten ist, bleibt die Datenlage für Jugendliche noch unsicher und umstritten, was einen umfassenden Expert*innenkonsens für medizinische Leitlinien erforderlich macht. Gemäß den aktuellen Erkenntnissen aus verschiedenen Outcomestudien (de Vries et al., 2014; Achille et al., 2020; Allen et al., 2019; de Lara et al., 2020; Kaltiala et al., 2020b; Kuper et al., 2020) und klinischer Erfahrung wird in der neuen AWMF-Leitlinie für „Geschlechtsinkongruenz und Geschlechtsdysphorie im Kindes- und Jugendalter“ (DGKJP, 2024) sowie in internationalen medizinischen Fachrichtlinien auf Konsensbasis (Hembree et al., 2017; Coleman et al., 2012; Coleman et al., 2022) empfohlen, bei dauerhafter Geschlechtsinkongruenz schon bei Jugendlichen eine körpermodifizierende Behandlung in Betracht zu ziehen. Dies soll zusammen mit einer sozial unterstützten Transition erfolgen, um den oft mit Geschlechtsinkongruenz verbundenen Leidensdruck und das erhöhte Risiko für psychische Störungen effektiv und nachhaltig zu verringern. Anfangsmaßnahmen beinhalten insbesondere eine vorübergehende Pubertätsunterdrückung mittels GnRH-Analoga und später eine dauerhafte geschlechtsangleichende Hormonersatztherapie mit Testosteron oder Östrogen. Aufgrund der besonderen Vulnerabilität junger Menschen müssen Indikationsstellungen hohe professionelle und ethische Standards erfüllen.

Die Indikationsstellung für somatomedizinische Behandlungen bei minderjährigen Patient*innen mit Geschlechtsdysphorie setzt spezielles Wissen und Erfahrungen im Bereich der Kinder- und Jugendpsychiatrie voraus. Die in diesem Abschnitt dargelegten Kriterien entwickeln sich oft während der psychotherapeutischen Begleitung. Trotz möglicher Aufteilung der Zuständigkeiten zwischen psychotherapeutisch Tätigen und denjenigen, die für somatomedizinische Interventionen mitverantwortlich sind, ist es für die Durchführung der Psychotherapie wesentlich, die Kriterien für eine abgestimmte Indikationsstellung bezüglich somatomedizinischer Eingriffe zu kennen. Aktuelle Leitlinien (Coleman et al., 2022; DGKJP, 2024) schreiben u. a. vor, dass Entscheidungen zur Behandlung in enger Zusammenarbeit zwischen psychiatrisch-psychotherapeutischen und pädiatrisch-endokrinologischen Expert*innen getroffen werden sollten. Diese Fachkräfte sollten mehrjährige Erfahrung in der Betreuung jugendlicher Patient*innen mit Geschlechtsdysphorie aufweisen. Sollten diese Rahmenbedingungen nicht erfüllt sein, wird empfohlen, zusätzliche klinische Expertise, wie eine zweite Meinung oder ein beratendes Konsilium, hinzuzuziehen (DGKJP, 2024). Bevor körpermodifizierende Maßnahmen in Betracht gezogen werden, ist eine sorgfältige kinder- und jugendpsychiatrische sowie -psychotherapeutische Diagnostik notwendig, um mögliche psychische Störungen zu identifizieren, die die diagnostische Einschätzung oder die vorgeschlagene Behandlung beeinflussen könnten. Eine langfristige therapeutische Begleitung über mehrere Jahre wird ebenso empfohlen, bei der darüber hinaus Selbstfindungsprozesse, soziale Transitionsschritte und medizinische Interventionen schrittweise gemeinsam mit den Patient*innen und ihren Sorgeberechtigten überprüft werden. Dabei soll das Prinzip der partizipativen Entscheidungsfindung („*shared decision making*“) angewandt werden (DGKJP, 2024). Sollten im Einzelfall Zweifel an der rechtlich erforderlichen *Einwilligungsfähigkeit* Minderjähriger bestehen – für welche nach geltender Rechtslage keine spezifischen Altersvorgaben existieren, sondern die individuell beurteilt werden muss (siehe Abschnitt „Einwilligungsfähigkeit“) –, ist es Aufgabe der Behandelnden, die jungen Menschen zu unterstützen, die für eine verantwortungsbewusste Entscheidung benötigten Kenntnisse und Kompetenzen in einem angemessenen Zeitrahmen zu entwickeln (Wiesemann, 2020).

4.1 Pubertätssuppression

Beispiel

Alex ist 12, als in ihm das Gefühl aufkeimt: „Irgendwie ist nicht alles richtig grade.“ Da er bereits mit 11 Jahren den Wunsch nach einem geschlechtsneutralen Namen geäußert hatte, sind die Eltern wenig überrascht und reagieren unterstützend, als er sich kurz vor seinem 13. Geburtstag vor ihnen outet. Zunächst hilft es ihm, in der Schule mit seinem neuen Namen angesprochen zu werden, zuvor bestehende somatische Beschwerden und soziale Rückzügigkeit schwinden. Doch nun zeigt sich Alex erneut stark belastet. Er berichtet, dass der Beginn körperlicher Veränderungen für ihn furchtbar gewesen sei, die Eltern vergleichen das Einsetzen der Periode mit einem „Super-GAU“, welches bei Alex einen Zusammenbruch auslöste. Mittlerweile leide er sehr unter seiner Brust und seinem Genital, es falle ihm schwer, zu duschen. Er könne sich überhaupt nicht mehr vorstellen, sich nackt vor den Spiegel zu stellen. Bei seiner Erstvorstellung in einer Spezialsprechstunde äußert er den dringenden Wunsch nach einer Pubertätsblockade, um die Periode zu unterdrücken und weiteres Brustwachstum zu verhindern.◄

Steigt die dysphorische Belastung in Zusammenhang mit der Körperwahrnehmung während der Pubertät, so kann ab dem Pubertätsstadium II nach Tanner eine vorübergehende Unterdrückung der Pubertät mit GnRH-Analoga indiziert sein (Hembree et al., 2017). Dieses Vorgehen zielt darauf ab, den Leidensdruck betroffener Jugendlicher zu erleichtern, indem es die Weiterentwicklung irreversibler Körperveränderungen wirksam stoppt, und trägt üblicherweise zur psychischen Stabilisierung bei behandelten Jugendlichen bei. Langzeitstudien zeigen einen positiven Effekt auf die psychopathologische Symptombelastung, die mit Geschlechtsdysphorie verbunden ist, wie zum Beispiel Depressionen, auch wenn die Dysphorie in Bezug auf den Körper meist bestehen bleibt (de Vries et al., 2011). Die Behandlung ist bezüglich der somatischen Reife *vollständig reversibel;* wird sie abgesetzt, wird der biologische Reifungsprozess vollständig nachgeholt. Daher dient dieser Schritt auch dazu, Zeit zu gewinnen, um irreversible körperliche Veränderungen in jede Richtung zu verhindern und wichtige Entscheidungen vorzubereiten, insbesondere in Bezug auf eine teilweise irreversible, geschlechtsangleichende Hormontherapie. In den meisten Fällen, in denen eine Pubertätsunterdrückung durchgeführt wurde, streben Patient*innen laut Erfahrungen führender Behandlungseinrichtungen später eine hormonelle Geschlechtsangleichung an. Als Voraussetzung für eine Pubertätsblockade sollte daher gelten, dass mit einer hohen Wahrscheinlichkeit von einer Persistenz der Geschlechtsinkongruenz ausgegangen werden kann (Romer & Möller, 2020; Hembree et al., 2017; Mahfouda et al., 2017).

Indikationskriterien Pubertätssuppression

Indikationskriterien für pubertätsunterdrückende Hormonbehandlung bei Geschlechtsdysphorie im Jugendalter (nach Romer & Möller, 2020):

- Vorhandensein einer ausgeprägten Geschlechtsdysphorie nach Eintritt der Pubertät
- mindestens pubertäres Reifestadium II nach Tanner
- bei vorbestehender Geschlechtsdysphorie im Kindesalter: deutliche Zunahme des geschlechtsdysphorischen Leidensdruckes mit Beginn der Pubertät
- normaler pubertärer Hormonstatus und ggf. Diagnostik einer DSD („Differences of Sex Development“: biologisch angelegte Intersexualität)
- Abwesenheit psychiatrischer oder somatomedizinischer Erkrankungen, die mit der Behandlung erheblich interferieren würden
- adäquate psychologische und soziale Unterstützung während der Behandlung
- Bereitschaft zur Vorbereitung einer sozialen Transition und Alltagserprobung im empfundenen Geschlecht
- informierte Zustimmung von Patient*in und Sorgeberechtigten

4.2 Geschlechtsangleichende Hormonbehandlung

Wegen der teilweise irreversiblen Folgen von geschlechtsangleichenden Hormontherapien müssen an die Diagnosesicherheit und Einwilligungsfähigkeit jugendlicher Patient*innen hohe Anforderungen gestellt werden. Vor einer solchen Behandlung sollte bereits ein Geschlechterrollenwechsel stattgefunden haben und über Monate eine psychosoziale Stabilisierung in der neuen Rolle erfolgt sein. Weiterhin sollte anhaltendes Leiden unter Geschlechtsdysphorie die Entscheidung leiten (Hembree et al., 2017; Mahfouda et al., 2019). Gleichzeitig bestehende Erkrankungen sollten auf Interferenzen mit der Behandlung geprüft werden, sie sind aber nicht als grundsätzliche Ausschlusskriterien zu verstehen. Heutige Empfehlungen sehen vor, dass begleitende psychische Störungen nicht vollständig zurückgegangen sein müssen, bevor mit der Hormontherapie begonnen wird (Nieder & Strauß, 2019). Oft verbessern sich z. B. Depressions- und Angstsymptome sowie selbstschädigendes Verhalten durch die Behandlung der Geschlechtsdysphorie. Dennoch sollte Jugendlichen bewusst sein, dass Hormonbehandlungen allein nicht alle Symptome lösen können. Bei gleichzeitigen psychischen Störungen ist es ratsam, sozialen Geschlechterwechsel, medizinische Maßnahmen und psychotherapeutische Interventionen miteinander zu verknüpfen. Eine enge Betreuung nach Beginn der Hormonbehandlung ist wichtig. Feste Altersgrenzen für die Einwilligungsfähigkeit gelten aus entwicklungspsychologischer und ethischer Sicht als nicht angemessen (Wiesemann, 2022), daher muss die Einwilligungsfähigkeit individuell geprüft werden.

Indikationskriterien geschlechtsangleichende Hormonbehandlung
Indikationskriterien für geschlechtsangleichende Hormonbehandlung bei Geschlechtsdysphorie im Jugendalter (nach Romer & Möller, 2020; Mahfouda et al., 2019):

- persistierende Geschlechtsdysphorie
- vollzogener sozialer Rollenwechsel in möglichst allen Lebensfeldern
- anhaltender Wunsch nach geschlechtsangleichender Hormonbehandlung
- reflektierte Antizipation der psychosozialen Implikationen eines weiteren transidenten Lebensweges
- Abwesenheit psychiatrischer oder somatomedizinischer Erkrankungen, die mit der Behandlung erheblich interferieren würden
- informierte Zustimmung von Patient*in und Sorgeberechtigten

4.3 Operative Eingriffe

In den letzten zwanzig Jahren hat sich das Alter, in dem Kinder und Jugendliche mit Geschlechtsdysphorie Zugang zu angemessenen Behandlungsmöglichkeiten haben, vorverlegt, was frühere soziale Transitionen sowie somatomedizinische Interventionen ermöglicht. Daraus resultiert, dass vermehrt transidente junge Personen noch vor Vollendung des 18. Lebensjahres vollständig sozial transitionieren, inklusive der rechtlichen Änderung des Namens und des Geschlechtseintrags sowie einer geschlechtsangleichenden Hormonbehandlung seit über einem Jahr. Zur weiteren sozialen Teilhabe und passenden Lebensführung äußern viele von ihnen den Wunsch nach chirurgischen Maßnahmen wie einer Mastektomie oder geschlechtsangleichenden Genitaloperationen. Langzeitstudien zeigen, dass psychische Belastungen im Jugendalter durch pubertätsblockierende und an das gewünschte Geschlecht angleichende Hormonbehandlungen reduziert werden können. Jedoch reduziert sich die auf den Körper bezogene Geschlechtsdysphorie häufig erst nach geschlechtsangleichenden Genitaloperationen vollständig (Cohen-Kettenis & van Goozen, 1997).

Wenn das Gesamtbild klar ist, die Indikation sorgfältig gestellt wurde und die Einwilligungsfähigkeit gegeben ist, besteht keine medizinethische Rechtfertigung, jungen Menschen unter 18 Jahren grundsätzlich brustchirurgische geschlechtsangleichende Maßnahmen zu verweigern. Demnach können für die Empfehlungen zu Indikationsstellungen brustchirurgischer Eingriffe nach einer vollständigen Transition bereits ab 16 Jahren die entsprechenden Leitlinien für Erwachsene herangezogen werden (DGfS, 2018). Genitalangleichende Operationen werden in aller Regel erst nach Erreichen der Volljährigkeit durchgeführt.

5 Herausforderungen in Diagnostik und Behandlung

5.1 Prävalenz

In den letzten zehn Jahren ist international ein deutlicher Anstieg der Zahl junger Menschen zu verzeichnen, die aufgrund von Geschlechtsinkongruenz/-dysphorie gesundheitliche Behandlung suchen (Kaltiala et al., 2020a). Gleichzeitig hat auch die Prävalenz von Geschlechtsinkongruenz bei Erwachsenen stark zugenommen. Eine Metaanalyse aus dem Jahr 2015 schätzte die durchschnittliche Prävalenz von Transsexualität bei Erwachsenen noch auf 6,8 je 100.000 Personen (Arcelus et al., 2015). Die Grundlage dafür bildeten hauptsächlich Daten von Spezialzentren für medizinische Behandlungen, relativiert anhand der Bevölkerungszahl ihrer Einzugsgebiete. Das führte zu einer systematischen Unterschätzung, da die Fälle von Geschlechtsinkongruenz bei Personen, die aus verschiedenen Gründen (noch) keine medizinische Behandlung erhalten hatten, nicht berücksichtigt wurden. Eine aktuelle bevölkerungsbasierte epidemiologische Untersuchung in Schweden hat erstmals zwischen dem subjektiven Empfinden von Geschlechtsinkongruenz bei Erwachsenen und dem ausdrücklichen Wunsch nach einer medizinischen geschlechtsangleichenden Behandlung unterschieden (Åhs et al., 2018): Die Prävalenzrate für das subjektive Empfinden von Geschlechtsinkongruenz betrug bei beiden Geschlechtern etwa 1 %. Die Rate derjenigen, die sich eine geschlechtsangleichende Behandlung wünschten, belief sich auf 0,2 % bei beiden Geschlechtern und ist damit rund 30-mal höher als die vorangegangenen Schätzungen aus früheren klinischen Studien.

Empirische Daten zur Verbreitung von Geschlechtsidentitätsthemen bei Jugendlichen sind rar. Eine Studie aus Neuseeland ergab, dass 1,2 % einer High-School-Stichprobe sich als transgender beschrieben (Clark et al., 2014), was ungefähr der festgestellten Prävalenz subjektiver Geschlechtsinkongruenz bei Erwachsenen entspricht. Der bemerkenswerte Anstieg jugendlicher Patient*innen, die Behandlungen in Bezug auf Geschlechtsidentität/-dysphorie suchen, spiegelt keinen alleinigen Trend im Jugendalter wider. Offenbar steigt mit zunehmender gesellschaftlicher Akzeptanz auch generell die Inanspruchnahme medizinischer Transitionsbehandlungen durch Menschen mit Geschlechtsinkongruenz. Das Statistische Bundesamt berichtet über eine Verdreifachung geschlechtsangleichender Operationen bei Erwachsenen in Deutschland im Zeitraum von 2012 bis 2020, ein weiterer Anstieg ist erkennbar (Statistisches Bundesamt, 2020). Darüber hinaus finden Identitätsfindungsprozesse und soziale Bekanntmachungen bei trans* Personen vermehrt in einem früheren Alter statt, was den starken Anstieg der Fallzahlen an Jugendlichen mit Geschlechtsinkongruenz/-dysphorie in medizinischen Einrichtungen erklären kann. Die absoluten Zahlen in dieser Altersgruppe liegen aktuell noch immer unter der vermuteten allgemeinen Prävalenz, daher wird erwartet, dass diese in den nächsten Jahren weiter steigen werden.

5.2 Non-Binarität

Beispiel

Lou ist seit seinem 16. Lebensjahr in Behandlung einer Spezialambulanz. Zu Beginn der Behandlung berichtet er, dass er trans sei und sich als Junge fühle. Im Kindergarten und in der Grundschule sei er eher mädchenhaft gewesen, ab der 8. Klasse habe er sich die Haare kurz schneiden lassen und gemerkt, dass die recht spät einsetzenden pubertären Veränderungen mit Unwohlsein einhergingen. Daraufhin habe er sich mit dem Thema trans* auseinandergesetzt. Zunächst habe er überlegt, ob er non-binär sein könnte, sich dann aber als Junge identifiziert. Als Frau angesprochen zu werden, fühle sich für ihn absolut falsch an. Nach seinem Outing als Louis lebt er mehrere Jahre als Junge, er lässt die Personenstands- und Namensänderung durchführen, mit 19 Jahren beginnt er eine Hormonbehandlung mit Testosteron. Im Verlauf bemerkt er zunehmend wieder das Gefühl, sich eher als non-binär zu identifizieren. Er setzt die Testosteronbehandlung ab und nennt sich Lou. Bzgl. der bereits vorhandenen Veränderungen durch die Testosteronbehandlung gibt er nun, mit fast 21 Jahren, an, dass diese sich sehr stimmig anfühlen würden – die große Dysphorie durch die Stimme sei weg, was ihn sehr erleichtere, auch könne er nun, da der Körper nicht mehr eindeutig weiblich sei, seine Brüste besser ertragen – wenn er diese jedoch durch bloßes Schnipsen entfernen könnte, täte er dies sofort. Es fühle sich für ihn gut an, wenn andere ihn nicht sofort als männlich oder weiblich einordnen könnten. Er sei froh, die Hormonbehandlung durchgeführt zu haben, habe aber auch das Gefühl, rechtzeitig abgesetzt zu haben, da eine männlichere Statur oder eine stärkere Behaarung sich nicht richtig anfühlen würden. Er spiele nun mehr mit maskulinem und femininem Kleidungsstil, empfinde weder die männlichen noch die weiblichen Pronomen als störend, nur als „Herr" oder „Frau" wolle er nicht angesprochen werden, er sei einfach Lou.◄

Es gibt bisher nur begrenzte wissenschaftliche Daten über non-binäre Jugendliche, d. h. Jugendliche, die sich nicht ausschließlich als männlich oder weiblich identifizieren. Während manche Berichte non-binäre Phasen als Übergänge zu binären Transidentitäten darstellen, bleibt bei anderen Personen die non-binäre Identität bestehen, was beispielsweise bei Jugendlichen, denen das weibliche Geschlecht zugewiesen wurde, aufgrund anhaltender Körperdysphorie zu einem Wunsch nach einer Mastektomie ohne eine vorherige Hormontherapie führen kann. Die Ergebnisse einer Studie deuten auf eine hohe Prävalenz an begleitenden psychopathologischen Auffälligkeiten mit einem erschwerten Zugang zu trans-spezifischer medizinischer Versorgung hin (Chew et al., 2020). Es ist daher empfehlenswert, diese Jugendlichen an spezialisierte Sprechstunden anzubinden und auf Basis eingehender Verlaufsstudien hochindividualisierte Entscheidungen über die Behandlung zu ermöglichen.

Eine adäquate therapeutische Haltung gegenüber trans* Personen erfordert insgesamt ein fundiertes theoretisches Verständnis der Entwicklung von Geschlechtsidentitäten, welches die Grenzen eines streng binären Geschlechtersystems und heteronormativer Ansichten überschreitet. Dieses Verständnis schließt die Existenz non-binärer sowie veränderlicher Geschlechtsidentitäten im Lebensverlauf ein (Quindeau, 2014; Ehrensaft, 2017; Dietrich, 2021). Entsprechend den neuesten Leitlinienempfehlungen sollten Psychotherapeut*innen bereit sein, die Vorstellung zu hinterfragen, dass das Geschlecht einer Person permanent mit körperlichen Geschlechtsmerkmalen übereinstimmt und unveränderlich ist. Es ist vielmehr erforderlich anzuerkennen, dass es eine Vielfalt von Geschlechtsidentitäten gibt und dass die Geschlechtsidentität nicht notwendigerweise dem bei Geburt zugeordneten Geschlecht entsprechen muss (gemäß DGfS, 2018; APA, 2015).

5.3 Einwilligungsfähigkeit

Die Betreuung junger Patient*innen mit Geschlechtsinkongruenz/-dysphorie sollte eine langfristige psychologische und medizinische Unterstützung umfassen, bei der individuell auf den Einzelfall eingegangen werden sollte, um Selbstfindungsprozesse, die soziale

Transition und schrittweise medizinische Eingriffe hinsichtlich ihrer Irreversibilität sorgfältig gemeinsam mit den Patient*innen und deren Erziehungsberechtigten zu überprüfen. Es wird zu einer partizipativen Entscheidungsfindung („*shared decision making*") geraten. Ein zentraler Aspekt ist die individuelle Beurteilung der Entscheidungsfähigkeit von Jugendlichen hinsichtlich ihrer Bereitschaft und Notwendigkeit für eine bestimmte somatomedizinische Behandlung. Internationale Standards in der Medizinethik bieten keine allgemeingültigen Altersgrenzen oder Empfehlungen hierzu. Bei Zweifeln an der Einwilligungsfähigkeit von minderjährigen Patient*innen vor einer bedeutenden Behandlungsentscheidung ist es die Verantwortung des Fachpersonals, sie beim Erwerb des notwendigen Wissens und der erforderlichen Kompetenzen für eine selbstständige Entscheidung zu unterstützen (Wiesemann et al., 2010; Wiesemann, 2020; Wiesemann, 2022).

In der Begründung des Gesetzes zum Schutz von Kindern mit Varianten der Geschlechtsentwicklung heißt es:

> „Zur Bejahung der Einwilligungsfähigkeit muss das Kind in der Lage sein, Art, Bedeutung, Tragweite und Risiken sowie die langfristigen Folgen der Behandlung zu erfassen und seinen Willen hiernach auszurichten. [...] Es ist deshalb auch zu berücksichtigen, ob das Kind ein verfestigtes eigenes Verständnis von geschlechtlicher Identität entwickelt hat. [...] Ab welchem Lebensalter des Kindes diese Einwilligungsfähigkeit besteht, lässt sich nicht abstrakt bestimmen. Dabei kommt es nicht nur auf die individuelle körperliche und geistige Entwicklung des Kindes, sondern vor allem auf [...] die konkret angedachte Behandlung an." - Deutscher Bundestag, 2020, S. 24 f.

Diese Kriterien können auch bei Entscheidungen bzgl. geschlechtsangleichender somatomedizinischer Behandlungen von minderjährigen trans* Personen mit Geschlechtsdysphorie Anwendung finden.

5.4 Einbezug der Sorgeberechtigten

Die Wichtigkeit der Einbeziehung von Eltern in den Transitionsprozess ihrer Kinder sowie deren professionelle Unterstützung kann nicht stark genug betont werden (Romer & Möller, 2020; Dietrich, 2021; Meyenburg, 2020). Die psychische Gesundheit von trans* Jugendlichen wird erheblich von stabilen familiären Verhältnissen und sozialer Akzeptanz unter Gleichaltrigen beeinflusst (Levitan et al., 2019). Die erfolgreiche psychosoziale Bewältigung einer Transition in der Adoleszenz hängt maßgeblich von der elterlichen Unterstützung ab. Ohne diese Unterstützung kann das Risiko für Jugendliche, psychische Probleme zu entwickeln, einschließlich eines höheren Suizidrisikos, deutlich ansteigen. Bei Problemen mit der Akzeptanz seitens der Eltern sollte intensiv therapeutisch interveniert werden, um die Nichtakzeptanz zu explorieren und nach Möglichkeit zu bearbeiten, damit die Gesundheit der Jugendlichen gefördert wird (DGKJP, 2024). Scheitern diese

Bemühungen, kann es zu einem Abbruch der Beziehung zwischen den Jugendlichen und ihren Eltern kommen, da eine fortwährende Zurückweisung ihrer transgeschlechtlichen Identität durch die eigenen Eltern von den Betroffenen oft als tiefgreifende, existenzielle Ablehnung wahrgenommen wird (Romer & Möller, 2020).

6 Fazit

Das Auftreten von gender-nonkonformen Verhaltensmustern bei Kindern und Jugendlichen ist breit gefächert und zeigt eine unterschiedliche Entwicklungsdynamik. Dabei mündet nicht jede dieser Erfahrungen in einer dauerhaften Geschlechtsdysphorie. Während eine Geschlechtsinkongruenz im Kindesalter oft keine Behandlung erfordert, sondern eher Beratungsgespräche im kinderärztlichen Kontext, kann im Jugendalter psychotherapeutische Begleitung ratsam sein. Dort können Thematiken wie Selbstakzeptanz und die Erkundung sozialer Rollen im Vordergrund stehen. Soziale Rollenversuche zementieren bei jungen Menschen nicht eine bestimmte Identität, sondern sind vielmehr für offene Selbstfindungsprozesse und zur Evaluierung der Dauerhaftigkeit und gesellschaftlichen Umsetzbarkeit des Transitionsprozesses hilfreich. Hormonelle Behandlungen im Jugendalter sollten in interdisziplinärer Kooperation indiziert werden, unter Beteiligung der Expertise aus Kinder- und Jugendpsychiatrie, -psychotherapie sowie pädiatrischer Endokrinologie („*comprehensive care*"). Darüber hinaus erfordert jeder Fall eine psychiatrisch-psychotherapeutische Diagnostik sowie eine ethisch fundierte Abwägung der Vor- und Nachteile medizinischer Eingriffe, einschließlich ihrer möglichen Langzeitfolgen. Hierbei ist es wichtig, auch mit bleibenden Unsicherheiten umzugehen (de Vries et al., 2021). Ein schrittweises partizipatives Entscheidungsmodell („*shared decision making*") kann den Betroffenen, ihren Erziehungsberechtigten und den Behandelnden dabei helfen, sowohl verantwortungsbewusst als auch gemeinschaftlich zu entscheiden. Eine qualifizierte, interdisziplinäre Betreuung trägt maßgeblich dazu bei, das Risiko für Fehlentscheidungen zu senken und Jugendlichen mit Geschlechtsinkongruenz eine im Erwachsenenalter weitestgehend unbeeinträchtigte psychische Gesundheit und psychosoziale Teilhabe zu ermöglichen.

Literatur

Achille, C., Taggart, T., Eaton, N. R., Osipoff, J., Tafuri, K., Lane, A., & Wilson, T. A. (2020). Longitudinal impact of gender-affirming endocrine intervention on the mental health and well-being of transgender youths: Preliminary results. *International Journal of Pediatric Endocrinology, 2020*, 1–5.

Åhs, J. W., Dhejne, C., Magnusson, C., Dal, H., Lundin, A., Arver, S., & Kosidou, K. (2018). Proportion of adults in the general population of Stockholm County who want gender-affirming medical treatment. *PLoS ONE, 13*(10), Article e0204606.

Allen, L. R., Watson, L. B., Egan, A. M., & Moser, C. N. (2019). *Well-being and suicidality among transgender youth after gender-affirming hormones* (Bd. 7, No. 3, S. 302). Educational Publishing Foundation.

American Psychological Association (APA). (2015). Guidelines for psychological practice with transgender and gender nonconforming people. *American Psychologist, 70*(9), 832–864.

Arcelus, J., Bouman, W. P., Van Den Noortgate, W., Claes, L., Witcomb, G., & Fernandez-Aranda, F. (2015). Systematic review and meta-analysis of prevalence studies in transsexualism. *European Psychiatry, 30*(6), 807–815.

Ashley, F. (2019). Thinking an ethics of gender exploration: Against delaying transition for transgender and gender creative youth. *Clinical Child Psychology and Psychiatry, 24*(2), 223–236.

Becker, I., Gjergji-Lama, V., Romer, G., & Möller, B. (2014). Merkmale von Kindern und Jugendlichen mit Geschlechtsdysphorie in der Hamburger Spezialsprechstunde. *Praxis der Kinderpsychologie und Kinderpsychiatrie, 63*(6), 486–509.

Borras, L., Huguelet, P., & Eytan, A. (2007). Delusional "Pseudotranssexualism" in Schizophrenia. *Psychiatry, 70*(2), 175–179.

Chew, D., Tollit, M. A., Poulakis, Z., Zwickl, S., Cheung, A. S., & Pang, K. C. (2020). Youths with a non-binary gender identity: A review of their sociodemographic and clinical profile. *The Lancet Child & Adolescent Health, 4*(4), 322–330.

Chodzen, G., Hidalgo, M. A., Chen, D., & Garofalo, R. (2019). Minority stress factors associated with depression and anxiety among transgender and gender-nonconforming youth. *Journal of Adolescent Health, 64*(4), 467–471.

Clark, T. C., Lucassen, M. F., Bullen, P., Denny, S. J., Fleming, T. M., Robinson, E. M., & Rossen, F. V. (2014). The health and well-being of transgender high school students: Results from the New Zealand adolescent health survey (Youth'12). *Journal of Adolescent Health, 55*(1), 93–99.

Cohen-Kettenis, P. T., & Van Goozen, S. H. (1997). Sex reassignment of adolescent transsexuals: A follow-up study. *Journal of the American Academy of Child & Adolescent Psychiatry, 36*(2), 263–271.

Cohen-Kettenis, P. T., Delemarre-Van De Waal, H. A., & Gooren, L. J. (2008). The treatment of adolescent transsexuals: Changing insights. *The Journal of Sexual Medicine, 5*(8), 1892–1897.

Coleman, E., Bockting, W., Botzer, M., Cohen-Kettenis, P., DeCuypere, G., Feldman, J.,... & Zucker, K. (2012). Standards of care for the health of transsexual, transgender, and gender-nonconforming people, version 7. *International Journal Of Transgenderism, 13*(4), 165–232.

Coleman, E., Radix, A. E., Bouman, W. P., Brown, G. R., De Vries, A. L., Deutsch, M. B., & Arcelus, J. (2022). Standards of care for the health of transgender and gender diverse people, version 8. *International Journal of Transgender Health, 23*(sup1), S1–S259.

de Lara, D. L., Rodríguez, O. P., Flores, I. C., Masa, J. L. P., Campos-Muñoz, L., Hernández, M. C., & Amador, J. T. R. (2020). Psychosocial assessment in transgender adolescents. *Anales de Pediatría (English Edition), 93*(1), 41–48.

de Vries, A. L., McGuire, J. K., Steensma, T. D., Wagenaar, E. C., Doreleijers, T. A., & Cohen-Kettenis, P. T. (2014). Young adult psychological outcome after puberty suppression and gender reassignment. *Pediatrics, 134*(4), 696–704.

de Vries, A. L., Richards, C., Tishelman, A. C., Motmans, J., Hannema, S. E., Green, J., & Rosenthal, S. M. (2021). Bell v Tavistock and Portman NHS Foundation Trust [2020] EWHC 3274: Weighing current knowledge and uncertainties in decisions about gender-related treatment for transgender adolescents. *International Journal of Transgender Health, 22*(3), 217–224.

de Vries, A. L., Steensma, T. D., Doreleijers, T. A., & Cohen-Kettenis, P. T. (2011). Puberty suppression in adolescents with gender identity disorder: A prospective follow-up study. *The Journal of Sexual Medicine, 8*(8), 2276–2283.

Deutsche Gesellschaft für Kinder- und Jugendpsychiatrie, Psychosomatik und Psychotherapie e.V. (DGKJP) (Hrsg.). (2024). S2k-Leitlinie Geschlechtsinkongruenz und Geschlechtsdysphorie im Kindes- und Jugendalter: Diagnostik und Behandlung (aktuell im Review). https://register.awmf.org/de/leitlinien/detail/028-014.

Deutsche Gesellschaft für Sexualforschung (DGfS) (Hrsg.). (2018). Geschlechtsinkongruenz, Geschlechtsdysphorie und Trans-Gesundheit: S3-Leitlinie zur Diagnostik, Beratung und Behandlung - Langfassung. https://register.awmf.org/assets/guidelines/138-001l_S3_Geschlechtsdysphorie-Diagnostik-Beratung-Behandlung_2019-02.pdf.

Bundestag, D. (2020). Gesetzentwurf der Bundesregierung - Entwurf eines Gesetzes zum Schutz von Kindern mit Varianten der Geschlechtsentwicklung. *Bundestags-Drucksache, 19*(24686), 24–25.

Deutscher Ethikrat. (2020). Trans-Identität bei Kindern und Jugendlichen: Therapeutische Kontroversen–ethische Orientierungen. Ad-hoc-Empfehlung. Berlin: Deutscher Ethikrat. *Verfügbar unter* https://www.ethikrat.org/fileadmin/Publikationen/Ad-hoc-Empfehlungen/deutsch/ad-hoc-empfehlung-trans-identitaet.pdf.

Dietrich, H. (2021). *Geschlechtsdysphorie und Transidentität: Die therapeutische Begleitung von Trans* Jugendlichen.* Vandenhoeck & Ruprecht.

Drummond, K. D., Bradley, S. J., Peterson-Badali, M., & Zucker, K. J. (2008). A follow-up study of girls with gender identity disorder. *Developmental psychology, 44*(1), 34.

Edwards-Leeper, L., Feldman, H. A., Lash, B. R., Shumer, D. E., & Tishelman, A. C. (2017). Psychological profile of the first sample of transgender youth presenting for medical intervention in a US pediatric gender center. *Psychology of Sexual Orientation and Gender Diversity, 4*(3), 374.

Ehrensaft, D. (2017). Gender nonconforming youth: Current perspectives. *Adolescent Health, Medicine and Therapeutics, 8,* 57–67.

Ehrensaft, D., Giammattei, S. V., Storck, K., Tishelman, A. C., & Keo-Meier, C. (2020). Prepubertal social gender transitions: What we know; what we can learn—A view from a gender affirmative lens. In *Today's transgender youth* (S. 137–154). Routledge.

Falkai, P., Wittchen, H. U., Döpfner, M., & American Psychiatric Association. (2015). *Diagnostisches und statistisches Manual psychischer Störungen DSM-5®.* Hogrefe.

Gibson, D. J., Glazier, J. J., & Olson, K. R. (2021). Evaluation of anxiety and depression in a community sample of transgender youth. *JAMA Network Open, 4*(4), e214739–e214739.

Güldenring, A. (2015). A critical view of transgender health care in Germany: Psychopathologizing gender identity–Symptom of 'disordered'psychiatric/psychological diagnostics? *International Review of Psychiatry, 27*(5), 427–434.

Haid-Stecher, N., Fuchs, M., Ortner, N., & Sevecke, K. (2020). TransIdentität–Die Entwicklung der Identität bei transidenten Jugendlichen. *Praxis der Kinderpsychologie und Kinderpsychiatrie, 69*(6), 541–553.

Hatchel, T., Valido, A., De Pedro, K. T., Huang, Y., & Espelage, D. L. (2019). Minority stress among transgender adolescents: The role of peer victimization, school belonging, and ethnicity. *Journal of Child and Family Studies, 28,* 2467–2476.

Hembree, W. C., Cohen-Kettenis, P. T., Gooren, L., Hannema, S. E., Meyer, W. J., Murad, M. H.,... & T'Sjoen, G. G. (2017). Endocrine treatment of gender-dysphoric/gender-incongruent persons: an endocrine society clinical practice guideline. *The Journal of Clinical Endocrinology & Metabolism, 102*(11), 3869–3903.

Herman, J. L., Brown, T. N., & Haas, A. P. (2019). Suicide thoughts and attempts among transgender adults: Findings from the 2015 US Transgender Survey.

Herrmann, L., Bindt, C., Schweizer, K., Micheel, J., Nieder, T. O., Haass, J.,... & Becker-Hebly, I. (2020). Autism spectrum disorders and gender dysphoria among children and adolescents: Systematic review on the Co-Occurrence. *Psychiatrische Praxis, 47*(6), 300–307.

Kaltiala, R., Bergman, H., Carmichael, P., de Graaf, N. M., Egebjerg Rischel, K., Frisén, L.,... & Waehre, A. (2020a). Time trends in referrals to child and adolescent gender identity services: a study in four Nordic countries and in the UK. *Nordic Journal of Psychiatry, 74*(1), 40–44.

Kaltiala, R., Heino, E., Työläjärvi, M., & Suomalainen, L. (2020b). Adolescent development and psychosocial functioning after starting cross-sex hormones for gender dysphoria. *Nordic Journal of Psychiatry, 74*(3), 213–219.

Kuper, L. E., Stewart, S., Preston, S., Lau, M., & Lopez, X. (2020). Body dissatisfaction and mental health outcomes of youth on gender-affirming hormone therapy. *Pediatrics, 145*(4).

Leibowitz, S., & De Vries, A. L. (2018). Gender dysphoria in adolescence. *Gender Dysphoria and Gender Incongruence, 28,* 33–47.

Levitan, N., Barkmann, C., Richter-Appelt, H., Schulte-Markwort, M., & Becker-Hebly, I. (2019). Risk factors for psychological functioning in German adolescents with gender dysphoria: Poor peer relations and general family functioning. *European Child & Adolescent Psychiatry, 28,* 1487–1498.

Mahfouda, S., Moore, J. K., Siafarikas, A., Hewitt, T., Ganti, U., Lin, A., & Zepf, F. D. (2019). Gender-affirming hormones and surgery in transgender children and adolescents. *The Lancet Diabetes & Endocrinology, 7*(6), 484–498.

Mahfouda, S., Moore, J. K., Siafarikas, A., Zepf, F. D., & Lin, A. (2017). Puberty suppression in transgender children and adolescents. *The Lancet Diabetes & Endocrinology, 5*(10), 816–826.

Malpas, J., Glaeser, E., & Giammattei, S. V. (2018). Building resilience in transgender and gender expansive children, families, and communities: A multidimensional family approach. In C. Keo-Meier & D. Ehrensaft (Eds.), *The gender affirmative model: An interdisciplinary approach to supporting transgender and gender expansive children* (pp. 141–156). American Psychological Association.

Meyenburg, B. (2020). *Geschlechtsdysphorie im Kindes-und Jugendalter*. Kohlhammer Verlag.

Meyer-Bahlburg, H. F. (2010). From mental disorder to iatrogenic hypogonadism: Dilemmas in conceptualizing gender identity variants as psychiatric conditions. *Archives of Sexual Behavior, 39,* 461–476.

Nieder, T. O., & Strauß, B. (2019). S3-Leitlinie zur Diagnostik, Beratung und Behandlung im Kontext von Geschlechtsinkongruenz, Geschlechtsdysphorie und trans-gesundheit. *Zeitschrift für Sexualforschung, 32*(02), 70–79.

Nonhoff, T. (2018). *Persistenz und Desistenz der Geschlechtsdysphorie im Kindes-und Jugendalter–ein systematisches Review (Bachelorarbeit).* Institut für Psychologie: Westfälische Wilhelms-Universität Münster.

Olson, K. R., Durwood, L., DeMeules, M., & McLaughlin, K. A. (2016). Mental health of transgender children who are supported in their identities. *Pediatrics, 137*(3).

Olson, K. R., Durwood, L., Horton, R., Gallagher, N. M., & Devor, A. (2022). Gender identity 5 years after social transition. *Pediatrics, 150*(2).

Quindeau, I. (2014). Geschlechtsidentitätsentwicklung jenseits starrer Zweigeschlechtlichkeit. *Praxis der Kinderpsychologie und Kinderpsychiatrie, 63*(6), 437–448.

Reisner, S. L., Greytak, E. A., Parsons, J. T., & Ybarra, M. L. (2015). Gender minority social stress in adolescence: Disparities in adolescent bullying and substance use by gender identity. *The Journal of Sex Research, 52*(3), 243–256.

Romer, G., & Lempp, T. (2022a). Geschlechtsinkongruenz im Kindes-und Jugendalter. *Nervenheilkunde, 41*(05), 309–319.

Romer, G., & Lempp, T. (2022b). Geschlechtsinkongruenz im Kindes- und Jugendalter: Paradigmenwechsel und aktuelle medizinische Handlungsempfehlungen. *Kinder- und Jugendarzt, 55*(3), 166–176.

Romer, G., & Möller, B. (2020). Geschlechtsinkongruenz und Geschlechtsdysphorie im Jugendalter. *Ärztliche Psychotherapie, 15*(2), 87–94.

Romer, G., & Möller-Kallista, B. (2022). Geschlechtsidentität, Geschlechtsinkongruenz und Geschlechtsdysphorie im Kindes-und Jugendalter. In *Psychiatrie und Psychotherapie des Kindes-und Jugendalters* (S. 1–16). Springer Berlin Heidelberg.

Russell, S. T., Pollitt, A. M., Li, G., & Grossman, A. H. (2018). Chosen name use is linked to reduced depressive symptoms, suicidal ideation, and suicidal behavior among transgender youth. *Journal of Adolescent Health, 63*(4), 503–505.

Singh, D. (2012). *A follow-up study of boys with gender identity disorder*. University of Toronto (Canada).

Skagerberg, E., Parkinson, R., & Carmichael, P. (2013). Self-harming thoughts and behaviors in a group of children and adolescents with gender dysphoria. *International Journal of Transgenderism, 14*(2), 86–92.

Spivey, L. A., & Edwards-Leeper, L. (2019). Future directions in affirmative psychological interventions with transgender children and adolescents. *Journal of Clinical Child & Adolescent Psychology, 48*(2), 343–356.

Statistisches Bundesamt. (2020). Anzahl von Operationen zur Geschlechtsumwandlung in Deutschland in den Jahren 2012 bis 2020. Zitiert nach de.statista.com. https://de.statista.com/statistik/daten/studie/272600/umfrage/anzahl-von-operationen-fuer-geschlechtsumwandlungen-in-deutschland/.

Steensma, T. D., & Cohen-Kettenis, P. T. (2015). More than two developmental pathways in children with gender dysphoria. *Journal of the American Academy of Child and Adolescent Psychiatry, 54*(2), 147–148.

Steensma, T. D., Biemond, R., de Boer, F., & Cohen-Kettenis, P. T. (2011). Desisting and persisting gender dysphoria after childhood: A qualitative follow-up study. *Clinical Child Psychology and Psychiatry, 16*(4), 499–516.

Steensma, T. D., McGuire, J. K., Kreukels, B. P., Beekman, A. J., & Cohen-Kettenis, P. T. (2013a). Factors associated with desistence and persistence of childhood gender dysphoria: A quantitative follow-up study. *Journal of the American Academy of Child & Adolescent Psychiatry, 52*(6), 582–590.

Steensma, T. D., Van der Ende, J., Verhulst, F. C., & Cohen-Kettenis, P. T. (2013b). Gender variance in childhood and sexual orientation in adulthood: A prospective study. *The Journal of Sexual Medicine, 10*(11), 2723–2733.

Steensma, T. D., Zucker, K. J., Kreukels, B. P., VanderLaan, D. P., Wood, H., Fuentes, A., & Cohen-Kettenis, P. T. (2014). Behavioral and emotional problems on the Teacher's Report Form: A cross-national, cross-clinic comparative analysis of gender dysphoric children and adolescents. *Journal of Abnormal Child Psychology, 42*, 635–647.

Surace, T., Fusar-Poli, L., Vozza, L., Cavone, V., Arcidiacono, C., Mammano, R., & Aguglia, E. (2021). Lifetime prevalence of suicidal ideation and suicidal behaviors in gender non-conforming youths: A meta-analysis. *European Child & Adolescent Psychiatry, 30*, 1147–1161.

Turban, J. L., King, D., Kobe, J., Reisner, S. L., & Keuroghlian, A. S. (2022). Access to gender-affirming hormones during adolescence and mental health outcomes among transgender adults. *PLoS ONE, 17*(1), Article e0261039.

Turban, J. L., King, D., Li, J. J., & Keuroghlian, A. S. (2021). Timing of social transition for transgender and gender diverse youth, K-12 harassment, and adult mental health outcomes. *Journal of Adolescent Health, 69*(6), 991–998.

Wallien, M. S., & Cohen-Kettenis, P. T. (2008). Psychosexual outcome of gender-dysphoric children. *Journal of the American Academy of Child & Adolescent Psychiatry, 47*(12), 1413–1423.

Wiech, M., Kutlar, C., Günthard, M., Schenker, T., Pauli, D., & Möller, B. (2020). Psychische Auffälligkeiten und gesundheitsbezogene Lebensqualität bei Jugendlichen mit Geschlechtsdysphorie. *Praxis der Kinderpsychologie und Kinderpsychiatrie, 69*(6), 554–569.

Wiesemann, C. (2020). Trans-Identität bei Kindern und Jugendlichen: Medizinethische Grundsätze für individuelle Behandlungsentscheidungen. *Praxis der Kinderpsychologie und Kinderpsychiatrie, 69*(6), 517–523.

Wiesemann, C. (2022). Ethisches Spannungsfeld – Kindeswohl – Kindeswillen. In: Riedel, A., Lehmeyer, S. (eds) Ethik im Gesundheitswesen. Springer Reference Pflege – Therapie – Gesundheit. Springer, Berlin, Heidelberg.

Wiesemann, C., Ude-Koeller, S., Sinnecker, G. H., & Thyen, U. (2010). Ethical principles and recommendations for the medical management of differences of sex development (DSD)/intersex in children and adolescents. *European Journal of Pediatrics, 169*, 671–679.

World Health Organization (WHO). (2022). HA60 Gender incongruence of adolescence or adulthood. In *International statistical classification of diseases and related health problems* (11. Aufl.). https://icd.who.int/browse/2024-01/mms/en#90875286.

World Medical Association (WMA). (2015). *Statement on Transgender People.* https://www.wma.net/policies-post/wma-statement-on-transgender-people/.

Milena Siebald (sie/ihr, cis*) ist Psychologische Psychotherapeutin und stv. psychotherapeutische Leitung der Spezialsprechstunde für Kinder mit Geschlechtsinkongruenz oder Geschlechtsdysphorie (trans*) sowie Varianten der geschlechtlichen Entwicklung (inter*) der Klinik für Kinder- und Jugendpsychiatrie, -psychosomatik und -psychotherapie des Universitätsklinikums Münster. Als stv. Projektleiterin des BMG-Projekts TRANS*KIDS forschte sie zu Diskriminierungserfahrungen von jungen trans* Personen im Gesundheitswesen und entwickelte in dem Rahmen Schulungen für Behandler*innen.

Manuel Föcker (er/ihm, cis*) ist Chefarzt an der Klinik für Kinder- und Jugendpsychiatrie, -psychosomatik und -psychotherapie am Campus Gütersloh der LWL-Universitätsklinik Hamm. Er ist habilitiert im Fachgebiet Kinder- und Jugendpsychiatrie und forscht als Gastwissenschaftler an der Universität Münster zu Essstörungen, Bewegung und psychische Gesundheit sowie trans* Gesundheit

Georg Romer (er/ihm, cis*) ist Facharzt für Kinder- und Jugendpsychiatrie, -psychosomatik und -psychotherapie, Psychoanalytischer Paar- und Familientherapeut und Professor am Universitätsklinikum Münster. Er ist einer der führenden klinischen Experten in der Behandlung von Jugendlichen mit Geschlechtsinkongruenz und Geschlechtsdysphorie und hat mehrere Studien zur Versorgungsforschung in diesem Themengebiet geleitet.

Hinweise zu den rechtlichen Grundlagen und ethischen Maßgaben für die Behandlung Minderjähriger mit Geschlechtsinkongruenz

Claudia Wiesemann, Martin Fuchs, Thomas Gutmann, Dagmar Pauli und Georg Romer

und die Mitglieder der Arbeitsgruppe ‚AWMF-Leitlinie Geschlechtsinkongruenz und Geschlechtsdysphorie im Kindes- und Jugendalter – Diagnostik und Behandlung (S2k)'.

Bei diesem Beitrag handelt es sich um den Nachdruck des gleichlautenden Kapitel X der AWMF Leitlinie ‚Geschlechtsinkongruenz und Geschlechtsdysphorie im Kindes- und Jugendalter – Diagnostik und Behandlung (S2k)'. Der vorliegende Beitrag wurde zum Zweck der besseren Lesbarkeit an wenigen Stellen leicht überarbeitet.

C. Wiesemann (✉)
Institut für Ethik und Geschichte der Medizin, Universitätsmedizin Göttingen, Göttingen, Deutschland
E-Mail: cwiesem@gwdg.de

M. Fuchs
Kinder- und Jugendpsychiatrie, Psychotherapie und Psychosomatik, Tiroler Kliniken, Hall i. T., Österreich

T. Gutmann
Lehrstuhl für Bürgerliches Recht, Rechtsphilosophie und Medizinrecht, Universität Münster, Münster, Deutschland

D. Pauli
Kinder- und Jugendpsychiatrie und Psychotherapie, Psychiatrische Universitätsklinik Zürich, Zürich, Schweiz

G. Romer
Klinik für Kinder- und Jugendpsychiatrie, -psychosomatik und -psychotherapie, Universitätsklinikum Münster, Münster, Deutschland
E-Mail: Georg.Romer@ukmuenster.de

C. Wiesemann et al. (Hrsg.), *Trans* Geschlechtlichkeit bei Kindern und Jugendlichen*,
https://doi.org/10.1007/978-3-662-71496-6_3

1 Einleitung

Die in der medizinischen Fachwelt geführten Kontroversen um körpermodifizierende Interventionen bei Jugendlichen mit diagnostizierter Geschlechtsinkongruenz (GI) bzw. Geschlechtsdysphorie (GD) werden häufig vordergründig über Argumente zur unsicheren Evidenz für diese Altersgruppe ausgetragen, berühren dabei aber im Kern die folgenden ethischen und rechtlichen Fragen:

- Wie kann dem für Behandlungsentscheidungen im Jugendalter besonderen ethischen Dilemma begegnet werden, welches darin besteht, dass sowohl eine Behandlung als auch deren Aufschieben oder Unterlassen irreversible Folgen für die spätere psychische Langzeitgesundheit haben kann (Deutscher Ethikrat, 2020)?
- Wie ist das Recht auf Selbstbestimmung und das dahinterstehende ethische Prinzip der Förderung von Autonomie gegenüber dem Schutz Minderjähriger vor weit in ihre Zukunft reichenden Behandlungsentscheidungen mit potenziell fatalen Folgen zu gewichten (Hädicke et al., 2023)?
- Unter welchen Voraussetzungen können Minderjährige eine informierte Zustimmung zu einer pubertätsunterdrückenden oder geschlechtsangleichenden medizinischen Behandlung geben (Giordano et al., 2021)?
- Wie ist ggf. bei Minderjährigen die notwendige Einwilligungsfähigkeit (Deutschland) bzw. Entscheidungsfähigkeit (Österreich) bzw. Urteilsfähigkeit (Schweiz) zu prüfen und festzustellen[1]?
- Welche Bedeutung hat die Einbeziehung und Zustimmung Sorgeberechtigter bei Behandlungsentscheidungen?

In diesem Kapitel werden die hierzu relevanten rechtlichen Grundlagen mit vorrangigem Bezug auf die deutsche Gesetzeslage dargestellt und wichtige ethische Maßgaben aus dem internationalen medizinethischen Diskurs diskutiert. Die Autor*innen weisen ausdrücklich darauf hin, dass die Hinweise und Ausführungen dieses Kapitels der Orientierung bei zu treffenden ethischen Abwägungen dienen. Die jeweils verbindliche Rechtslage findet sich in Gesetzen sowie in der aktuellen Rechtsprechung.

---

[1] Aus Gründen der Lesbarkeit wird im folgenden Fließtext des Kapitels der für die deutsche Rechtslage relevante Begriff der Einwilligungsfähigkeit verwendet, die analogen Begriffe aus den österreichischen und schweizerischen Rechtssystemen (Österreich: Entscheidungsfähigkeit bzw. Schweiz: Urteilsfähigkeit) werden nicht wiederholt.

2 Schutzfunktion der Rechtsordnung

„Die deutsche Rechtsordnung errichtet für die somatomedizinische Behandlung von Minderjährigen mit Geschlechtsdysphorie einen doppelten Schutzraum – zunächst und in erster Linie für das grundgesetzlich garantierte Recht jedes Menschen, seine geschlechtliche Identität zu finden und zu entfalten [s. u.], und sodann für den Entscheidungsfindungsprozess im Dreieck der transidenten Person, ihrer Sorgeberechtigten und der Behandelnden. Dieser Schutzraum, zu dem auch hohe Anforderungen hinsichtlich der Einhaltung evidenzbasierter medizinischer Standards, der Prozessqualität der Behandlung, der Feststellung der Einwilligungsfähigkeit sowie hinsichtlich der Aufklärung und Information der Beteiligten gehören, dient dazu, diese je individuellen Entscheidungsfindungs- und Behandlungsprozesse gegen Dritte und Instrumentalisierungen aller Art abzusichern." (Gutmann, 2023, S. 4). Das Recht setzt dabei die zentrale ethische Herausforderung um, die darin besteht, „Minderjährige auf dem Weg zu einer eigenen geschlechtlichen Identität zu unterstützen und zugleich vor – teils irreversiblen – Schäden zu bewahren" (Deutscher Ethikrat, 2020, S. 2).

Die umfassende diagnostische biopsychosoziale Beurteilung der Lebenssituation einer minderjährigen trans Person (u. a. ihrer Entwicklungsvorgeschichte, ihres sozialen und familiären Umfelds, der ggf. diagnostischen Bewertung anderweitiger assoziierter psychischer Gesundheitsprobleme etc.) durch die Behandelnden als unverzichtbare Voraussetzung einer Indikationsstellung für körpermodifizierende Maßnahmen wird im deutschen Recht von § 630a Abs. 2 BGB (Einhaltung des geforderten fachlichen Diagnose- und Behandlungsstandards), von § 630c BGB (Informationspflichten) und von § 630e BGB (individualisierte Aufklärungspflichten) gefordert (Gutmann, 2023).

Im Kontext der Behandlung von Minderjährigen wird gelegentlich das *Recht des Kindes auf eine offene Zukunft* diskutiert (Cutas & Hens, 2015; Garrett, 2022; Jorgensen et al., 2024). Es geht auf einen Aufsatz des Philosophen Joel Feinberg aus dem Jahr 1980 zurück und besagt, dass Eltern die Autonomierechte von Kindern nur stellvertretend ausüben dürfen und das auch nur insoweit, als die zukünftigen Optionen des Kindes möglichst offengehalten werden (Feinberg, 1980). Feinberg (1980) bezog sich dabei auf eine zeitgenössische amerikanische Debatte über das Recht von Eltern, ihre Kinder nicht zur Schule zu schicken, sondern selbst zu beschulen. Sowohl genauer Gehalt als auch Reichweite des Rechts auf eine offene Zukunft bleiben in der Originalpublikation undefiniert und sind bis heute umstritten; in seiner praktischen Anwendung muss es stets durch weitere Erwägungen ergänzt werden (Garrett, 2022; Mills, 2003; Millum, 2014). Feinberg (1980) berücksichtigt z. B. nicht jene Rechte, die Kindern *als Kinder* zugesprochen werden und die in der UN-Kinderrechtskonvention (1989) kodifiziert wurden. Das Recht auf eine offene Zukunft kann ggf. als Maxime berücksichtigt werden, wenn es gilt, die Reichweite des Rechts elterlich stellvertretender Entscheidungen mit Blick auf die zukünftigen Optionen des Kindes zu bewerten.

3 Recht auf Selbstbestimmung und höchstpersönlicher Kernbereich

Das Recht auf Selbstbestimmung über den eigenen Körper zählt zu den grundlegenden Persönlichkeitsrechten. Es gilt für alle medizinischen und psychologisch-psychotherapeutischen Eingriffe, seien sie diagnostischer, therapeutischer oder präventiver Art. Diese unterliegen dem Einwilligungserfordernis. In der Kinderheilkunde und Jugendmedizin erfolgt die Einwilligung entweder durch die einwilligungsfähige minderjährige Person selbst oder – im Falle der Einwilligungsunfähigkeit – durch die rechtlichen Stellvertretenden, in der Regel die Eltern (Rixen, 2020; Rothärmel, 2004; Wapler, 2015).

Einige Bereiche sind höchstpersönlicher Natur, über sie kann nicht stellvertretend durch Dritte entschieden werden. Dazu zählt die Geschlechtsidentität. Die geschlechtliche Identität gehört zum unantastbaren Kernbereich privater Lebensgestaltung. Darüber ist grundsätzlich allein die betroffene Person entscheidungsbefugt (Deutscher Ethikrat, 2020; Siedenbiedel, 2016). Medizinisch-psychotherapeutische Maßnahmen müssen demzufolge darauf abzielen, die Selbstbestimmung der betroffenen Person über ihre geschlechtliche Identität so weit wie möglich zu gewährleisten. Die Beschränkung der Entscheidungsbefugnis bei Minderjährigen ist lediglich mit dem Ziel zulässig, eine vollumfänglich selbstbestimmte Entscheidung zu ermöglichen, d. h. bis höchstens zur erlangten Einwilligungsfähigkeit der betroffenen Person (Siedenbiedel, 2016). Die Erlangung der Einwilligungsfähigkeit stellt bei minderjährigen Patient*innen daher eine wichtige Schwelle für Eingriffe zur Behandlung bei Geschlechtsinkongruenz bzw. Geschlechtsdysphorie dar.

3.1 Selbstbestimmung bei Einwilligungsfähigkeit Minderjähriger

„Bei Minderjährigen wird die Einwilligungsfähigkeit […] nicht wie bei Erwachsenen generalisierend vermutet, sondern bedarf einer positiven Feststellung. Einwilligungsfähigkeit ist nicht an ein bestimmtes Alter gebunden und kann dies aus verfassungsrechtlichen Gründen auch nicht sein." (Gutmann, 2023, S. 4). Ist die minderjährige Person einwilligungsfähig, ist sie allein berechtigt, über medizinisch-psychotherapeutische Maßnahmen zu entscheiden (Rixen, 2020). Eine selbstbestimmte Entscheidung setzt eine umfassende, verständliche Information über alle Aspekte der Entscheidung oder Nicht-Entscheidung voraus. Sie ist nur möglich, wenn die Person in der Situation der Entscheidung frei ist von äußerem Zwang (durch Drohungen Dritter o.Ä.) oder innerem Zwang (durch Intoxikation, Halluzinationen o.Ä.).

Definition der Einwilligungsfähigkeit

Einwilligungsfähigkeit ist eine komplexe Eigenschaft, die kognitive und emotionale Aspekte der Persönlichkeit gleichermaßen umfasst. Sie bildet sich erst allmählich im Verlauf der Persönlichkeitsentwicklung heraus. Sie ist nicht gleichzusetzen mit Intelligenz.

Unter Einwilligungsfähigkeit versteht man die Fähigkeit einer Person, Wesen, Bedeutung und Tragweite einer Handlung zu verstehen und ihren Willen danach zu bestimmen. Sie umfasst Einsichts-, Urteils- und Steuerungsfähigkeit (Laufs et al., 2015). Einwilligungsfähig ist eine Person also im Einzelnen, wenn sie in der Lage ist,

a) „den Zweck, die Notwendigkeit und die Dringlichkeit, den voraussichtlichen Verlauf, die möglichen Folgen, die potenziellen Risiken und den potenziellen Nutzen des Eingriffs und seiner Nichtvornahme zu verstehen,
b) zu erfassen, welchen Wert die betroffenen Rechtsgüter für [sie] haben und unter welchen Alternativen [sie] wählen kann,
c) das Für und Wider abzuwägen und eine Entscheidung zu treffen,
d) diese Entscheidung zu äußern und.
e) der Entscheidung gemäß zu handeln.“ (Genske, 2020, S. 347).

Dabei stellt bei Entscheidungen im Kindes- und Jugendalter insbesondere die Beurteilung der zukünftigen Risiken und Chancen eines Eingriffs bzw. seiner Unterlassung eine besondere Herausforderung dar. Denn um den Wert der jeweils betroffenen Rechtsgüter zu beurteilen, bedarf es zumindest einer gewissen Lebenserfahrung, die Kinder und Jugendliche erst allmählich im Verlauf ihrer Persönlichkeitsentwicklung erwerben. Eine weitere spezifische Schwierigkeit ergibt sich daraus, dass bei jugendlichen Patient*innen Entscheidungen für eine Behandlung oder für deren Nicht-Beginn – mit jeweils zu berücksichtigen irreversiblen Konsequenzen – zu einem Zeitpunkt getroffen werden müssen, zu dem die Identitäts- und Persönlichkeitsentwicklung in vielen Aspekten noch jugendtypischen psychosozialen Entwicklungsprozessen unterliegt (Deutscher Ethikrat, 2020; Seiffge-Krenke, 2021).

Dennoch sind nach einem rechtswissenschaftlichen Gutachten von Gutmann (2023) generalisierende Einwände gegen die Einwilligungsfähigkeit Minderjähriger bei komplexen medizinischen Eingriffen nicht mit der Gesetzeslage begründbar. „Wenn es um somatomedizinische Maßnahmen zur Behandlung einer Geschlechtsdysphorie geht, muss die Einschätzung der Einwilligungsfähigkeit einer minderjährigen Person insbesondere auch unter Berücksichtigung ihres Entwicklungsstandes bezüglich der Wahrnehmung und Reflektion ihrer eigenen geschlechtlichen Identität (ihrer „Geschlechtsidentitätsreife“) erfolgen. Kognitiv reife Minderjährige mit persistierender Geschlechtsinkongruenz oder -dysphorie können regelmäßig auch die nötige Urteilskraft haben, um hinsichtlich somatomedizinischer Behandlungsmaßnahmen als einwilligungsfähig zu gelten.“ (Gutmann, 2023, S. 5).

Gleichwohl sind die Anforderungen an die *Gründlichkeit der Feststellung* der Einwilligungsfähigkeit (sowie an die Qualität der Aufklärung und den Prozess der gemeinsamen Entscheidungsfindung) erhöht, wenn es sich um partiell oder gar vollständig irreversible somatomedizinische Maßnahmen handelt (Gutmann, 2023). Für das geforderte Vorgehen gelten im deutschen Recht demnach anspruchsvolle Standards. Zwingende Voraussetzung für die Erfüllung der ärztlich-psychotherapeutischen Sorgfaltspflicht bei der Durchführung somatomedizinischer Maßnahmen zur Behandlung einer diagnostizierten Geschlechtsinkongruenz bzw. Geschlechtsdysphorie sind u. a. „präzise und umfassende Gespräche, Nachfragen, Einschätzungen, diagnostische Schritte und Begutachtungen, um über das Vorliegen der Indikationsvoraussetzungen, über das richtige und professionelle Vorgehen bei der Behandlung sowie über die Einwilligungsfähigkeit des Patienten bzw. der Patientin entscheiden und ihn bzw. sie adäquat informieren und aufklären zu können. Diese Anamnese-, Diagnose- und Beurteilungsverfahren dienen der Integrität des Entscheidungsprozesses und damit primär der Wahrung der Interessen und Rechte der Patientinnen und Patienten selbst" (Gutmann, 2023, S. 5).

Schwelle der Einwilligungsfähigkeit

Einwilligungsfähigkeit ist ein Schwellenbegriff, sie liegt entweder vor oder nicht vor. Sie wird erst im Lauf der individuellen Persönlichkeitsentwicklung erworben und ist jeweils abhängig von der Komplexität der anstehenden Entscheidung (Lippert, 2016). Altersgrenzen werden zwar in der Literatur gelegentlich als Schwellenwerte genannt. So heißt es etwa, dass Einwilligungsfähigkeit ab dem vollendeten 13. Lebensjahr in Einzelfällen, ab dem vollendeten 15. Lebensjahr in der Regel gegeben sein kann. Doch sind diese Altersangaben nur als Orientierungswerte zu verstehen (Alderson, 2007, 2008; Duttge, 2013; Rixen, 2020). Einwilligungsfähigkeit ist auch nicht gleichzusetzen mit Geschäftsfähigkeit, für die starre Altersgrenzen gelten (Genske, 2020). Zudem ist die Schwelle nach herrschender Meinung nicht allein anhand objektiver, den Eingriff charakterisierender Faktoren zu bestimmen. Das heißt: Für schwere, dringliche oder komplikationsbehaftete Eingriffe gelten nicht zwangsläufig eigene Altersgrenzen, aber sie können die Anforderungen an die Einwilligungsfähigkeit erhöhen (Lippert, 2016).

Die Einwilligungsfähigkeit muss in jedem Fall individuell sowie situations-, fall- und eingriffsbezogen geprüft werden (Laufs et al., 2015). Maßgeblich sind die individuelle Reife der Person, bei Geschlechtsinkongruenz bzw. Geschlechtsdysphorie insbesondere die nach diagnostischer Einschätzung anzunehmende Stabilität/Persistenz der Geschlechtsidentität, und das individuelle, fall- und eingriffsbezogene, konkrete Einsichts-, Urteils- und Steuerungsvermögen.

Prüfung der Einwilligungsfähigkeit

Die rechtliche Pflicht, das Vorliegen der Einwilligungsfähigkeit zu prüfen, liegt bei den Behandelnden und ist damit eine ärztlich-psychotherapeutische Aufgabe (Gutmann, 2023). Die Voraussetzungen dafür, dass die Einwilligungsfähigkeit Minderjähriger rechtssicher festgestellt werden kann, gelten u. a. insbesondere in Behandlungssettings, in denen eine länger andauernde, kontinuierlich begleitende Ärzt*in-Patient*in-Beziehung ent- und besteht (wie in internationalen Leitlinien empfohlen, (Coleman et al., 2022)) und die auf eine zeitlich entzerrte und schrittweise Entscheidungsfindung hin angelegt sind (Siedenbiedel, 2016). Die Prüfung der Einwilligungsfähigkeit Minderjähriger bei komplexen medizinischen Interventionen hat durch die behandelnde Person zu erfolgen, ggf. unterstützt durch Fachpersonen mit spezifischen Kenntnissen der Entwicklungspsychologie des Kindes- und Jugendalters. Dies ist durch ein zweigleisiges Vorgehen gesichert, wonach eine solche Indikationsstellung interdisziplinär unter Beteiligung einer psychiatrisch-psychotherapeutischen Fachperson und einer Fachperson aus der somatischen Medizin zu erfolgen hat. Die Prüfung der Einwilligungsfähigkeit hat zudem in persönlichen, bei komplexen bzw. folgenreichen Eingriffen in wiederholten Gesprächen zu erfolgen, unterstützt durch schriftliches Informations- und Aufklärungsmaterial. Die aufklärende Person hat sich dabei davon zu überzeugen, dass die Informationen verstanden wurden (Laufs et al., 2015). Die Prüfung der Einwilligungsfähigkeit muss schriftlich dokumentiert werden.

Zu prüfende Aspekte bei der Feststellung von Einwilligungsfähigkeit:
Neben einer Beurteilung des geistig-kognitiven Entwicklungsstandes sowie der anzunehmenden Stabilität/Persistenz einer diagnostizierten Geschlechtsinkongruenz ist nach Gutmann (2023) nach einer erfolgten Aufklärung in gesonderten Gesprächen zu prüfen, ob der/die junge Patient/in die erhaltenen Informationen über die medizinischen Optionen auf die eigene Lebensperspektive übertragen kann, also hinreichend plausibel erläutern kann,

- „welche (positiven und negativen) Aspekte seiner/ihrer a) gegenwärtigen und b) künftigen Situation und c) der im Aufklärungsgespräch besprochenen Handlungsmöglichkeiten für ihn/sie (im Licht der eigenen Lebensperspektive) besonders bedeutsam sind;
- was die besprochene Behandlungsmaßnahme für ihn/sie bedeutet und wie sie sein/ihr Leben, seinen/ihren Alltag und sein/ihr Verhältnis zu Familie, Freunden und anderen Menschen beeinflussen wird;
- was seine/ihre Ziele sind und was ihm/ihr am wichtigsten ist;
- was er/sie hierfür bereit ist aufzugeben;
- was seine/ihre größten Befürchtungen für die persönliche Zukunft sind;
- was als die größte Gefahr verstanden wird, wenn die Maßnahme durchgeführt oder nicht durchgeführt wird;
- warum er/sie deshalb das „Für und Wider" der Maßnahme so und nicht anders abwägt und seine/ihre Entscheidung so getroffen hat;
- wie er/sie insbesondere die langfristige Bedeutung irreversibler geschlechtsangleichender Maßnahmen für das eigene Leben bewertet, gerade im Hinblick darauf, welche Auswirkungen eine Geschlechtsangleichung auf das künftige Sexualleben hat sowie darauf, dass ggf. ein infertilitätsbedingter Verzicht auf spätere biologische Elternschaft in der Zukunft möglicherweise als Verlust wahrgenommen wird;

- sowie wie er/sie die Möglichkeit einschätzt, dass sich das Erleben seiner/ihrer geschlechtlichen Identität, seine/ihre Einstellungen zu ihre bzw. seine genderbezogenen Bedürfnisse in Zukunft verändern könnten.“ (Gutmann, 2023, S. 43)

Zur Feststellung der Stabilität der genannten Reflexionen sollten diese zeitlich entzerrt und im Rahmen von mindestens zwei Gesprächen vertieft werden (Gutmann, 2023.). Zudem sollte im Hinblick auf Stabilität der Behandlungsentscheidung geprüft werden, ob die junge Person in der Lage ist, „sich

- zu einer klaren Entscheidung durchzuringen, diese
- als ihre eigene, d. h. auch selbst zu verantwortende Entscheidung zu begreifen,
- sie klar zu kommunizieren und sie
- auch im Licht kritischer Rückfragen vonseiten der Behandelnden oder der Sorgeberechtigten durchzuhalten“ (Gutmann, 2023, S. 44)

In der internationalen Leitlinie *Standards of Care (Version 8)* der WPATH[2] wird betont, wie wichtig es für die Feststellung der Fähigkeit zur informierten Zustimmung Jugendlicher ist, dass sich junge Patient*innen über den Umgang mit irreversiblen Folgeerscheinungen einer Behandlung im Falle einer späteren Detransition eigene Gedanken machen. Zur Orientierung für Behandelnde werden folgende Fragen empfohlen:

- „Kann der junge Mensch vorausschauend in die Zukunft denken und die Auswirkungen einer teilweise oder vollständig irreversiblen Maßnahme bedenken?
- Verfügt der junge Mensch über eine ausreichende Fähigkeit zur Selbstreflexion, um die Möglichkeit in Betracht zu ziehen, dass sich geschlechtsspezifische Bedürfnisse und Prioritäten im Laufe der Zeit entwickeln können und dass sich geschlechtsspezifische Prioritäten zu einem bestimmten Zeitpunkt auch ändern könnten?
- Hat die jugendliche Person darüber nachgedacht, was sie ggf. tun könnte, wenn sich ihre Prioritäten in Bezug auf das Geschlecht in der Zukunft ändern würden?“ (Coleman et al., 2022, S. 66)[3]

---

[2] WPATH – World Professional Association for Transgender Health.

[3] Eigene Fachübersetzung für dieses Kapitel.

3.2 Selbstbestimmung bei nicht einwilligungsfähigen Minderjährigen

Partizipation

Minderjährige, die nicht einwilligungsfähig sind, haben ein Recht auf Partizipation. Das heißt: Ihre Meinung muss in allen sie betreffenden Angelegenheiten gehört und entsprechend ihrem Alter und ihrer Reife berücksichtigt werden. Das Recht auf Partizipation setzt angemessene, altersgemäß verständliche Information voraus (Mengel et al., 2019; Vereinte Nationen, 1989). Demnach sind einem noch nicht einwilligungsfähigen Kind (entspr. § 630e Abs. 5 Satz 1 BGB) sämtliche für die Einwilligung wesentlichen Umstände entsprechend seines Verständnisses zu erläutern, insoweit es aufgrund seines Entwicklungsstandes und seiner kognitiven Verständnismöglichkeiten in der Lage ist, die Erläuterungen zu verstehen (Gutmann, 2023).

Partizipation ist auch geboten, weil sie zum einen der minderjährigen Person hilft, ihr Einsichts-, Urteils- und Steuerungsvermögen schrittweise auszubilden (Wapler, 2015). Zum anderen ermöglicht sie es dem medizinisch-psychotherapeutischen Personal, sich über die Zeit der Behandlung hinweg von den Fähigkeiten und der Persönlichkeitsentwicklung der zu behandelnden Person zu überzeugen und damit die sich entwickelnde Einwilligungsfähigkeit mit größerer Sicherheit zu erfassen (Wiesemann, 2020b). Hieraus leitet sich ein wichtiger ethischer Grundsatz für Behandelnde ab: In Fällen, in denen bei einer minderjährigen Patient*in mit Behandlungswunsch (noch) keine Einwilligungsfähigkeit gegeben ist, ist die junge Person im Prozess der weiteren professionellen Begleitung darin zu unterstützen, diese Einwilligungsfähigkeit zu erlangen (Deutscher Ethikrat, 2020).

Diese Partizipation ist somit auch im Hinblick auf das Persönlichkeitsrecht der minderjährigen Person geboten, weil sie ihr hilft, ihr Einsichts-, Urteils- und Steuerungsvermögen auszubilden und damit ihre eigene Einwilligungsfähigkeit allmählich herzustellen.

Stellvertretende Einwilligung und Kindeswohl

Die Einwilligung in medizinisch-psychotherapeutische Maßnahmen bei nicht einwilligungsfähigen Minderjährigen erfolgt stellvertretend durch die umfassend aufgeklärten sorgeberechtigten Personen, in der Regel die Eltern. Ihre Entscheidung hat sich am Wohl des Kindes zu orientieren (Dettenborn, 2017; Dörries, 2003) und – soweit möglich – an seinem Recht auf eine offene Zukunft (Feinberg, 1980; Millum, 2014). Maßgeblich für das Kindeswohl sind sowohl das aktuelle wie auch das zukünftige Wohlergehen. Objektive Werte wie Gesundheit oder körperliche Integrität sowie subjektive Werte wie Lebensqualität oder Leid müssen gleichermaßen beachtet und ggf. gegeneinander abgewogen werden (Oommen-Halbach & Fangerau, 2019).

Dabei müssen stets auch der Wille und die subjektive Einschätzung des Kindes berücksichtigt werden (Wiesemann, 2020a). Entscheidungen über elektive Maßnahmen mit irreversiblen Folgen für eine spätere selbstbestimmte Lebensgestaltung in der eigenen Geschlechtsidentität sind auf ein späteres Alter des Kindes zu verschieben, in dem dieses eine eigene Einwilligungsfähigkeit erlangt hat. Dies betrifft in der Regel die Entscheidung für eine geschlechtsangleichende Hormonbehandlung aufgrund der hiermit beabsichtigten irreversiblen Umlenkung der Ausbildung sekundärer körperlicher Geschlechtsmerkmale. Hingegen kann bei einer vorübergehenden Pubertätsblockade aufgrund deren Reversibilität im Falle ihres Absetzens, wenn im Anschluss keine geschlechtsangleichende Hormonbehandlung folgen würde, die stellvertretende Einwilligung durch Sorgeberechtigte erfolgen, wenn begründet werden kann, dass dies dem Wohl und Willen des Kindes nach allen zu treffenden Abwägungen am ehesten entspricht.

Co-Konsens von minderjährigem/r Patient*in und Sorgeberechtigten
Je gravierender die anstehende Entscheidung ist und je schwerer die Bestimmung der Einwilligungsfähigkeit der minderjährigen Person fällt, desto bedeutsamer ist ein Co-Konsens der minderjährigen Person und der Sorgeberechtigten. Ein Co-Konsens ist in der Regel auch deshalb grundsätzlich anzustreben, weil die fürsorgliche Unterstützung der Bezugspersonen für die betroffene minderjährige Person eine wesentliche Hilfe bei der Bewältigung der anstehenden Lebensfragen darstellt (Schickhardt, 2016).

Im Konfliktfall sollten zunächst die Möglichkeiten einer einvernehmlichen gemeinsamen Entscheidung ausgelotet werden, da die psychosozialen Langzeit-Implikationen eines anhaltenden Konflikts zwischen Eltern und Kind über die Frage der Unterstützung eines selbstbestimmten Lebensweges des Kindes als trans Person für beide Seiten erheblich sind und deshalb nicht allein auf sorgerechtlichem Weg lösbar erscheinen. Stellt sich jedoch ein Konflikt trotz aller professionellen Bemühungen anhaltend als unauflösbar heraus, ist das Kindeswohl als vorrangiges Rechtsgut anzusehen (Siedenbiedel, 2016). Es obliegt dem Jugendamt, dies bei Verdacht auf eine Kindeswohlgefährdung zu prüfen und ggf. geeignete Schritte der Klärung im Interesse des Kindeswohls einzuleiten.

Literatur

AWMF-Leitlinie ‚Geschlechtsinkongruenz und Geschlechtsdysphorie im Kindes- und Jugendalter – Diagnostik und Behandlung (S2k)'. https://register.awmf.org/de/leitlinien/detail/028-014.

Alderson, P. (2007). Competent children? Minors' consent to health care treatment and research. [Review] [65 refs]. *Social Science & Medicine, 65*(11), 2272–2283. https://doi.org/10.1016/j.socscimed.2007.08.005.

Alderson, P. (2008). *Young children's rights: Exploring beliefs, principles and practice* (2. Aufl.). Jessica Kingsley Publishers.

Coleman, E., Radix, A. E., Bouman, W. P., Brown, G. R., de Vries, A. L. C., Deutsch, M. B., Ettner, R., Fraser, L., Goodman, M., Green, J., Hancock, A. B., Johnson, T. W., Karasic, D. H., Knudson, G. A., Leibowitz, S. F., Meyer-Bahlburg, H. F. L., Monstrey, S. J., Motmans, J., Nahata, L., … Arcelus, J. (2022). Standards of Care for the Health of Transgender and Gender Diverse People,

Version 8. *International Journal of Transgender Health, 23*(Suppl 1), S1–S259. https://doi.org/10.1080/26895269.2022.2100644.

Cutas, D., & Hens, K. (2015). Preserving children's fertility: Two tales about children's right to an open future and the margins of parental obligations. *Medicine, Health Care, and Philosophy, 18*(2), 253–260. https://doi.org/10.1007/s11019-014-9596-3.

Dettenborn, H. (2017). *Kindeswohl und Kindeswille: Psychologische und rechtliche Aspekte* (5., aktualisierte Auflage). Ernst Reinhardt Verlag.

Deutscher Ethikrat. (2020). Trans-Identität bei Kindern und Jugendlichen: Therapeutische Kontroversen – ethische Orientierungen: Ad-Hoc-Empfehlung. https://www.ethikrat.org/fileadmin/Publikationen/Ad-hoc-Empfehlungen/deutsch/ad-hoc-empfehlung-trans-identitaet.pdf.

Dörries, A. (2003). Der best-interest standard in der Pädiatrie–theoretische Konzeption und klinische Anwendung. In C. Wiesemann, A. Dörries, G. Wolfslast, & A. Simon (Hrsg.), *Das Kind Als Patient*. Campus.

Duttge, G. (2013). Patientenautonomie und Einwilligungsfähigkeit. In C. Wiesemann & A. Simon (Hrsg.), *Patientenautonomie* (S. 77–90). Brill I mentis. https://doi.org/10.30965/9783897859661_007.

Feinberg, J. (1980). The child's right to an open future. In A. William & H. LaFollette (Hrsg.), *Whose child? children's rights, parental authority, and state power* (S. 124–153). Rowman and Littlefield. https://repository.library.georgetown.edu/handle/10822/786092.

Garrett, J. R. (2022). The child's right to an open future: Philosophical foundations and bioethical applications. In N. Nortjé & J. C. Bester (Hrsg.), *Pediatric ethics: Theory and practice* (S. 39–55). Springer International Publishing. https://doi.org/10.1007/978-3-030-86182-7_3.

Genske, A. (2020). *Gesundheit und Selbstbestimmung: Voraussetzungen und Folgen der Einwilligungs(un)fähigkeit von Patienten* (Bd. 23). Springer Berlin Heidelberg. https://doi.org/10.1007/978-3-662-61140-1.

Giordano, S., Garland, F., & Holm, S. (2021). Gender dysphoria in adolescents: Can adolescents or parents give valid consent to puberty blockers? *Journal of Medical Ethics, Medethics*-2020–106999. https://doi.org/10.1136/medethics-2020-106999.

Gutmann, T. (2023). Rechtswissenschaftliches Gutachten zu den Erfordernissen einer rechtswirksamen Einwilligung in eine pubertätsunterdrückende oder geschlechtsangleichende somatomedizinische Behandlung von Minderjährigen mit Geschlechtsdysphorie. (Unveröffentlicht). erstellt für Universitätsklinikum Münster.

Hädicke, M., Föcker, M., Romer, G., & Wiesemann, C. (2023). Healthcare professionals' conflicts when treating transgender youth: Is it necessary to prioritize protection over respect? *Cambridge Quarterly of Healthcare Ethics, 32*(2), 193–201. https://doi.org/10.1017/S0963180122000251.

Jorgensen, S. C. J., Athéa, N., & Masson, C. (2024). Puberty suppression for pediatric gender dysphoria and the child's right to an open future. *Archives of Sexual Behavior, 53*(5), 1941–1956. https://doi.org/10.1007/s10508-024-02850-4.

Laufs, A., Katzenmeier, C., & Lipp, V. (Hrsg.). (2015). *Arztrecht* (7., völlig neu bearb. Aufl.). Beck.

Lippert, L. (with Martin-Luther-Universität Halle-Wittenberg). (2016). *Probleme der Einwilligungsfähigkeit Minderjähriger in ärztliche Behandlungen*. Tectum Verlag.

Mengel, R., Wedemeyer, F., & Wiesemann, C. (2019). Partizipation von Kindern und Jugendlichen im Krankenhaus. *frühe kindheit, 22*, 20–28.

Mills, C. (2003). The child's right to an open future? *Journal of Social Philosophy, 34*(4), 499–509. https://doi.org/10.1111/1467-9833.00197.

Millum, J. (2014). The foundation of the child's right to an open future. *Journal of social philosophy, 45*(4), 522–538. https://doi.org/10.1111/josp.12076.

Oommen-Halbach, A., & Fangerau, H. (2019). Selbstbestimmung von Kindern in der Medizin. In J. Drerup & G. Schweiger (Hrsg.), *Handbuch Philosophie der Kindheit* (S. 274–281). J.B. Metzler. https://doi.org/10.1007/978-3-476-04745-8_35.

Rixen, S. (2020). Kapitel 10: Gesundheitsrecht Stephan Rixen. In I. Richter, L. Krappmann, & F. Wapler (Hrsg.), *Kinderrechte* (S. 331–344). Nomos Verlagsgesellschaft mbH & Co. KG. https://doi.org/10.5771/9783845296005-331.

Rothärmel, S. (2004). *Einwilligung, Veto, Mitbestimmung: Die Geltung der Patientenrechte für Minderjährige* (1. Aufl.). Nomos-Verl.-Ges.

Schickhardt, C. (2016). *Kinderethik: Der moralische Status und die Rechte der Kinder* (Zweite, korrigierte und ergänzte Aufl.). mentis.

Seiffge-Krenke, I. (2021). *Die Jugendlichen und ihre Suche nach dem neuen Ich: Identitätsentwicklung in der Adoleszenz* (2., aktualisierte Aufl.). Verlag W. Kohlhammer.

Siedenbiedel, M. (2016). Selbstbestimmung über das eigene Geschlecht: Rechtliche Aspekte des Behandlungswunsches transsexueller Minderjähriger. *Nomos Verlagsgesellschaft mbH & Co. KG.* https://doi.org/10.5771/9783845276922.

Vereinte Nationen. (1989). *Konvention über die Rechte des Kindes.* https://www.kinderrechtskonvention.info/.

Wapler, F. (2015). *Kinderrechte und Kindeswohl.* Mohr Siebeck.

Wiesemann, C. (2020a). Ethisches Spannungsfeld – Kindeswohl – Kindeswillen. In A. Riedel & S. Lehmeyer (Hrsg.), *Ethik im Gesundheitswesen* (S. 1–9). Springer Berlin Heidelberg. https://doi.org/10.1007/978-3-662-58685-3_55-1.

Wiesemann, C. (2020b). Trans-Identität bei Kindern und Jugendlichen: Medizinethische Grundsätze für individuelle Behandlungsentscheidungen. *Praxis der Kinderpsychologie und Kinderpsychiatrie, 69*(6), 517–523. https://doi.org/10.13109/prkk.2020.69.6.517.

Claudia Wiesemann (sie/ihr, cis*) ist Medizinethikerin und Professorin an der Universitätsmedizin Göttingen. Sie forscht zu Fragen der Kinderrechte in der Medizin sowie zur Ethik der therapeutischen Versorgung von Kindern mit Geschlechtsinkongruenz und Geschlechtsdysphorie.

Martin Fuchs (er/ihm, cis*) ist Facharzt für Kinder- und Jugendpsychiatrie und Psychotherapeutische Medizin (Systemische- und Familientherapie). Er ist Vorstandsmitglied der Österreichischen Gesellschaft für Kinder- und Jugendpsychiatrie (ÖGKJP) und hat als mandatiertes Mitglied dieser Fachgesellschaft an den S2k-Leitlinien mitgewirkt. Martin Fuchs leitet eine Spezialambulanz für Geschlechtsdysphorie im Kindes- und Jugendalter und hat mit seinem Team zahlreiche Publikationen zu diesem Thema veröffentlicht.

Thomas Gutmann (er/ihm, cis*) ist Professor für Bürgerliches Recht, Rechtsphilosophie und Medizinrecht sowie Direktor des Instituts für Rechtsphilosophische Forschung an der Universität Münster. Er forscht insbesondere zu Fragen in der Schnittmenge von Recht und Philosophie, darunter auch zu Recht und Ethik der therapeutischen Versorgung von Kindern mit Geschlechtsinkongruenz und Geschlechtsdysphorie.

Dagmar Pauli (sie/ihr, cis*) ist Fachärztin für Kinder- und Jugendpsychiatrie und systemische Familientherapeutin. Sie ist Chefärztin und stellvertretende Direktorin der Kinder- und Jugendpsychiatrie der Psychiatrischen Universitätsklinik Zürich. Sie hat 2009 die erste Sprechstunde für Geschlechtsinkongruenz für Kinder und Jugendliche in der Schweiz gegründet und ist seither in Klinik und Forschung in dieser Thematik aktiv.

Georg Romer (er/ihm, cis*) ist Facharzt für Kinder- und Jugendpsychiatrie, -psychosomatik und –psychotherapie, Psychoanalytischer Paar- und Familientherapeut und Professor am Universitätsklinikum Münster. Er ist einer der führenden klinischen Experten in der Behandlung von Jugendlichen mit Geschlechtsinkongruenz und Geschlechtsdysphorie und hat mehrere Studien zur Versorgungsforschung in diesem Themengebiet geleitet.

Grundlagen einer affirmativen und diskriminierungssensiblen Versorgung

Mari Günther

Eine psychotherapeutische, medizinische oder beratende Versorgung soll hilfreich sein, nicht schaden, die Autonomie der behandlungssuchenden Person stärken und eine zwischenmenschliche Begegnung ermöglichen, die von gegenseitigem Respekt und Verständnis getragen ist (Beauchamp & Childress, 2019). Grundlage solch einer Begegnung sollte der Konsens sein, dass beide Personen davon ausgehen können, grundsätzlich als Persönlichkeiten und in ihren Persönlichkeitsrechten, zu denen auch die geschlechtliche Selbstbestimmung gehört, anerkannt zu sein. Für Psychotherapie sollte Einigkeit bestehen, ob ein behandlungswürdiger Zustand vorliegt, der im Allgemeinen mithilfe von Psychotherapie geheilt oder gelindert werden kann. Zudem sollte zu jeder Behandlung oder Beratung eine selbstbestimmte Einwilligung möglich sein.

Insbesondere bei der psychotherapeutischen Behandlung von trans* und nicht-binären Minderjährigen können diesem Konsens innerhalb der krankenkassenbasierten Versorgung mehrere Aspekte entgegenstehen:

1. Psychopathologisierung: Eine trans* und nicht-binäre Geschlechtsidentität wird noch immer häufig psychopathologisiert.
2. Kausale Verknüpfung mit psychischen Erkrankungen: Eine neben dieser Geschlechtsidentität feststellbare psychische Erkrankung wird nicht selten als Teil der trans* Geschlechtlichkeit oder Folge der trans* Geschlechtlichkeit oder (Mit)Ursache der trans* Geschlechtlichkeit betrachtet. Es werden also diese beiden Themen in einen

M. Günther (✉)
Bundesverband Trans*, Berlin, Deutschland
E-Mail: info@mari-guenther.de

C. Wiesemann et al. (Hrsg.), *Trans* Geschlechtlichkeit bei Kindern und Jugendlichen*,
https://doi.org/10.1007/978-3-662-71496-6_4

Zusammenhang gestellt, für den es keine wissenschaftliche Evidenz gibt (Olson et al., 2016; Durwood et al., 2017; Tordoff et al., 2022). Damit wird jedoch eine fachgerechte psychotherapeutische Arbeit unmöglich gemacht.

3. Abgesprochene Einwilligungsfähigkeit: Trans* und nicht-binären Minderjährigen wird häufig das Wissen um die eigene Geschlechtsidentität abgesprochen und ihnen wird ihre Einwilligungsfähigkeit für medizinische Maßnahmen per se aufgrund des Alters oder/und aufgrund der Unterstellung einer pathologischen Geschlechtsidentität abgesprochen.
4. Nicht-freiwillige Psychotherapie: Aufgrund der für den Kinder- und Jugendbereich antizipierten Vorgaben der Krankenkassen zur verpflichtenden Psychotherapie (MD Bund, 2020) ist die Einwilligung in die psychotherapeutische Behandlung nicht freiwillig, da diese zur Bedingung für die transspezifische medizinische Versorgung gemacht wird.

Zusätzlich müssen weitere Marginalisierungsmerkmale wie Ableismus, BIPoC, Neurodivergenz, Migration(sgeschichte) als Hindernis für eine umfängliche Beachtung der Persönlichkeitsrechte in jeglichem Versorgungssetting einbezogen werden (IoM, 2003; Blair et al., 2012; Krahn et al., 2015). Das in der Aufzählung sichtbar werdende Machtgefälle verweist auf die Gefahr eines Gerechtigkeitsdefizites insbesondere im psychotherapeutischen Setting. Solch eine Konstellation kann minderjährige trans* oder nicht-binäre Personen in eine geradezu hilflose Position versetzen. Sie müssen sich rechtfertigen, ihre Geschlechtsidentität „beweisen" und anhaltend gegen die Unterstellung ankämpfen, keine selbstfürsorglichen Entscheidungen treffen zu können. Aus solch einer ohnmächtigen und invalidierten Position heraus lässt sich jedoch keine konstruktive, zunehmend selbstwirksame und hilfreiche therapeutische Beziehung mitgestalten, zudem, wenn die Nicht-Freiwilligkeit hinzukommt.

Daher ist es aus der Position der psychotherapeutischen oder medizinischen Versorger*in, also der machtvolleren Position notwendig, zumindest einen Teil des Machtgefälles und des Gerechtigkeitsdefizits abzuschwächen. Dafür erweisen sich das Einnehmen einer affirmativen Haltung und auch ein affirmatives Handeln als dringend erforderlich.

1 Affirmative Haltung und Handeln

Eine trans*affirmative Haltung erkennt die geschlechtliche Selbstauskunft des Gegenübers an und hinterfragt diese genauso wenig wie eine cisgeschlechtliche Geschlechtsidentität hinterfragt wird. Dabei wird eine nicht-binäre oder genderfluide oder agender Geschlechtsidentität als Teil des trans*geschlechtlichen Spektrums verstanden und nicht per se als unentschieden, nicht richtig trans* oder unsicher oder gar als unreif bewertet. Letztlich verweist eine nicht-binäre Geschlechtsidentität auf das tiefere Verständnis, dass binäre und dichotom abgegrenzte „Geschlechterschubladen" recht wenig geeignet sind, eine trans* oder nicht-binäre Identität jenseits eines eher defizitären Konzeptes des „Annäherns" an ein Cis-Normativ „Geschlechtsangleichung" zu leben. Auf der pragmatischen Ebene geht es unter anderem darum, Menschen jeden Alters mit den von ihnen gewünschten Namen und Pronomen anzusprechen, dies auch Dritten gegenüber zu tun und zu vertreten. Veränderlichkeiten in der Selbstpositionierung werden dabei respektiert, sie werden als legitime Such- und Selbstverstehenswege verstanden.

1.1 Verständnis von Affirmation

Um die zwingende Notwendigkeit einer Affirmation trans*geschlechtlichen Lebens noch einmal besser einordnen zu können, sei hier der Versuch einer Innenperspektive eingefügt.

Die Bewusstwerdung einer eigenen trans*geschlechtlichen Identität ist nicht umkehrbar. Solch eine Selbsterkenntnis validiert sich selbst, Gefühle werden verständlich, Zweifel und Unsicherheiten lösen sich – manchmal zwar nicht auf, aber sie können besser in die eigene Gefühls-, Gedanken- und Verhaltensökologie eingeordnet werden. Allerdings scheint es dann ganz verschiedene Wege zu geben, mit dieser (nahenden) Selbsterkenntnis umzugehen.

Sichtbar werden die Wachstumsprozesse, die zu einer Offenbarung im sozialen Nahumfeld führen, also zu Coming-Outs, mit denen sich eine trans* Person in ihrem sozialen Umfeld erklärt und positioniert. Meist geschieht es verbal, es kann aber auch mithilfe der Verwendung sozialer oder gesellschaftlicher Codes geschehen. So können es die gewählte Bekleidung, ein neuer Haarschnitt und/oder ein selbstgewählter Name und ein neues Pronomen sein.

Statt eines „Going Public" kann eine Bewusstwerdung auch (vorläufig) zur Etablierung von parallelen Lebenssträngen führen. Dies ist ein Modell, welches eher von trans* femininen Personen bekannt ist. Es ermöglicht ein begrenztes Leben oder zumindest das Erproben des Geschlechtsausdrucks des selbstgewussten und selbstbestimmten Geschlechts. Häufig wird es über einen begrenzten Zeitraum als Lösung dafür erlebt, den befürchteten Diskriminierungen und Beziehungsabbrüchen zu entgehen.

Eine weitere sich teilweise auch mit ersterer überschneidende Möglichkeit ist ein bewusstes Vermeiden eines Erprobens, eines Selbsterlebens im Identitätsgeschlecht, zu dem auch die Aufrechterhaltung eigener Zweifel an sich selbst, den eigenen Gefühlen und der Bedeutung der eigenen Gefühle dienen kann. An solch einer Entwicklung kann retrospektiv besonders gut die Internalisierung gesellschaftlicher Abwertungsnarrative sichtbar gemacht werden.

Zudem lässt sich auch ein vielleicht als vorbewusst zu verstehendes Vermeiden des Lebens einer trans*geschlechtlichen Identität beschreiben. So beschreiben trans* Personen rückblickend beispielsweise Themen wie exzessive Arbeit, eine permanent herausfordernde Lebensgestaltung, Spielsucht oder auch einen Substanzgebrauch, welche darin unterstützt haben, Gedanken, Gefühle oder Bilder nicht zu spüren, zu sehen oder im

Kopf zu haben, die die eigene trans* Geschlechtlichkeit zu einer inneren Realität werden lassen könnten. Auch eine besonders große Loyalität gegenüber wichtigen Bezugspersonen kann ein vorbewusstes oder bewusstes Vermeiden der Begegnung mit der eigenen Geschlechtlichkeit ermöglichen.

Allerdings sind Teil des Vermeidens die Internalisierung von trans*negativen Narrativen, Selbstabwertungen, selbstgefährdendes Verhalten, nicht selten auch Suchtverhalten und eine deutlich erhöhte Suizidalität (Connolly et al., 2016; Veale et al., 2017). Aus einer psychotherapeutischen Perspektive kann hier eher von einem „Nicht-Leben" des Lebens oder von einem „Überleben" gesprochen werden. Es kann sich eine dysfunktionale Lebensgestaltung etablieren, die als Belastung, Vermeidung, Leugnung sichtbar wird und nicht selten reaktiv psychische Symptome als Belastungseffekte erzeugt. Andererseits können jedoch auch bestimmte Resilienzen entstehen und besondere Kompetenzen entwickelt werden.

Diesen verschiedenen Beschreibungen ist gemeinsam, dass sie verdeutlichen, wie eine trans*geschlechtliche Identität letztlich immer gelebt wird. Entweder als „richtiges" Leben oder im Versuch, sie nicht zu leben. Aber selbst dann wird sie indirekt gelebt, nämlich in der mehr oder weniger bewussten Vermeidung.

Aus der Annahme, dass es nicht möglich ist, ein trans*geschlechtliches Erleben nicht zu leben, sondern nur in der Annahme oder in der Vermeidung, lässt sich der unbedingte Auftrag zur Affirmation, also der Akzeptanz einer trans*geschlechtlichen Identität und die Einladung, sich zu öffnen, sich zu zeigen, „ins Leben zu treten", ableiten (Critcher & Dunning, 2015; Harris & Epton, 2009). Als Adressat*innen stehen insbesondere auch Personen im Fokus, die sich aufgrund einer feindlich erlebten Umwelt noch nicht outen konnten und möglicherweise seit langer Zeit auf der Suche nach einem vertrauensvollen Ort der Selbstoffenbarung sind. Daher sollte im Umgang mit letztlich allen Heranwachsenden im psychiatrischen, psychotherapeutischen und beratenden Kontext eine Haltung vertreten und eine Sprache verwendet werden, die zur geschützten Selbstoffenbarung und Thematisierung der geschlechtlichen Identität einlädt. Hiervon profitieren alle Personen, die in selbstreflexiven Prozessen nach Lösungen ihrer momentanen Probleme, nach neuen Möglichkeiten und Perspektiven suchen (müssen). Die Auseinandersetzung mit geschlechtsspezifischen Rollenzuschreibungen und verinnerlichten Rollenkonzepten kann sich bei den verschiedensten Fragestellungen als hilfreich erweisen, ohne dass dabei eine geschlechtliche Positionierung jenseits des Zuweisungsgeschlechts intendiert ist.

Mit Blick auf die Diskrepanz zwischen den Selbstpositionierungen trans* und nicht-binären Erlebens in repräsentativen Umfragen (Åhs et al. 2018) und der Anzahl trans* und nicht-binärer Personen in der spezifischen Gesundheitsversorgung ist davon auszugehen, dass es noch immer viele Menschen gibt, die sich nicht trauen sichtbar zu werden und in einer bewussten oder vorbewussten Vermeidung ihrer trans*geschlechtlichen Identität leben, damit wichtige Wachstumsprozesse verzögern und der Chronifizierung einer psychischen Symptomatik Vorschub leisten.

1.2 Umsetzung der Affirmation

Die Umsetzung einer affirmativen Haltung kann durch eine selbstverständliche Akzeptanz und die Bereitstellung eines sicheren Raumes für die Exploration der erlebten Geschlechtsidentität bis hin zu einer langwierigen begleitenden psychotherapeutischen Arbeit erfolgen. Es geht darum, in einer respektvoll zuhörenden Position zu sein, eine Verstehensarbeit zu leisten, die Erzählungen – auch das widersprüchliche und fragmentarische Erzählen – als einen Such- und Wachstumsprozess zu rahmen.

Die Überwindung, zu erzählen, ist jedes Mal aufs Neue zu würdigen, denn die Überwindung der eigenen Schamgrenzen kann dabei sehr herausfordernd sein, insbesondere bei einem cisgeschlechtlichen Gegenüber. Es verdeutlicht den Lebenswillen und den inneren Kampf, sich zu äußern, sich beschämbar, angreifbar, verletzbar zu machen, aber eben genau dadurch in Kontakt zu kommen – mit sich selbst und mit dem Gegenüber, der Umwelt. Die bei trans* und nicht-binären Jugendlichen sichtbare Suizidalität (Grossman & D'Augelli, 2007; Turban et al., 2020) lässt sich als „psychisches Gegengewicht" zu dieser Anstrengung verstehen. Die über sich selbst und die eigene Geschlechtsidentität geäußerten Zweifel sollten in ein normalisierendes Setting eingebettet werden, um sie zu besprechen und in ihrer Bedeutung und Funktion zu verstehen. Dabei kann das Minderheiten-Stress-Modell (s. u., mehr auch bei Günther et al., 2021) herangezogen werden, um die Internalisierung abwertender gesellschaftlicher Narrative und deren invalidierenden Effekt zu verdeutlichen.

Nicht zu vernachlässigen ist, dass auch Behandler*innen mit Gefühlen der Unsicherheit ringen können, wenn sie minderjährige trans* Personen psychotherapeutisch begleiten. Diese sollten in einer Supervision reflektiert werden. Anderenfalls ist die Gefahr hoch, dass Behandler*innen – sicherlich nicht selten unbewusst– auf Mechanismen zurückgreifen, die eher ihrem eigenen Wohl dienlich sind als dem ihrer Klient*innen. Das ist etwa dann der Fall, wenn sie die Zweifel der jugendlichen Personen dazu instrumentalisieren, ihre eigene Unsicherheit zu adressieren und dadurch das persönliche Wachstum ihrer Klient*innen verzögern. Demgegenüber liegt der therapeutisch gewinnbringende Umgang mit Zweifeln in der Wertschätzung seiner bisherigen Funktionen, also beispielsweise Probleme von mehreren Seiten zu betrachten, Entscheidungen gut abzuwägen, Bedrohungen zu beachten, nach dem richtigen Zeitpunkt zu suchen, sich selbst besser kennenlernen zu wollen und wichtige Entscheidungen noch ein wenig in die Zukunft verschieben zu wollen. Dabei kann es von Bedeutung sein, trans* und nicht-binäre Heranwachsende liebevoll zu ermutigen, eine Ambiguitätstoleranz sich selbst gegenüber im Zögern und Handeln sowie hinsichtlich der als vielleicht gegengeschlechtlich interpretierten „weiblichen" und „männlichen" mentalen, körperlichen und charakterlichen Merkmale zu entwickeln. Eine affirmative Haltung versteht eine trans*geschlechtliche oder nicht-binäre Geschlechtsidentität als eine gesunde, unhinterfragbare und liebenswerte Lebenslösung. Eine affirmative Arbeit fördert, stärkt und schützt eine trans* oder nicht-binäre Lebensgestaltung. Dies ist ein maßgeblicher Anteil der aktiven Entpsychopathologisierung (Ehrensaft, 2016).

Ein weiterer maßgeblicher Teil des entpathologisierenden Handelns ist die Validierung von Diskriminierungserfahrungen, um die Entpsychopathologisierung nachhaltig zu gestalten. Intra- und interpersonelle Konflikte, Symptomlast, Schmerzen und Ängste können als reaktiv, verwoben mit und Ergebnis von Diskriminierung verstanden werden.

2 Zugänge zum Verständnis von Diskriminierung

Das Erleiden von Diskriminierung ist ein komplexes und von verschiedenen Faktoren geprägtes Geschehen. Im Folgenden sollen daher für Behandler*innen unterschiedliche Zugänge für ein besseres Verständnis vorgestellt werden.

2.1 Verständnis von Diskriminierung über den persönlichen Zugang

Der individuelle Zugang zum Verständnis von Diskriminierung ist der über eigene Diskriminierungserfahrungen und deren Anerkennung als solche. Die Erfahrung, selbst Adressat*in von Diskriminierung geworden zu sein, ist maßgeblich für den Zugang. Dabei wird dieser Zugang häufig als ambivalent erlebt – die Anerkennung solch einer Erfahrung vergegenwärtigt die Zugehörigkeit zu einer marginalisierten Gruppe und die Gerechtigkeitsdefizite in der Gesellschaft. Eine kritische Distanz zum mehrheitlichen gesellschaftlichen Narrativ und eine Nichtzugehörigkeit zu einer privilegierten Gruppe können das eigene Verständnis von einer gerechten Welt, sozialer Sicherheit und den Glauben an Erfolgs- oder Aufstiegserzählungen infrage stellen. Das Eingeständnis, Adressat*in von Diskriminierung geworden zu sein, kann validierend für das Verständnis sein, als Individuum nicht falsch oder schlecht zu sein, jedoch auch den Schmerz sichtbar machen, angreifbar, verletzbar und auch weiterhin das Ziel von abwertenden Zuschreibungen und Angriffen zu sein. Drohende Diskriminierung erfordert zudem anhaltende Aufmerksamkeit, um Angriffe früh zu erkennen und abwehren zu können. Diese Aufgabe verbraucht Ressourcen, die dann für andere Aufgaben nicht mehr zur Verfügung stehen. Das Wissen darum, Diskriminierung erwarten zu müssen, verändert den Blick auf die Umwelt, die Interpretation sozialer Interaktion und das eigene alltägliche Handeln und damit die zu sammelnde Lebenserfahrung *(Heute gehe ich nicht vor die Tür, weil ich diese Blicke und Bemerkungen hinter meinem Rücken nicht aushalten kann. Ich bleibe lieber allein und gehe nicht tanzen.)* Die Reflexion der eigenen Diskriminierungserfahrungen oder eventuell der Abwesenheit derselben ist für Versorger*innen im Gesundheitswesen ein entscheidender Zugang für die Arbeit mit marginalisierten Personen.

2.2 Verständnis von Diskriminierung über einen fachlichen Zugang

Es gibt verschiedene Möglichkeiten, den Diskriminierungsbegriff zu definieren oder zu interpretieren. Hier soll Diskriminierung als Erfahrung von Ausgrenzung und Abwertung infolge des Nicht-Entsprechens gesellschaftlicher Vorstellungen und Normen bezogen auf das Geschlecht, die geschlechtliche Identität verstanden werden. Dabei kann Diskriminierung als direktes absichtsvolles Verhalten stattfinden, jedoch auch in Form von fehlender Information oder Reflexionsbereitschaft und als strukturelle Diskriminierung, wie beispielsweise in Institutionen durch etablierte Handlungsabläufe (Council of Europe & Commissioner for Human Rights, 2011; Günther et al., 2021).

Für die weitere Betrachtung des Diskriminierungsbegriffes soll hier die Beschreibung von Hädicke und Wiesemann (2021) zugrunde gelegt werden: Unter Diskriminierung wird eine ungleiche Behandlung von Mitgliedern einer bestimmten sozialen Gruppe „mit einem niedrigeren Status im Gefüge sozialer Machtverhältnisse" verstanden, welche sie „schädigt, ihre Freiheitsrechte beschneidet, sie herabwürdigt oder ihre Chancengleichheit beeinträchtigt" (Hädicke & Wiesemann, 2021, S. 382–383). Ein Vorsatz ist keine notwendige Voraussetzung (ebd.).

Für das fachliche Verständnis von Diskriminierung und deren Folgen kann ein Ansatz genutzt werden, der ein Diskriminierungsgeschehen konsequent aus der Perspektive der angegriffenen Person und deren Erleben betrachtet und würdigt. Solch eine Validierung erzeugt eine Besprechbarkeit des Erlebten und damit die Zugänglichkeit für psychotherapeutische Prozesse.

2.3 Validierung von Diskriminierungserfahrungen

Ein gewichtiger Teil der affirmativen Arbeit ist die Validierung von Diskriminierungserfahrungen. Diese sind häufig ein untrennbarer Teil einer Trans*biographie in unserer Gesellschaft. Ohne das Verständnis der Auswirkung geschehener Diskriminierung, als auch der Befürchtung kommender Diskriminierung lassen sich viele Lebenseinstellungen, Erfahrungswerte und Entscheidungsfindungen von trans* und nicht-binären Personen nicht ganzheitlich einordnen.

Für das Verständnis von Diskriminierung als gesundheitsbedeutsamer Faktor eignet sich „minority stress model"von Ilan Meyer (Meyer, 2003) als kontextsensibles Modell oder das „Gender Affirmation Framework" von Jae M. Sevelius (Sevelius, 2013) und das „social ecological model" welche Auswirkungen von Stigmatisierungen auf die Gesundheit verdeutlichen (Hughto et al., 2015).

Das „Minority Stress Model" von Ilan Meyer (2003) beschreibt, wie chronischer Stress aufgrund von Stigmatisierung, Vorurteilen und Diskriminierung die Gesundheit von Minderheiten, die aufgrund ihrer sexuellen oder geschlechtlichen Identität gesellschaftlich stigmatisiert werden, negativ beeinflusst. Das Modell unterscheidet zwischen distalen Stressfaktoren (äußere Ereignisse wie Diskriminierung und Gewalt) und proximalen Stressfaktoren (interne Prozesse wie Erwartungen negativer Erfahrungen und internalisierte Stigmatisierung). Diese Stressfaktoren führen zu einer erhöhten Belastung und können zu negativen gesundheitlichen Ergebnissen wie Depression und Angst beitragen. Meyer betont jedoch auch die Bedeutung von Resilienz und sozialer Unterstützung als schützende Faktoren.

Das „Gender Affirmation Framework" von Jae M. Sevelius (2013) untersucht, wie die Affirmation des Geschlechts (also die Bestätigung und Unterstützung der Geschlechtsidentität einer Person) die psychische Gesundheit und das Wohlbefinden von trans* Personen beeinflusst. Es betont die Bedeutung von sozialer Unterstützung und Anerkennung durch Familie, Freunde und Gemeinschaft sowie die Zugänglichkeit von medizinischer und psychologischer Versorgung, die die Geschlechtsidentität respektiert. Das Modell zeigt, dass positive Affirmation die Resilienz stärkt und das Risiko für psychische Gesundheitsprobleme wie Depression und Angst reduziert.

Das „Social Ecological Model" von Hughto et al. (2015) beschreibt, wie verschiedene Ebenen sozialer und ökologischer Faktoren das Leben und die Gesundheit von trans* Personen beeinflussen. Es identifiziert fünf Ebenen: die individuelle Ebene (z. B. Identität und persönliche Erfahrungen), die interpersonale Ebene (z. B. Beziehungen und Unterstützung), die institutionelle Ebene (z. B. Gesundheitsdienste und Bildungseinrichtungen), die gemeinschaftliche Ebene (z. B. soziale Netzwerke und Gemeinschaftsorganisationen) und die gesellschaftliche Ebene (z. B. Gesetze und Politik). Diese Ebenen interagieren miteinander und beeinflussen zusammen die Gesundheit und das Wohlbefinden von trans* Personen.

Insbesondere mit dem „minority stress model" nach Meyer ist es möglich, trans* und nicht-binären Jugendlichen zu vermitteln, dass die erfahrene Gewalt („distale Stressoren" Meyer, 2003, S. 693) nicht als willkürlich und zufällig erlittenes Ereignis verstanden werden muss, sondern in ihrer Zielgerichtetheit aufgrund des So-Seins. Damit kann auch sichtbar gemacht werden, wie sich Erwartungshaltungen und Verhaltensmuster (erhöhte Wachsamkeit, Verstecken, Selbstabwertung, …) entwickeln, mit denen die betroffene Person versucht, sich vor weiterer zu befürchtender Diskriminierung zu schützen („proximale Stressoren", Meyer, 2003, S. 693). So wird verständlich, wie sich gesundheitliche Probleme in Folge der Stigmatisierungen entwickeln können, dies jedoch auch abhängig von individuellen Bewältigungsstrategien und Rückhalt und Unterstützung beispielsweise aus der Community ist. Zudem wird die Bedeutsamkeit und Integration der sexuellen Orientierung bzw. geschlechtlichen Identität in das Selbstbild, die Selbstaffirmation verständlich.

Mit diesem Hintergrundwissen und Handwerkszeug lassen sich bestimmte Verhaltensmuster einordnen und kontextualisieren. So kann beispielsweise ein besonders misstrauisches oder angepasstes Verhalten aufgrund trans*negativer Erfahrungen normalisiert und so weitere Stigmatisierungen und Pathologisierungen vermieden werden. Internalisierte Trans*feindlichkeit, Verunsicherungen und Zweifel werden so als Reaktionen und Auswirkungen von Diskriminierung eingeordnet. Dies trägt dazu bei, trans* und nichtbinäre Personen in ihrer Selbstbestimmung zu stärken. Es entsteht ein offener Raum für die Darstellung und Erkundung ihres geschlechtlichen Selbsterlebens, ohne dabei normative Schubladen und Erwartungen oder Pathologisierungen zu reproduzieren.

2.4 Spezifische Merkmale von Diskriminierung in der Gesundheitsversorgung

Diskriminierungsgeschehen macht immer Machtverhältnisse sichtbar und schränkt die Ressourcen der marginalisierten Gruppe ein. Wenn es dabei um einen erschwerten Zugang zum Gesundheitswesen geht oder das Wissen der Versorger*innen nicht umfangreich genug ist, um spezifische Versorgungsbedürfnisse einer Adressat*innengruppe vollständig zu erfüllen, gefährdet dies die Gesundheit. Gesundheitsprobleme werden zu spät erkannt, die angebotene Versorgung kann zu unspezifisch und das Misstrauen in die angebotene Versorgung zu groß sein, um eine adäquate Umsetzung zu gewährleisten. Einer Sichtbarmachung insbesondere struktureller Diskriminierung steht häufig die per se hierarchische Struktur von Gesundheitseinrichtungen entgegen. Antidiskriminatorische Diskurse werden als ein Angriff auf etablierte Strukturen und Privilegien erlebt und von den maßgeblichen Protagonist*innen nicht gefördert oder deren Erkenntnisse nicht umgesetzt. Damit ist die individuelle Antidiskriminierungsarbeit von Versorger*innen in ihrer Wirksamkeit beeinträchtigt und erfordert dauerhaft einen zusätzlichen mentalen Aufwand. Um dieser Zusatzbelastung entgegenzuwirken (und damit letztlich auch eine höhere Zufriedenheit mit der eigenen Arbeit zu erzeugen), sind Institutionen aufgefordert, ihre eigene strukturelle Diskriminierung gesellschaftlicher Minoritäten und damit die iatrogenen Faktoren im Gesundheitssystem der als belastet/krank erscheinender Personen/Patient*innen in den Blick zu nehmen.

2.5 Spezifische Merkmale der Diskriminierung aufgrund der Geschlechtsidentität

Das Wissen um die eigene Geschlechtszugehörigkeit ist höchstpersönlicher Natur und kann von einer anderen Person weder bestätigt noch widerlegt werden. Allerdings wird einer Geschlechtszugehörigkeit jenseits des cisgeschlechtlichen Spektrums noch immer mit Pathologisierung und einem fremddiagnostischen Impetus begegnet. Hierdurch werden Selbstzweifel aktiviert und instrumentalisiert. Damit bekommt die Validierung, die Affirmation einer trans*geschlechtlichen oder nicht-binären Selbstauskunft, einen besonderen Stellenwert in der Kontaktgestaltung. Ohne ein ständiges entpathologisierendes Handeln ist keine respektvolle Beziehungsgestaltung möglich. Die Diskriminierung aufgrund der Geschlechtsidentität kann eine falsche Anrede, die Unterstellung einer normativen Sozialisation, bestimmter Privilegien, die Unterstellung einer psychischen Erkrankung und eine eingeschränkte Selbstbestimmungsfähigkeit beinhalten. Zudem werden trans* und nicht-binäre Personen zunehmend mit verschwörungsideologischen Unterstellungen – den gesellschaftlichen Zusammenhalt/die gesellschaftliche Ordnung infrage stellen zu wollen – belästigt. Kein Lebenszusammenhang trans* und nicht-binärer Personen ist vor Diskriminierung geschützt, da eine nichtnormative Geschlechtsidentität immer präsent ist. Daher haben Angriffe häufig einen sehr grundsätzlichen und damit existenzbedrohenden Charakter.

Es gibt aus einer angegriffenen Trans*-Perspektive keine Möglichkeit, über einen Angriff „hinwegzusehen", z. B. trotz einer bewusst falschen Anrede eine spezifische Fragestellung wie eine akute Erkrankung so zu besprechen, dass eine fachgerechte Gesundheitsversorgung die Folge ist. Daher sind Gesundheitsversorger*innen immer gefordert, einen diskriminierungssensiblen Raum zu schaffen, um ihrem Auftrag gerecht zu werden.

2.6 Spezifische Situation von Heranwachsenden, Internalisierungsdynamik

Gendervariantes Verhalten wird häufig von der Umwelt eher wahrgenommen und als gendernonkonform bewertet, als von den betroffenen Kindern und Heranwachsenden selbst. Das Erleben von Irritationen und Ausgrenzungserfahrungen ist nicht selten erst Anlass, über sich nachzudenken: Was mache ich falsch? Was ist falsch mit mir? Bin ich falsch? Solch ein Nachdenken über sich selbst verbraucht viele mentale Ressourcen, verunsichert, insbesondere auch in sozialen Kontakten und kann zu Rückzug und Einsamkeit führen. Kinder und Jugendliche können verschiedene Erkrankungssymptome entwickeln, wie soziale Ängstlichkeit, depressives Erleben oder unspezifische Bauchschmerzen. Das (Nicht)kommunizieren der eigenen Geschlechtszugehörigkeit und eine zunehmende Internalisierung kann zu der Überzeugung führen, selbst als ganze Person falsch zu sein, zumal wenn dieses Feedback in vielen und prägenden sozialen Bezügen erlebt wird. Dieses „Falsch-Sein" wird dann als normal und richtig erlebt, weil es keinen Referenzrahmen gibt, in dem es nicht vorhanden ist.

Nur in besonderen Situationen, zum Beispiel, wenn trans* und nicht-binäre Personen unter sich sind, in einem geschützten Raum, gibt es für einen Moment das Erleben einer Leichtigkeit, eines Richtig-Seins, manchmal sogar eine *Gendereuphoria.* Die im Alltag dauerhaft vorhandene Last wird erst dann spürbar, in dem sie für einen Moment weg ist. Aus dieser Dynamik lassen sich zwei wichtige Gedanken ableiten:

1. Minderheitenstress und psychische Erkrankungen: Das Erleben von Minderheitenstress muss immer im Bedingungsgefüge der Entstehung psychischer Erkrankungen mitgedacht werden. Das Erleben von Minderheitenstress prägt die gesamte Persönlichkeit. Für eine Konzeptionalisierung gibt es also einen „Grundsound" der Diskriminierung und zudem weitere individuelle Einflüsse. Die Vorstellung, etwa einen Teil der vorfindlichen Psychopathologie als reaktiv zu Minderheitenstress verstehen zu wollen und einen anderen Teil der Psychopathologie unterschieden und abgegrenzt davon als Effekt anderer pathogener Einflüsse, würde sich als nicht tragfähig und als ökologisch unsinnig erweisen. Diskriminierungserfahrungen müssen als konzeptuell eigenständige psychopathologische Faktoren in den gesamten Begleitungsprozess, evtl. die Behandlungsplanung einbezogen werden.
2. Zugang zu Peers: Trans* und nicht-binäre Kinder und Jugendliche sollten immer den Zugang zu Peers haben. In der Begegnung, im Erleben von Gemeinschaft, dem Erleben nicht marginalisiert, *besondert* oder exotisiert zu sein, ist ein wichtiger Zugang zum „sich richtig fühlen" enthalten. Solch ein Erleben validiert die geschlechtliche Identität und diese Reflexion kann dazu dienen, den vorhandenen Minderheitenstress oder Diskriminierungsdruck bewusst zu machen und zudem Empowerment zu erleben und damit Resilienz zu entwickeln. Bewusstwerdung, Selbstbewusstsein und wachsender Stolz sind zentrale Bestandteile, die Folgen von Diskriminierungserleben der therapeutischen Arbeit zugänglich zu machen.

3 Haltung und Praxis

Für die alltägliche Begegnung in der Praxis sollen hier einige Empfehlungen zusammengestellt werden. Der erste Kontakt mit einer trans* Person ist aufgeladen von Erwartungen und Befürchtungen. Zur Vermittlung einer affirmativen Haltung empfiehlt sich die Vorstellung mit Namen, Pronomen und Funktion. Wenn noch wenig Erfahrung in der Arbeit mit trans* Personen vorhanden ist, kann dies ruhig benannt werden, um den Raum für Unsicherheiten und nötige Nachfragen zu eröffnen. Zudem ist es von großer Bedeutung, das vorhandene Machtgefälle zu benennen, welches in der Profession und Position im Versorgungssystem auf der einen Seite und dem ausgesetzt Sein ungewollter körperlicher Veränderungen, dem Infragestellen oder gar Absprechen der Selbstbestimmungsfähigkeit, häufig mithilfe einer Psychopathologisierung, auf der anderen Seite besteht.

In allen therapeutischen Schulen werden noch immer Ansätze gelehrt und angewendet, die nicht-normative Geschlechtsidentitäten wie trans* Geschlechtlichkeit und Nicht-Binarität als krankhaft und Folge von inneren Konflikten, falscher Erziehung, Vermeidung von Entwicklungsprozessen, Traumatisierungen etc. verstehen wollen. Aus diesen pathologisierenden Ätiologien wurden (pseudo)therapeutische Behandlungsansätze entwickelt, deren Anwendung eine „Heilung" oder „Versöhnung mit dem Zuweisungsgeschlecht" zur Folge haben sollten (Turban et al., 2019; APA, 2021). Diese Interventionen haben zu

Schädigungen wie dem massiven Anstieg von Suizidalität geführt (James et al., 2016; Mallory et al., 2019) und sind mittlerweile als Konversionsversuche in zumindest einigen Staaten geächtet. Auch in Deutschland sind diese Behandlungen entsprechend dem Gesetz zum Schutz vor Konversionsbehandlungen für den Bereich der Psychotherapie bei Minderjährigen sanktioniert (Bundesgesetzblatt, 2020).

Allerdings ist mit dem Unterlassen eines konversionsorientierten Ansatzes eine „Leerstelle“ entstanden, die noch keine umfassende Orientierung bietet, was stattdessen psychotherapeutisch getan werden kann. Die Standards of Care 8 und die Leitlinie „Geschlechtsinkongruenz im Kindes- und Jugendalter“ bieten mittlerweile gute Empfehlungen für die psychotherapeutische Praxis, die anstelle von Konversionsversuchen angewendet werden können. Das Umschreiben der entwicklungspsychologischen und psychotherapeutischen Landkarten hat jedoch erst begonnen. Die Unterstützung von Kindern und Jugendlichen mit den von Diane Ehrensaft entwickelten Ansätzen und Empfehlungen in *The Gender Creative Child* ist ein guter Anfang (Ehrensaft, 2016).

4 Anregungen für die Entwicklung der eigenen therapeutischen Haltung

4.1 Wie höre ich einer Selbstbeschreibung zu?

Es ist entscheidend, wie Therapeut*innen den Selbstbeschreibungen ihrer Klient*innen zuhören. Oft besteht die Versuchung, das Gehörte an eigenen (cisnormativen) Maßstäben zu messen und zu bewerten, ob es einem *typischen* oder *untypischen* Verlauf entspricht. Ein solcher Ansatz kann dazu führen, dass die individuelle Erzählung des Gegenübers nicht in ihrer Gänze – insbesondere der gendervarianten Gänze – wahrgenommen, sondern selektiv gehört wird und Normative reproduziert.

Stattdessen sollten Therapeut*innen bemüht sein, eine neugierige und offene Grundhaltung einzunehmen. Dies bedeutet, dass sie die Selbstbeschreibung des Gegenübers als valide und bedeutungsvoll anerkennen, ohne sie mit vorgefassten Vorstellungen oder diagnostischen Kategorien zu bemessen. Dabei ist es besonders in der Arbeit mit nichtbinären oder genderfluiden Klient*innen wichtig, die Veränderlichkeit und Temporalität der geschlechtlichen Selbstwahrnehmung zu respektieren und anzuerkennen.

4.2 Wird die psychische Symptomatik als Folge von Marginalisierung und Diskriminierung verstanden oder unterstreicht sie den Krankheitswert des Trans*seins?

Ein trans*geschlechtliches Leben per se als ein krankheitswertiges Leiden zu verstehen, entspricht einer überholten pathologisierenden Ansicht. Es scheint jedoch noch immer verführerisch zu sein, sich von dieser Sichtweise nicht trennen zu müssen, indem auf die feststellbare psychopathologische Symptomlast bei untersuchten trans* Personen verwiesen wird. Studien belegen, dass trans* Personen, die in affirmativen Umgebungen aufwachsen, eine Symptomlast psychischer Erkrankungen aufweisen, die der einer cisgeschlechtlichen Vergleichsgruppe entspricht. Zudem belegen Untersuchungen, dass Minderheitenstress bei allen davon betroffenen Gruppen zu einer erhöhten Gesundheitsbelastung führt (Turban et al., 2020; Olson et al., 2016; Tordoff et al., 2022; Durwood et al., 2017).

Therapeut*innen sollten daher die Erzählungen ihrer Klient*innen als Ausdruck ihrer individuellen Lebensrealität respektieren und nicht mit dem Impetus hören, der nach Hinweisen sucht, die Erzählung zu relativieren oder zu widerlegen. Angesichts einer cisgeschlechtlichen Erzählung wäre solch eine Haltung auch irritierend und würde als äußerst unangemessen erlebt werden. Ein respektvolles und einfühlsames Zuhören fördert eine vertrauensvolle therapeutische Beziehung und ermöglicht es den Klient*innen, ihre Gefühle und Erfahrungen offen zu teilen. Die Folgen von Diskriminierungserfahrungen und psychische Symptome können als Auseinandersetzungsprozesse aus einer marginalisierten Position heraus in einen sinnvollen Zusammenhang gestellt werden.

Die Reflexion der eigenen Diskriminierungserfahrungen hilft hier, die Wirkmächtigkeit und die Versuche der Abwehr und Bagatellisierung – im Gesundheitssystem und individuell – im Blick zu behalten (Günther, 2021).

4.3 Versorgungshaltung und Augenhöhe

Eine weitere Grundlage ist die Versorgungshaltung, die bedeutet, gendervarianten Kindern und trans* und nicht-binären Jugendlichen auf Augenhöhe zu begegnen. In solch einer Begegnung begegnet die*der Versorger*in allerdings auch der eigenen Gendervarianz und den (vor)bewussten Erinnerungen an die eigenen Momente der Gendernonkonformität in der Kindheit und Jugend. Im Rahmen von Selbsterfahrung gilt es, sich selbst, den eigenen Verunsicherungen, Beschämungen und auch dem befreienden und empowernden Selbstverstehen nahe zu kommen. Gerade in der Begegnung mit jungen Menschen spielt es eine große Rolle, der eigenen vergangenen Lebenszeit, vielleicht auch Zeiten des *false gender self* (Ehrensaft, 2016), also das Leben in einer zugewiesenen, aber als nicht stimmig erlebten Genderidentität, der mittlerweile überwundenen Entfremdung, den mittlerweile integrierten Abspaltungen nahe zu kommen. Damit begegnen die Versorger*innen auch der Trauer oder Wut um eigene nicht gelebte gute und richtige Genderzeiten.

Um die hier enthaltene Selbstbeschämung und Trauer abzuwehren, ist es immer noch naheliegend, die „frühe" Klarheit oder die „frühe" selbstbewusste Suche minderjähriger Klient*innen abzuwehren, als zu unreif, zu selbstgewiss, geradezu als selbstverletzend zu framen: *Wenn ich dem trans* Kind oder Jugendlichen das Wissen um sich selbst, die eigene*

*Geschlechtsidentität zutraue, dass es sich trotz normativer Zuschreibungen und Repressionen erhalten und entwickelt hat, dann bin ich von mir enttäuscht, da ich mich doch erst so spät und schmerzhaft von Erwartungen meiner Familie oder meiner Partner*in, dem normativen Druck lösen und unabhängiger machen konnte.*

Eine Begegnung auf Augenhöhe, also mit dem Verständnis, dass junge Menschen sehr wohl ihre Geschlechtsidentität wissen und darüber Auskunft geben können und dass auch junge Menschen nur selbst über ihren Körper und ihre geschlechtliche Zukunft entscheiden können, kann von psychotherapeutisch tätigen Versorger*innen ermöglicht werden. Dafür ist es notwendig, sich in der eigenen Jugendlichkeit zu begegnen, sich die damaligen begrenzten Möglichkeiten von Zukunftsprojektion im Hier und Jetzt zu vergegenwärtigen und die ethischen Rahmensetzungen eines psychotherapeutischen Handelns zu betrachten. Genauso wenig, wie sich Therapeut*innen beispielsweise in den 80er- oder 90er-Jahren die Möglichkeiten vorstellen konnten, heutzutage vielfältige geschlechtliche Identitäten zu leben, können sich Versorger*innen dies heute für die kommenden Jahrzehnte vorstellen und Jugendliche und deren Entscheidungen auf „Richtigkeit" hin beurteilen. Generell ist eine gewisse Demut hinsichtlich der eigenen Bedeutung an den Entwicklungsprozessen der Klient*innen hilfreich.

5 Fazit

Eine affirmative und diskriminierungssensible psychotherapeutische Versorgung von trans* und nicht-binären Minderjährigen erfordert eine respektvolle und offene Haltung, welche die Selbstbestimmung der Klient*innen anerkennt und unterstützt, und dabei Ambivalenzen und Uneindeutigkeiten wohlwollend Raum schenkt. Durch kontinuierliche und stellenweise vielleicht schmerzvolle Selbstreflexion und Fortbildung können Versorger*innen eine hilfreiche und unterstützende Beziehung aufbauen, die das Wohl der behandlungssuchenden Personen in den Mittelpunkt stellt.

Literatur

American Psychological Association. (2021). *APA resolution on sexual orientation change efforts.* American Psychological Association. Verfügbar. https://www.apa.org/about/policy/resolution-sexual-orientation-change-efforts.pdf.

Åhs, J. W., Dhejne, c., Magnusson, C., et al. (2018). Proportion of adults in the general population of Stockholm County who want gender-affirming medical treatment. *PloS ONE,* 13(10), e0204606.

Beauchamp, T. L., & Childress, J. F. (2019). *Principles of biomedical ethics* (8. Aufl.). Oxford University Press.

Blair, I. V., Steiner, J. F., & Havranek, E. P. (2012). The role of implicit bias in health disparities. *Annals of the American Thoracic Society, 9*(5), 56–61.

Bundesgesetzblatt Jahrgang (2020). Teil I Nr. 30, Seiten 1285 ff, ausgegeben zu Bonn am 23. Juni 2020. https://www.bundesgesundheitsministerium.de/fileadmin/Dateien/3_Downloads/Gesetze_und_Verordnungen/GuV/K/BGBL_Schutz_vor_Konversionsbehandlungen.pdf. Zugegriffen: 28. Juli. 2024.

Connolly, M. D., Zervos, M. J., Barone, C. J., Johnson, C. C., & Joseph, C. L. (2016). Mental health of transgender youth in care at an adolescent urban community health center: A matched retrospective cohort study. *The Journal of Adolescent Health, 59*(3), 276–281.

Council of Europe, & Commissioner for Human Rights (Hrsg.). (2011). *Discrimination on grounds of sexual orientation and gender identity in Europe* (2. Aufl). Council of Europe Publ.

Critcher, C. R., & Dunning, D. (2015). Self-affirmations provide a broader perspective on self-threat. *Personality and Social Psychology Bulletin, 41*(1), 3–18. https://doi.org/10.1177/0146167214554956.

Durwood, L., McLaughlin, K. A., & Olson, K. R. (2017). Mental health and self-worth in socially transitioned transgender youth. *Journal of the American Academy of Child & Adolescent Psychiatry, 56*(2), 116–123.e2. https://doi.org/10.1016/j.jaac.2016.10.016.

Ehrensaft, D. (2016). The gender creative child: Pathways for nurturing and supporting children who live outside gender boxes. New York: The Experiment.

Grossman, A. H., & D'Augelli, A. R. (2007). Transgender Adolescent Suicide Behavior. *Suicide and Life-Threatening Behavior, 37*(5), 527–537.

Günther, M., Teren, K., & Wolf, G. (2021). *Psychotherapeutische Arbeit mit trans* Personen. Handbuch für die Gesundheitsversorgung* (2. Aufl.). Ernst Reinhardt Verlag.

Harris, P. R., & Epton, T. (2009). The impact of self-affirmation on health cognition, health behavior, and other health-related responses: A narrative review. *Social and Personality Psychology Compass, 3*(6), 962–978. https://doi.org/10.1111/j.1751-9004.2009.00233.x.

Hädicke, M., & Wiesemann, C. (2021). Was kann das Konzept der Diskriminierung für die Medizinethik leisten? – Eine Analyse. *Ethik in der Medizin, 33*(3), 36–386. https://doi.org/10.1007/s00481-021-00631-4.

Hughto, J. M. W., Reisner, S. L., & Pachankis, J. E. (2015). Transgender stigma and health: A critical review of stigma determinants, mechanisms, and interventions. *Social Science & Medicine, 147*, 222–231. https://doi.org/10.1016/j.socscimed.2015.11.010.

Institute of Medicine. (2003). *Unequal treatment: Confronting racial and ethnic disparities in health care.* The National Academies Press.

James, S. E., Herman, J. L., Rankin, S., Keisling, M., Mottet, L., & Anafi, M. (2016). The Report of the 2015 U.S. Transgender Survey. National Center for Transgender Equality. Retrieved from NCTEKrahn, G.L., Walker, D.K., & Correa-De-Araujo, R. (2015). Disparities in health care quality and access for persons with disabilities. *Disability and Health Journal, 8*(2), 112–120.

Mallory, C., Brown, T. N. T., & Conron, K. J. (2019). Conversion Therapy and LGBT Youth. The Williams Institute, UCLA School of Law. Retrieved from The Williams Institute.

Medizinischer Dienst des Spitzenverbandes Bund der Krankenkassen e. V. (MDS) (Hrsg.). (2020). Begutachtungsanleitung. Richtlinie des GKV-Spitzenverbandes nach §282 SGB V. Geschlechtsangleichende Maßnahmen bei Transsexualismus (ICD-10, F 64.0). https://www.mds-ev.de/fileadmin/dokumente/Publikationen/GKV/Begutachtungsgrundlagen_GKV/BGA_Transsexualismus_201113.pdf.

Meyer, I. H. (2003). Prejudice, social stress, and mental health in lesbian, gay, and bisexual populations: Conceptual issues and research evidence. *Psychological Bulletin, 129*(5), 674–697. https://doi.org/10.1037/0033-2909.129.5.674.

Olson, K. R., Durwood, L., DeMeules, M., & McLaughlin, K. A. (2016). Mental Health of Transgender Children Who Are Supported in Their Identities. *Pediatrics, 137*(3), Article e20153223. https://doi.org/10.1542/peds.2015-3223.

Sevelius, J. M. (2013). Gender affirmation: A framework for conceptualizing risk behavior among transgender women of color. *Sex Roles, 68*(11–12), 675–689. https://doi.org/10.1007/s11199-012-0216-5.

Turban, J. L., Beckwith, N., Reisner, S. L., & Keuroghlian, A. S. (2019). Association between recalled exposure to gender identity conversion efforts and psychological distress and suicide attempts among transgender adults. *JAMA Psychiatry, 77*(1), 68–76. https://doi.org/10.1001/jamapsychiatry.2019.2285.

Turban, J. L., King, D., Reisner, S. L., & Keuroghlian, A. S. (2020). Psychosocial functioning in transgender youth after 2 years of hormones. *New England Journal of Medicine, 382*, 512–520. https://doi.org/10.1056/NEJMoa1906297.

Tordoff, D. M., Wanta, J. W., Collin, A., Stepney, C., Inwards-Breland, D. J., & Ahrens, K. (2022). Mental health outcomes in transgender and nonbinary youths receiving gender-affirming care. *JAMA Network Open, 5*(2), Article e220978. https://doi.org/10.1001/jamanetworkopen.2022.0978.

Veale, J. F., Peter, T., Travers, R., Saewyc, E. M. (2017). Enacted Stigma, Mental Health, and Protective Factors Among Transgender Youth in Canada. *Transgend Health, 2*(1), 207–216. https://doi.org/10.1089/trgh.2017.0031. PMID: 29279875; PMCID: PMC5734137.

Mari Günther (sie/ihr, trans*), systemische Therapeutin, Referentin für Beratungsarbeit und Gesundheitsversorgung beim Bundesverband Trans*, sie entwickelt systemische Beratungsansätze im geschlechtlich nichtnormativen Kontext und stärkt die Communityexpertise im medizinischen Diskurs zu Trans* und Nichtbinarität.

Geschlecht als Diskriminierungsursache

Heinz-Jürgen Voß

► Ein Blick auf Geschlecht und seine Bedeutung in den aktuellen Aushandlungen um die gesellschaftliche Position von trans*geschlechtlichen, intergeschlechtlichen und geschlechtlich non-binären Personen wäre unvollständig, wenn nicht die Bedeutung von Geschlecht als Ordnungskategorie in der modernen, der kapitalistischen Gesellschaft umrissen würde. Durch die strukturellen, institutionellen Setzungen wird der Rahmen für Diskriminierung gesteckt. Entsprechend setzt der Beitrag strukturell an – mit Blick auf die Herstellung einer „Norm". Davon ausgehend kommen wir zu den so konstruierten Abweichungen der „Norm" und sich aktuell vollziehenden Veränderungen, die darauf zielen, ein plurales Miteinander zu erreichen und Diskriminierungen zu verringern. Gleichwohl sind Diskriminierungen gegenüber trans*geschlechtlichen, intergeschlechtlichen und geschlechtlich non-binären Personen weiterhin verbreitet, wie ein aktueller statistischer Einblick verdeutlichen wird. Eine Reflexion des Gewordenseins von Herrschafts- und Diskriminierungsverhältnissen unterstützt ein Verständnis, dass Wandlungen nicht rasch erfolgen können, sondern Veränderungen in allen gesellschaftlichen Bereichen bedürfen. Solche Reflexionen sind für Fachkräfte aus der Praxis ebenso relevant wie für Entscheidungsträger*innen in Politik und Gesellschaft sowie für weitere Interessierte.

H.-J. Voß (✉)
Hochschule Merseburg, Merseburg, Deutschland
E-Mail: heinz-juergen.voss@hs-merseburg.de

C. Wiesemann et al. (Hrsg.), *Trans* Geschlechtlichkeit bei Kindern und Jugendlichen*, https://doi.org/10.1007/978-3-662-71496-6_5

1 Geschlecht als Ordnungskategorie moderner Gesellschaft – der Weg zur „Norm"

Geschlecht ist in der modernen kapitalistischen Gesellschaft eine der zentralen Ordnungskategorien neben *Klasse, rassistischer Unterscheidung, Körper/Behinderung* sowie *Alter*. Als es darum ging, ob auch Frauen, Jüdinnen*Juden, Menschen aus dem Proletariat und die Kolonialisierten Menschenrechte erhalten sollten, blieb eine Personengruppe unbenannt, für die diese Rechte nicht infrage standen. Es waren die weißen und bürgerlichen europäischen Männer. Ihre privilegierte Position in der Gesellschaft, ihre öffentliche Präsenz, ihre Werte präg(t)en in besonderem Maße die modernen Gesellschaften und füll(t)en – gerade in Abgrenzung gegenüber anderen Menschen – die Vorstellung der Norm.

Von daher lohnt es, sich den Abgrenzungen von dem „Mann als Norm" zu nähern. Die Festlegungen und Kategorisierungen lassen sich ab dem späten 15. Jahrhundert zeigen. Mit dem von Europa ausgehenden Kapitalismus, der erst über die Kolonialisierung der übrigen Welt möglich wurde,[1] ist auch die Differenzierung der Menschen in Gruppen verbunden. Zentral ist die rassistische Unterteilung: So führte die Reconquista – die gewaltsame Durchsetzung des Christentums in Spanien durch die Beseitigung des letzten Kalifats – im Jahr 1492 zur Entrechtung und Vertreibung bzw. zur Zwangsbekehrung der Muslim*innen und Jüdinnen*Juden durch die Christ*innen. Den so durch Gewalt gewonnenen „Neu-Christ*innen" vertraute die christliche Obrigkeit im Folgenden aber nicht, sondern suchte sie von wichtigen Positionen auszuschließen. Wie aber „Neu-" und „Alt-Christ*innen" erkennen und unterscheiden? Hier taucht der Begriff „Rasse" auf und wird nach und nach inhaltlich gefüllt und als Herrschaftsverhältnis etabliert. (vgl. ausführlich Çetin, 2012, S. 28 ff.) Auch bei der Kolonialisierung der übrigen Welt durch Europa ist „Rasse" zentral. Mit rassistischen Unterscheidungen wurde gerechtfertigt, dass einige Menschen als Arbeitskräfte ausgebeutet und sogar versklavt werden durften, während andere von ihrer Arbeit profitierten. Die Auswirkungen des Kolonialismus, auch mit intensiver und schon früher (Anfang des 16. Jahrhunderts) Beteiligung des deutschsprachigen Raums, machen eindrücklich Martha Mamozai im Band *Schwarze Frau, weiße Herrin* (Mamozai, 1989 [1982]) und May Opitz (Ayim) in *Farbe bekennen* (Hrsg. Oguntoye et al., 1997 [1986]) deutlich.

[1] Kapitalistisches Wirtschaften bedeutet, dass das Kapital und seine Vermehrung vorrangiges Ziel des ökonomischen Handelns ist. Ziel ist Gewinn, der wieder neu angelegt wird, um zusätzlichen Gewinn zu erhalten usw. (Akkumulation). Das heißt, dass es immer neue „Anlagemöglichkeiten" geben muss, in die das durch den Gewinn angewachsene Kapital gehen kann – nötig ist also die ständig zunehmende Aneignung von Dingen, die von Menschen erzeugt wurden. Während die Akkumulation in anderen geographischen Regionen – z. B. im China und Japan des 14. Jahrhunderts, in Arabien – etwa durch politische Entscheidungen an einem bestimmten Punkt unterbrochen wurde, ermöglichte erst der Kolonialismus den Aufstieg des Kapitalismus zur Weltwirtschaft, mit Europa als Zentrum und den Kolonien als Peripherie.

> „Die Menschen der kolonisierten Regionen wurden als ‚wild' und ‚barbarisch' beschrieben und hierbei insbesondere Geschlechter- und Sexualitätsstereotype konstruiert. Zugeschrieben wurde ihnen von der kolonialen Wissenschaftsliteratur eine geringere Ausprägung binärer Geschlechterdifferenzen, eine größere ‚Verweiblichung' insbesondere der Männer des Orients (aber auch der männlichen Juden in Europa) und ein größerer Hang zu gleichgeschlechtlichen sexuellen Kontakten. In anderem Kontext wurde ihnen von der kolonialen Literatur hingegen ‚Aggressivität', ‚Promiskuität' und ‚Hypermaskulinität' konstruiert, Schwarze Männer wurden von den Weißen als potenzielle Vergewaltiger und Bedrohung für weiße Frauen stilisiert." (Voß & Wolter, 2019, S. 91)

Auch in Europa wurden Menschen extensiv ausgebeutet, dort wurden Menschen in Manufakturen gezwungen. Hier ging es also nicht um Kolonialismus, aber es zeigt sich, dass es auch in Europa zunächst keineswegs um die Anwerbung „freier Lohnarbeitender" ging, sondern Menschen wurden in diese Arbeitsstätten verschleppt. Der Sozialhistoriker Jürgen Kuczynski beschreibt:

> „Viele Manufakturen wurden der Zweckmäßigkeit halber gleich als Strafanstalten bevölkert und vor allem mit arretierten und zu Zwangsarbeit verurteilten Bettlern und Bettlerinnen aufgebaut. [...] Im Zuchthaus mußten Irre, Bettler, Schwachsinnige, Diebe, Ehebrecher, Kindesmörderinnen, erziehungsbedürftige Kinder und widerspenstige Dienstboten gemeinsam für die Unternehmer Wolle spinnen, Seide haspeln sowie Färbholz raspeln und schaben." (Kuczynski, 1963, S. 22 f.)

Die Armenhäuser waren ähnliche Zwangsanstalten. Dass bestimmte Menschen – schließlich die Arbeiterklasse – arbeiten sollten, während andere davon profitierten, erfolgte insbesondere durch Zuschreibungen „natürlicher" Merkmale. Diese Menschen seien nicht fähig zu den privilegierten, den Führungsaufgaben in der Gesellschaft (ebd.).

Aber selbst den privilegierten weißen bürgerlichen europäischen Frauen, die ansonsten z. B. bei der kolonisatorischen Ausbeutung und Unterdrückung den privilegierten Männern in nichts nachstanden (Mamozai, 1989 [1982]; Mamozai, 2000 [1990]), wurde in zunehmenden Maß der Zugang zu wichtigen gesellschaftlichen Positionen verwehrt. So wurden sie etwa von den sich um 1800 herausbildenden modernen Wissenschaften vollständig ausgeschlossen (Voß, 2008). In den wissenschaftlichen Disziplinen wurde, ebenfalls auf Basis biologisch-medizinischer Argumentationen der „Natürlichkeit", Frauen Inferiorität attestiert und auf dieser Basis ihre zurückgesetzte Stellung in der bürgerlichen Gesellschaft begründet. May Ayim (1997 [1986]) bringt es plastisch auf den Punkt:

> Erst mit der bürgerlichen Gesellschaft bildeten sich „mit den veränderten Produktionsbedingungen wirtschaftliche und ideologische Strukturen, die nichterwerbstätige Frauen in die ökonomische und emotionale Abhängigkeit von Männern drängten. Mit der Trennung in Privatsphäre und außerhäusliche Produktion kam der – von der beruflichen und politischen Lebenswelt ausgeschlossenen – Bürgersfrau die Rolle der treusorgenden Gattin, Hausfrau und Mutter zu. Diese Entmachtung wurde verklärt und idealisiert, wobei im 18. Jahrhundert die Mehrzahl der deutschen Frauen dem neuen Frauenideal nicht entsprechen konnte, weil sie in Manufakturen und Fabriken Schwerstarbeit leistete." (Opitz [Ayim] 1997 [1986], S. 25)

Die weißen bürgerlichen europäischen Männer bleiben bei den Ausschlüssen „der Anderen“ die Ungenannten. Gleichzeitig ist zunächst noch kein Ideal „des Mannes“ geronnen, in dem bestimmte Merkmale katalogisiert und als „Norm“ festgeschrieben wären. Das geschieht mit der im 19. Jahrhundert aufkommenden Militärstatistik, verwoben mit medizinischer Untersuchung und Klassifikation. Michel Foucault beschreibt eindrucksvoll, wie Bevölkerungspolitiken moderne Staaten und Regierungsweisen insbesondere seit dem 19. Jahrhundert ausmach(t)en. In den nationalen Politiken galt es zunehmend als wichtig, eine große und reproduktive Bevölkerung (mit bestimmten Merkmalen)[2] zu haben. Sie galt als Ausdruck der Stärke des Staates und auch seiner militärischen Leistungsfähigkeit. Zur Wehrpflicht, die zunächst in Frankreich eingeführt und dann in zahlreichen europäischen Staaten durchgesetzt wurde, sollte die gesamte männliche Bevölkerung herangezogen werden. Gleichzeitig sollte die Gesundheit der Rekruten geprüft werden. So wurden einerseits demographische Erhebungen nötig, damit auch kein Mann dem Militär entging (gerade wenn er arm war), andererseits wurden bei der medizinischen Untersuchung – der Musterung – statistische Daten zu physischen Merkmalen und dem Gesundheitszustand erhoben. Und das Militär etablierte sich – in Abgrenzung zum Weiblichen – als der männliche Ort schlechthin.[3] (ausführlich Hartmann, 2011).

► Die Idealvorstellung davon, was ein „Mann als Norm“ sein könnte, die sich in den Anfängen der bürgerlichen Gesellschaft lediglich aus Zuschreibungen von Privilegien speiste und ggf. mit künstlerischen Körperproportionen in Verbindung stand (Peters, 2010), wurde durch die Vermessung der Bevölkerung zur kategorisierenden und klassifikatorischen Norm, mit Ansprüchen an physische, physiologische und charakterliche Merkmale.

„Norm“ bedeutet dabei (oft) den Mittelwert bezogen auf das jeweils untersuchte Merkmal, wobei von diesbezüglich individuellen Unterschieden abgesehen wird. Ebenso außerhalb des Blicks bleiben andere Kennzeichen, die nicht in den medizinischen Untersuchungen erhoben werden.

„Der Mann“ als Resultat der Disziplinierung und Normalisierung bleibt dabei weiterhin mit rassistischen und sexistischen Stereotypen verbunden. Weiß, bürgerlich und europäisch ist er „zivilisiert“ – wobei auch für ihn ein bürgerlicher Lernprozess als notwendig gesehen wird, die eigene „männliche Triebhaftigkeit“ im Zaum zu halten, wie sie auch

[2] Die Bildung einer „Nation“ basiert immer auf Ein- und Ausschlüssen und wird damit über rassistische Zuschreibungen und Ausschlüsse erreicht – sehr gut hierzu: Balibar / Wallerstein 1992 (1988).

[3] Selbstverständlich kamen auch hier zunehmend Möglichkeiten auf, mit denen privilegierte Bürgerliche ihre Kinder vom Wehrdienst befreien konnten, etwa indem sie einen „Ersatz“ schickten (einkauften) bzw. teilweise bereits bei der Geburt eine „Versicherung“ abschließen konnten, die das Kind vom Wehrdienst befreite. Für eine bürgerliche Mittelschicht stellte das Militär hingegen angesehene (Führungs-)Positionen bereit.

in Bezug auf die Bürgerlichen bei der Jugend problematisiert wird (Kucklick, 2008). Als prinzipiell „triebhaft“ oder „wild“ gelten den Privilegierten dagegen die Männer in den europäischen Fabriken und Bergwerken und insbesondere die kolonialisierten Männer, die als „abweichend“ und „anders“ dargestellt, aber gleichzeitig als erotisch und unwiderstehlich imaginiert werden (Petzen, 2011 [2005]). Bei aller aktuellen Pluralisierung der „Männlichkeiten“ scheint die rassistische Zuschreibung aufrechterhalten und weiter befestigt zu werden.

Die sich so etablierenden und durch (biologisch-medizinische) Wissenschaften befestigenden Differenzen der verschiedenen Gruppen von Menschen konnten in der modernen Gesellschaft damit als „gerecht“, als Ausdruck „natürlicher Unterschiede“ erscheinen – und nicht als Diskriminierung im heutigen Sinne. So galten die deutlich geringeren Löhne, die Frauen im Vergleich zu den Männern im selben Tätigkeitsfeld gezahlt wurden, als Ausdruck eines geringeren Leistungsvermögens der Frauen, aufgrund einer „schwächeren Konstitution“. So stellt schon Jürgen Kuczynski im Rückblick auf die Entwicklung des Kapitalismus in England fest:

> „Die Löhne der Frauen und Kinder sind zum Teil bestenfalls als Taschengelder zu bezeichnen, und lagen auch bei den Frauen nicht selten um 50 bis 80 Prozent unter denen der Männer. Diese niedrigen Frauenlöhne sind ein Ausdruck der allgemeinen Position der Frauen, die in jeder Beziehung hinter den Männern zurückstehen mußten: in der Bezahlung wie in der Erziehung, in der Politik wie auf jedem anderen Gebiet des gesellschaftlichen Lebens.“ (Kuczynski, 1949, S. 102)

In seinem 1963 erschienenen Band *Studien zur Geschichte der Lage der Arbeiterin in Deutschland von 1700 bis zur Gegenwart* führt Kuczynski die Zusammenhänge von kapitalistischer Produktionsweise und Geschlecht detailliert aus und reflektiert auch die Auswirkungen, die mit einer Angleichung der Löhne zwischen Frauen und Männern verbunden wären. Gisela Bock und Barbara Duden fokussieren mit ihrem Beitrag *Arbeit aus Liebe – Liebe als Arbeit: zur Entstehung der Hausarbeit im Kapitalismus* (1976/77) auf die Positionierung von Frauen in der kapitalistischen Gesellschaftsordnung. Sie stellen eine „Abspaltung“ von Reproduktionsarbeit als nicht bzw. gering entlohnten, gesellschaftlich kaum geschätzten weiblich zugeschriebenen Tätigkeitsbereich neben der männlich zugeschriebenen Erwerbsarbeit fest.

Die Differenzen sind auch heute noch aktuell. In den lukrativen und prestigeträchtigen Positionen in Wirtschaft, Politik und Wissenschaft sind in der Bundesrepublik Deutschland auch heute nur ausnahmsweise Frauen zu finden. Die OECD ermittelt in ihren kontinuierlichen Untersuchungen, dass der Lohnabstand zwischen Männern und Frauen in Deutschland besonders ausgeprägt ist. Addiert man den geschlechtsspezifischen Lohnabstand („Gender Pay Gap“), der bei rund 20 % liegt und bedeutet, dass Frauen bei vergleichbarer Eignung in beruflichen Positionen 20 % weniger Lohn erhalten, mit der größeren „Teilzeitneigung“ von Frauen, so ergibt sich eine Lohndifferenz von rund 40 % zwischen Männern und Frauen in Deutschland. Das bedeutet, dass Frauen in Deutschland heute weiterhin in weitreichender ökonomischer Abhängigkeit ihrer Ehemänner leben. (Rumpf, 2017).

Heute wird in der ungleichen Verteilung der Positionen und der differenten Entlohnung in der Regel ein Problem (eine Diskriminierung) gesehen – und es ziehen sich nur noch einzelne Akteure (wie die AfD) auf das Argument natürlicher Unterschiede zurück, um ungleiche Behandlung von Männern und Frauen zu rechtfertigen. Das „Allgemeine Gleichbehandlungsgesetz" zielt auf mehr Gleichstellung, genau wie auch das „Grundgesetz" der Bundesrepublik bereits seit mehreren Jahrzehnten in eine Richtung interpretiert wird, dass Männer und Frauen gleich zu behandeln seien (bei Anerkennung erforderlicher Fördermaßnahmen, um eine lange währende Benachteiligung von Frauen abzustellen).

2 Jenseits der Zweigeschlechtlichkeit: Die Etablierung von „Störungen" und „Abweichungen"

Der „Mann als Norm" wird im Zuge der Entwicklungen – und insbesondere durch Zutun der modernen europäischen Wissenschaften – reproduktiv auf „die Frau" bezogen. Wenn auch „schwächer" im Vergleich zum Mann wird sie in den bürgerlichen wissenschaftlichen und gesellschaftlichen Aushandlungen als für „ihre natürlichen Funktionen" perfekt dargestellt. Ihr grundlegender Ausschluss aus Wissenschaft, Politik und Wirtschaft ist auf diese Weise verbunden mit ihrer Perfektion zur Mutter – mit den dafür erforderlichen biologischen Merkmalen.

Ist die gesellschaftliche und die wissenschaftliche Positionierung dabei zunächst, auch mit geschlechtlicher Unklarheit und Widersprüchlichkeit (Stichwort: Ambiguität) einigermaßen unbefangen umzugehen, so ändert sich auch das im Verlauf der Etablierung moderner Gesellschaft und ihrer Wissenschaft. Aber der Reihe nach: In längerer gesellschaftlicher (und auch verrechtlichter) Tradition waren Bestimmungen für „geschlechtlich untypische" Menschen festgelegt. Etwa:

1. „Bei einem Zwitter fragt sich, welchem Geschlecht er gleichzusetzen sei. Ich glaube eher demjenigen, das bei ihm überwiegt." Ulpianus, röm. Jurist, 2./3. Jh. u.Z. (nach: Wacke, 1989, S. 879–881; Thomas, 1993, S. 107)
2. „Ob ein Zwitter zur Testamentserrichtung (als Zeuge) hinzugezogen werden kann, richtet sich nach dem Geschlecht, dessen Begierden sich in ihm regen." Paulus, röm. Jurist, 2./3. Jh. u.Z. (nach: Wacke, 1989, S. 879–881; Thomas, 1993, S. 107)
3. Im „Codex Maximilianeus Bavaricus Civilis" (1756) heißt es in Kap. 3, § 2: „ [...] Hermaphroditen werden 2. dem Geschlecht beygezehlt, welches nach Rath und Meinung deren Verständigen vordringt, falls sich aber die Gleichheit hierin bezeigt, sollen sie selbst eins erwählen, und von dem Erwählten sub Poena Falsi[4] nicht abweichen. [...]" (nach: Wacke, 1989, S. 883, 887; Hirschauer, 1999 (1993), S. 71)

[4] *Sub Poena Falsi*, lat.: bei Strafe für Zuwiderhandlung.

Hierauf baut das Verständnis moderner Wissenschaft, auch der Medizin und der sich begründenden Biologie, zunehmend auf. Etwa einer der Namensgeber der Humboldt-Universität zu Berlin, Wilhelm von Humboldt, plädierte für geschlechtlich offenes Denken. In seinem Aufsatz „Über die männliche und weibliche Form", der 1795 in der Zeitschrift *Die Horen* erschien, führte er aus: „…reine Männlichkeit und Weiblichkeit auch nur aufzufinden, ist unendlich schwer, und in der Erfahrung schlechterdings unmöglich". An späterer Stelle setzte er fort, wiederum bezogen auf Geschlecht: „Von diesen beiden charakteristischen Merkmalen der menschlichen Gestalt, deren eigentümliche Verschiedenheit in der Einheit des Ideals verschwindet, herrscht in jedem Geschlecht eins vorzugsweise, indes das andere nur nicht vermisst wird." Humboldt entwickelte Idealtypen im Sinne „reiner Weiblichkeit" und „reiner Männlichkeit" – und kam zu dem Schluss, dass diese Idealtypen beim Menschen nie in dieser „Reinform" auftreten würden. Menschen wären stets eine geschlechtliche Mischung.

▶ Dass jeder Mensch „weiblich-und-männlich" zugleich sei, wurde zu einer bedeutenden Denkrichtung in den modernen Wissenschaften. Biologen und Biologinnen leiteten diese Geschlechtermischung aus einer gemeinsamen geschlechtlichen Anlage ab. Jeder Embryo habe zunächst das Potenzial sich in jegliche geschlechtliche Richtung zu entwickeln.

Wie bedeutsam solche Perspektiven in den biologisch-medizinischen Wissenschaften und der gesellschaftlichen Aushandlung waren, wird unter anderem darin ersichtlich, dass Richard Goldschmidt, einer der bedeutenden Genetiker des frühen 20. Jahrhunderts, nachdem in den 1920er-Jahren auch für den Menschen die „Geschlechtschromosomen" beschrieben worden waren, nicht etwa eine vermeintliche Klarheit und Eindeutigkeit bipolarer Geschlechtlichkeit postulierte, sondern vielmehr auf die „lückenlose Reihe geschlechtlicher Zwischenstufen" fokussierte (Satzinger, 2009). Aber auch die Vorstellung „geschlechtlicher Zwischenstufen" trägt schon die Typisierung und Reihung in sich, mit der die Wissenschaftler die Menschen sortieren und „wie Insekten aufreihen und auf seltsame Namen taufen" (Foucault, 1983 [1976], S. 59; Peters, 2010, S. 178).

▶ Das Anschauen, Ordnen und Typisieren ist eine zentrale wissenschaftliche Methode und trägt zur Kategorisierung und Klassifizierung von „Menschengruppen" in der modernen Gesellschaft bei.

Deutet sich beim oben zitierten „Codex Maximilianeus Bavaricus Civilis" (1756) schon der Verweis auf die Medizin als die das Geschlecht bestimmende Instanz an, so wird sie im Verlauf des 20. Jahrhunderts zu der Instanz, die geschlechtliche Eindeutigkeit zunächst bezeugen und schließlich herstellen soll. So erläutern im Jahr 1900 die Verfasser des, nach der Gründung des Deutschen Reiches, noch recht neuen Bürgerlichen Gesetzbuches, weshalb der Paragraf für Hermaphroditen entfallen konnte:

> „Nach dem heutigen Stande der medizinischen Wissenschaft darf angenommen werden, daß es weder geschlechtslose noch beide Geschlechter in sich vereinigende Menschen gibt, daß jeder sog. Zwitter entweder ein geschlechtlich mißbildeter Mann oder ein geschlechtlich mißbildetes Weib ist. Der Satz des römischen Rechts, daß der Zwitter dem bei ihm überwiegenden Geschlechte zuzuzählen sei, trifft das Richtige, folgt aber aus der Sachlage von selbst; [...]" (nach: Wacke, 1989, S.870)

Befand sich eine solche das Binäre erhöhende Perspektive zu Beginn des 20. Jahrhunderts noch in deutlicher – und gleichberechtigter – Aushandlung mit den Modellen, die wie der zitierte Goldschmidt von einer geschlechtlichen Offenheit, einer „Geschlechterwandlung und -mischung" ausgingen, so wurde der letztere Strang durch die Wirkung der deutschen Nazis abgeschnitten. Die Historikerin Helga Satzinger reflektiert die Bedeutung des Nationalsozialismus:

> „In den Jahren zuvor [in den 1920er und beginnenden 1930er Jahren] war das Konzept der genetischen und hormonellen Geschlechterwandlung und -mischung sehr breit diskutiert worden, die Dominanz des bipolaren Modells war erst in den 1930er Jahren durch das Fehlen [der] Vertreter [des Konzepts der Geschlechtermischung, Anm. HV], die emigrieren mussten, zustande gekommen." (Satzinger, 2009, S. 399)

Die Wirkung war aus unterschiedlichen gründen international: Einerseits hatte, durch die erörterten gesellschaftspolitischen Fragen, die Sexualwissenschaft in Deutschland ihre „Wiege", andererseits fanden sich hier neuartige Forschungseinrichtungen, die international noch ihresgleichen suchten.

Auch nach 1945 wurde zunächst nicht wieder an die früheren Modelle der „Geschlechterwandlung und -mischung" angeschlossen, vielmehr setzten sich durch das Wirken des Nationalsozialismus Vorstellungen der „Störung" und „Abweichung" durch – sowohl im Westblock als auch im Ostblock (Voß, 2023).

3 Anpassung an die Norm und Auslöschung der „Abweichung" als Ziel: Die Gewalt gegen intergeschlechtliche und trans*geschlechtliche Menschen erscheint zunächst als „gerecht"

Während die Schriften der jüdischen und der weiteren Emigrierten auch nach 1945 in West und Ost nicht oder kaum rezipiert wurden, gehen einerseits die Karrieren und andererseits die Denktraditionen der nationalsozialistischen Wissenschaftler weiter. Etwa Heinz Hunger, der noch heute als ein zentraler Begründer einer emanzipatorischen Sexualpädagogik West nahezu ausschließlich positiv rezipiert wird (Voß, 2023), in der Nazi-Zeit aber an der „Auslöschung des jüdischen Einflusses auf die Psychoanalyse" arbeitete, führt in Referenz zu dem DDR-Sozialhygieniker Rudolf Neubert aus, dass die

„Erörterungen über die Sexualfrage…“ insbesondere „…von der Sexualpathologie aus[ging] (Freud, Bloch, Magnus Hirschfeld und seine Schule). Infolgedessen wurden Abwegigkeiten der Sexualität, auch wenn sie zahlenmäßig bedeutungslos waren, in den Vordergrund gerückt und verdrängten die Erörterungen des eigentlichen Problems“ (Hunger, 1970, S. 101).

Im Umgang mit Intergeschlechtlichkeit, trans* Geschlechtlichkeit, aber auch Homosexualität lässt sich in West wie Ost der auf „Auslöschung“ der „Abweichung“ fokussierte Umgang feststellen. Erst seit Mitte der 1990er-Jahre im Hinblick auf Homosexualität und der 2010er-Jahre hinsichtlich Intergeschlechtlichkeit und trans* Geschlechtlichkeit zeigt sich ein verändertes gesellschaftliches Verständnis (Voß, 2023). Es setzt sich gesellschaftlich zunehmend die Perspektive durch, dass der Mensch in seiner Individualität anerkannt werden sollte und ein Recht auf selbstbestimmte Entfaltung hat, auch in geschlechtlicher und sexueller Hinsicht. Das Grundgesetz wird, auch vor dem Hintergrund der internationalen Verpflichtungen, die die Bundesrepublik Deutschland eingegangen ist, zunehmend in einer solchen Weise interpretiert, dass es den Menschen in seinen individuellen Rechten als den zentralen Bezug und ihn auch vor staatlichem Zugriff zu schützen hat. Auch die Gleichberechtigung der Geschlechter wird heute weiter gesehen – so ist es, anders als in den 1970er-Jahren, heute nicht mehr möglich, dass der Ehemann die Erwerbsarbeit „seiner“ Ehefrau kündigt, weil er meint, dass sie „ihre Pflichten“ im Haushalt vernachlässige. Anders als noch bis 1997 muss eine Ehefrau heute nicht mehr Vergewaltigung in der Ehe als „ein Anrecht“ des Ehemannes ertragen. Und – im Hinblick auf trans* Geschlechtlichkeit und Intergeschlechtlichkeit – gilt es heute nicht mehr als legitim, dass ein Mensch, der im Personenstand den Geschlechtseintrag ändern lassen möchte, sich zunächst erst sterilisieren lassen muss, wie es im *Transsexuellengesetz* bis zu einer Entscheidung des Bundesverfassungsgerichts im Jahr 2011 festgeschrieben war; seit 2021 sind die zuvor stattfindenden und äußerst traumatisierenden geschlechtszuweisenden und -vereindeutigenden medizinischen Eingriffe an intergeschlechtlichen Minderjährigen prinzipiell verboten.

Aus einer solchen Tradition der Festschreibung einer „Natur“ der Aufgaben zweier Geschlechter und der Auslöschung von „Abweichungen“ auch mithilfe von Zwangsmaßnahmen und medizinischen Zwangseingriffen kommend, wird deutlich, dass sich die deutsche Gesellschaft überhaupt erst den Stand erarbeiten musste, Gewalt und Diskriminierung gegenüber trans*geschlechtlichen und intergeschlechtlichen Menschen – und jetzt auch explizit geschlechtlich non-binären Menschen – als solche zu erkennen. Es wäre verwunderlich, wenn „jetzt schon“ Gewalt und Diskriminierung in der Gesellschaft und im direkten Umgang der Menschen untereinander der Vergangenheit angehörten, nur weil 2017 und 2021 erste Gesetze erlassen wurden, die die geschlechtliche Selbstbestimmung von Menschen fördern sollen. Seit 2017 ist – als Reaktion auf eine Entscheidung des Bundesverfassungsgerichts – der Geschlechtseintrag „divers“ möglich; seit 2021 ist im Sozialgesetzbuch VIII, das bedeutsam für KiTa, Hort, Kinder- und Jugendhilfe und Einrichtungen der sog. „Behindertenhilfe“ ist, festgelegt, dass „die unterschiedlichen

Lebenslagen von Mädchen, Jungen sowie transidenten, nichtbinären und intergeschlechtlichen jungen Menschen zu berücksichtigen, Benachteiligungen abzubauen und die Gleichberechtigung der Geschlechter zu fördern“ sind (SGB VIII, § 9, Abs. 2 und 3).

Die deutsche Gesellschaft ist hier erst am Anfang. Und das Ergebnis ist ungewiss. Denn anders als bei Richard Goldschmidt und Magnus Hirschfeld, die Möglichkeiten abseits von „Schubladen“ und klarer Kategorisierung und Klassifikation sahen, geht die deutsche Gesellschaft von den Vereindeutigungen aus. Thomas Bauer, Arabist aus Münster, der sich viel mit den Kategorisierungs- und Klassifikationsbemühungen in der europäischen Moderne befasst hat, führt hierzu nachdenklich aus:

> „Beim Menschen sind die Verhältnisse naturgemäß etwas komplizierter [als bei der Tomate, Anm. HV]. Aber auch hier sehen wir, dass die Untergliederung in Kästchen Vielfalt nicht fördert. Kästchenbildung wirkt nicht integrativ, sondern abschottend, trennend, segregierend. Sie führt mithin auch kaum zu Akzeptanz, sondern allenfalls zu Toleranz. […] Wollen wir darüber hinauskommen, müssen wir lernen, das Widersprüchliche, das Vage, das Vieldeutige, das Nichtzuzuordnende, das Nichtklärbare als den Normalfall der menschlichen Existenz hinzunehmen, es mindestens zu achten, vielleicht sogar zu lieben.“ (Bauer, 2018.)

4 Aktuelle Daten zu Gewalt und Diskriminierung gegen trans*geschlechtliche, intergeschlechtliche und geschlechtlich non-binäre Personen

Trans*geschlechtliche und intergeschlechtliche Menschen sind in Deutschland, wie bis hier deutlich wurde, staatlicher Fremdbestimmung und institutionalisierten Übergriffen ausgesetzt. Erst durch kontinuierlichen Aktivismus der Menschen ließen sich nun erste Veränderungen erreichen, von der Erhebung von Diskriminierungs- und Gewalterfahrungen überhaupt bis zur zunehmenden Anerkennung geschlechtlicher Selbstbestimmung. Zu den Diskriminierungs- und Gewalterfahrungen gibt es mittlerweile auch für Deutschland aussagekräftige Studienergebnisse, die im Folgenden vorgestellt werden – für geschlechtlich non-binäre Personen stehen die Daten noch aus.

4.1 Trans*geschlechtliche Menschen

Laut Fundamental Rights Agency (FRA, 2014) hatten 58 % der befragten deutschen trans*geschlechtlichen Menschen in den letzten zwölf Monaten Diskriminierungen oder Gewalt erlebt. In der EU-weiten Erhebung gaben 37 % der Befragten an, sich bei der Arbeitssuche diskriminiert gefühlt zu haben; 27 % fühlten sich am Arbeitsplatz, 24 % in Schule oder Hochschule diskriminiert. Die Nachfolge-Studie Fundamental Rights Agency (2020) weist keine nennenswerten Verbesserungen aus (Güldenring & Sauer, 2017; Plöderl, 2020; Timmermanns et al., 2021). Suizidversuche berichteten in den

Studien ca. 30 bis 40 % der Befragten. Betrachtet man die genannten Diskriminierungserfahrungen genauer, können – orientiert an Franzen und Sauer (2010) – folgende Diskriminierungsformen im Hinblick auf trans* Geschlechtlichkeit herangezogen werden:

1. *Strukturelle Diskriminierung in medizinisch-psychologischen und rechtlichen Praktiken:* entwürdigende rechtliche Regelungen zur Vornamens- und Personenstandsänderung; entwürdigende medizinische Umgangsweisen im Kontext von Begutachtungen und Alltagstest für behördliche Vorgänge und die Kostenübernahmen der Krankenkassen
2. *Diskriminierung im Arbeitsleben und in anderen Domänen:* Transgeschlechtliche Menschen können aufgrund von Minderheiten-Stress in der Schule schlechtere Noten haben, sie haben schlechtere Berufs- und Aufstiegschancen, in vergleichbaren Positionen haben sie tendenziell eine schlechtere Entlohnung.
3. *Soziale Isolation, Gewalterfahrungen und psychosoziale Gesundheit:* Behördlicher und medizinischer Umgang wirken sich massiv auf die Möglichkeiten und Lebenswege von transgeschlechtlichen Personen aus. Hinzu kommen familiäre und soziale Ausgrenzungserfahrungen sowie gesellschaftliche Stigmatisierungen. Ergebnis können psychische Belastungen und soziale Situation sowie konkrete Gewalterfahrungen sein.
4. *Mangelnde Unterstützung durch Anlauf- und Beratungsstellen:* Herkömmliche Beratungsstellen sind oft nicht transsensibel – auch weil die entsprechenden Inhalte in der Ausbildung der Fachkräfte fehlen. Spezifische Angebote für transgeschlechtliche Personen gibt es nur vereinzelt und oft nur in Großstädten. (Franzen & Sauer, 2010.)

4.2 Intergeschlechtliche Menschen

Intergeschlechtlich geborene Menschen waren, gerade wenn sie früh durch die Medizin erkannt und geschlechtszuweisenden und -vereindeutigenden Eingriffen unterzogen wurden, erheblichen Belastungen ausgesetzt (Deutscher Ethikrat, 2012). Die medizinischen Eingriffe waren schwerwiegend und komplikationsbehaftet; die Eltern waren involviert, mit Auswirkungen auf die Eltern-Kind-Bindung (Intersexuelle Menschen e. V. & XY-Frauen 2008; Voß, 2012; Ghattas & Sabisch, 2017; Schweizer, 2017; Krämer, 2019). Entsprechend lassen sich Diskriminierungen mit Auswirkungen in alle Lebensbereiche ableiten (FRA, 2020).

Eine vom Deutschen Ethikrat initiierte Online-Umfrage ergab, dass von den 199 teilnehmenden intergeschlechtlichen Menschen 27 % Diskriminierung und Ausgrenzung, 16 % Tabuisierung des Themas Intergeschlechtlichkeit und 10 % körperliche Gewalt wiederkehrend erlebt hatten (Deutscher Ethikrat 2012). 42 % gaben an, sich gesamtgesellschaftlich schlecht bis sehr schlecht integriert zu fühlen (ebd.). Für den internationalen europäischen Kontext liegen mit der Untersuchung Fundamental Rights Agency (FRA. 2020) erstmals umfassende Ergebnisse zu den Diskriminierungserfahrungen von Intergeschlechtlichen vor: Nahezu zwei Drittel der befragten Intergeschlechtlichen haben in den letzten zwölf Monaten Diskriminierungen erlebt (FRA, 2020). Suizidgedanken gaben etwa 45 % im Lebensverlauf an (Plöderl, 2020).

5 Fazit

Geschlechtliche (und sexuelle) Selbstbestimmung steht in der Bundesrepublik Deutschland erst am Anfang. Entsprechend werden die gesellschaftlichen Aushandlungen um die Veränderungen harsch geführt. Dennoch sind wir erst dabei uns Toleranz zu erstreiten.

- Es steht noch aus – und im Anschluss an Thomas Bauer (2018) wünschenswert wäre, dass „wir lernen, das Widersprüchliche, das Vage, das Vieldeutige, das Nichtzuzuordnende, das Nichtklärbare als den Normalfall der menschlichen Existenz hinzunehmen, es mindestens zu achten, vielleicht sogar zu lieben" (Bauer, 2018).

Mich fasziniert hier „das Nichtklärbare als Normfall" – es bedeutet ein Einlassen auf jeden Menschen und die Kritik an Stereotypen, die dazu führen, dass das Ende einiger Menschenleben betrauert wird, das Ende anderer nicht.

Literatur

Balibar, É., & Wallerstein, I. (1992 [frz. 1988]). *Rasse – Klasse – Nation. Ambivalente Identitäten* (2. Aufl.). Argument Verlag.

Bauer, T. (2018). *Die Vereindeutigung der Welt: Über den Verlust an Mehrdeutigkeit und Vielfalt.* Reclam Verlag.

Bock, G., & Duden, B. (1977). Arbeit aus Liebe – Liebe als Arbeit: Zur Entstehung der Hausarbeit im Kapitalismus. In *Frauen und Wissenschaft: Beiträge zur Berliner Sommeruniversität für Frauen, Juli 1976.* (S. 118–199). Courage-Verlag.

Çetin, Z. (2012). Homophobie und Islamophobie. Intersektionale Diskriminierungen am Beispiel binationaler schwuler Paare in Berlin. Transcript Verlag.

DeutscherEthikrat (2012). Stellungnahme Intersexualität.https://www.ethikrat.org/fileadmin/Publikationen/Stellungnahmen/deutsch/DER_StnIntersex_Deu_Online.pdf. Zugegriffen: 9. Juni 2024.

Foucault, M. (1983, frz. 1976). *Der Wille zum Wissen – Sexualität und Wahrheit 1.* Suhrkamp.

FRA (Fundamental Rights Agency) (2014). *Being Trans in the European Union: Comparative analysis of EU LGBT survey data.* Wien.

FRA (Fundamental Rights Agency) (2020). *A long way to go for LGBTI equality.* Wien.

Franzen, J., & Sauer, A. (2010). *Benachteiligung von trans* Personen, insbesondere im Arbeitsleben.* Antidiskriminierungsstelle des Bundes.

Ghattas, D. C., & Sabisch, K. (2017). Mehr als „Mann" und „Frau" – Menschenrechte und Teilhabe intergeschlechtlicher Personen in Deutschland. In E. Diehl (Hg.), *Teilhabe für alle? Lebensrealitäten zwischen Diskriminierung und Partizipation.* (S. 158–172). Bundeszentrale für politische Bildung.

Güldenring, A., & Sauer, A. (2017). Trans*… inklusiv? Geschlechtsidentitäten in Medizin, Recht und Gesellschaft. In E. Diehl (Hg.), *Teilhabe für alle? Lebensrealitäten zwischen Diskriminierung und Partizipation.* (S. 231–257). Bundeszentrale für politische Bildung..

Hartmann, H. (2011). *Der Volkskörper bei der Musterung: Militärstatistik und Demographie in Europa vor dem Ersten Weltkrieg.* Wallstein Verlag.

Hirschauer, S. (1999 [EA 1993]): *Die soziale Konstruktion der Transsexualität.* Suhrkamp.

Humboldt, W. von (1959a [EA 1795]). Ueber den Geschlechtsunterschied und dessen Einfluß auf die organische Natur. Die Horen, 1: In P. Raabe [Hrsg., 1959,: *Fotomechanisch hergestellte Neuausgabe von „Die Horen" Band 1/2* (S. 215–248). Wissenschaftliche Buchgesellschaft.

Humboldt, W. von (1959a [EA 1795]). Ueber die männliche und weibliche Form. Die Horen, 1: S.332–355 und Bd. 2: S.378–404. In P. Raabe, [Hrsg., 1959], *Fotomechanisch hergestellte Neuausgabe von „Die Horen" Band 1/2.* Wissenschaftliche Buchgesellschaft.

Hunger, H. (1970). *Das Sexualwissen der Jugend – Ein Report für Erzieher.* Herder Verlag.

Intersexuelle Menschen e. V. & XY-Frauen (2008). *Schattenbericht zum 6. Staatenbericht der Bundesrepublik Deutschland zum Übereinkommen der Vereinten Nationen zur Beseitigung jeder Form der Diskriminierung der Frau (CEDAW).* https://im-ev.de/pdf/Schattenbericht_CEDAW_2008-Intersexuelle_Menschen_e_V.pdf. Zugegriffen: 9. Juni 2024.

Krämer, A. (2019). Intersex aus soziologischer Perspektive. Eltern – Medizin – Gesellschaft. In Knoll J, Nierop J, Schreiber G (Hg.), *Diverse Identität. Interdisziplinäre Annäherung an das Phänomen Intersexualität.* (S. 55–66). creo-media.

Kucklick, C. (2008). *Das unmoralische Geschlecht: Zur Genese der negativen Andrologie.* Suhrkamp Verlag.

Kuczynski, J. (1949). *Die Geschichte der Lage der Arbeiter in England – von 1640 bis in die Gegenwart.* Die Freie Gewerkschaft Verlagsgesellschaft mbH.

Kuczynski, J. (1963). *Studien zur Geschichte der Lage der Arbeiterin in Deutschland von 1700 bis zur Gegenwart* (Die Geschichte der Lage der Arbeiter unter dem Kapitalismus, Bd. 18). Akademie Verlag.

Mamozai, M. (1989 [EA 1982]). *Schwarze Frau, weiße Herrin: Frauenleben in den deutschen Kolonien.* Rowohlt Taschenbuch.

Mamozai, M. (2000 [EA 1990]). *Komplizinnen.* Rowohlt Taschenbuch.

Oguntoye, K., Opitz [Ayim], M.,. & Schultz, D. (1997 [EA 1986]). *Farbe bekennen: Afro-deutsche Frauen auf den Spuren ihrer Geschichte.* Fischer Taschenbuch.

Peters, K. (2010). *Rätselbilder des Geschlechts – Körperwissen und Medialität um 1900.* Diaphenes Verlag.

Petzen, J. (2011 [EA 2005]). Wer liegt oben? Türkische und deutsche Maskulinitäten in der schwulen Szene. In K. Yılmaz-Günay (Hg.), *Karriere eines konstruierten Gegensatzes: Zehn Jahre „Muslime versus Schwule".* (S. 25–45). Selbstverlag.

Plöderl, M. (2020). Suizidrisiko bei LSBTI*. In M. Böhm & S. Timmermanns (Hrsg.), *Sexuelle und geschlechtliche Vielfalt: Interdisziplinäre Perspektiven aus Wissenschaft und Praxis* (S. 291–306). Beltz Juventa.

Rumpf, M. (2017). Keynote: Familienpolitik in Deutschland im internationalen Vergleich. https://youtu.be/I6zYLwncfuE?si=LEcQUCU8CDNpUEUb. Zugegriffen: 8. Juni 2024.

Satzinger, H. (2009). *Differenz und Vererbung. Geschlechterordnungen in der Genetik und Hormonforschung 1890–1950.* Böhlau Verlag.

Schweizer, K. (2017). Herausforderungen der Gesundheitsversorgung bei Intergeschlechtlichkeit. In S. Männergesundheit (Hrsg.), *Sexualität von Männern – Dritter Deutscher Männergesundheitsbericht* (S. 253–268). Psychosozial-Verlag.

Thomas, Y. (1993). Die Teilung der Geschlechter im römischen Recht. In G. Duby, M. Perrot, P. S. Pantel (Hrsg.), *Geschichte der Frauen – Band I Antike* (S. 105–171). Campus Verlag,

Timmermanns, S., Graf, N., Merz, S., & Stöver, H. (2021). *„Wie geht's euch?": Psychosoziale Gesundheit und Wohlbefinden von LSBTIQ**. Beltz Juventa.

Voß, H.-J. (2008). Feministische Wissenschaftskritik am Beispiel der Naturwissenschaft Biologie. In: U. Freikamp, M. Leanza, J. Mende, S. Müller, P. Ullrich, H.-J.. Voß, (Hrg.), *Kritik mit Methode? Forschungsmethoden und Gesellschaftskritik*. (S. 233–252). Karl Dietz Verlag.

Voß, H-J (2012). *Intersexualität – Intersex. Eine Intervention.* Unrast Verlag.

Voß, H.-J., & Wolter, S. (2019). *[EA 2013])*. Queer und (Anti-)Kapitalismus: Schmetterling Verlag.

Voß, H.-J. (2023): *Einführung in Sexualpädagogik und Sexuelle Bildung: Basisbuch für Studium und Weiterbildung*. Kohlhammer Verlag.

Wacke, A. (1989). Vom Hermaphroditen zum Transsexuellen – Zur Stellung von Zwittern in der Rechtsgeschichte. In H. Eyrich (Hg.), *Festschrift für Kurt Rebmann zum 65. Geburtstag* (S. 861–903). München.

Heinz-Jürgen Voß hat die Professur für Sexualwissenschaft und sexuelle Bildung am Fachbereich Soziale Arbeit. Medien. Kultur der Hochschule Merseburg inne und ist dort Prorektor*in für Studium und Lehre. Forschungsschwerpunkte sind geschlechtliche und sexuelle Selbstbestimmung, Prävention von sexualisierter Gewalt und biologisch-medizinische Geschlechtertheorien. Zuletzt veröffentlichte Voß das Lehrbuch „Einführung in die Sexualpädagogik und Sexuelle Bildung: Basisbuch für Studium und Weiterbildung" (Stuttgart 2023).

II. Herausforderungen der Praxis

Erfahrungen von trans* Kindern, Jugendlichen und ihren Sorgeberechtigten im Gesundheitswesen

Tina Brokmeier, Sandra Mucha, Milena Siebald und Manuel Föcker

▶ Das Gesundheitswesen ist auf den zunehmenden Bedarf an qualifizierten Versorgungsangeboten für trans* Kinder- und Jugendliche nicht gut vorbereitet. Durch unzureichendes Wissen in Bezug auf die Bedürfnisse der Betroffenen wird deren Leidensdruck verstärkt. In diesem Kapitel werden die Ergebnisse aus der TRANS*KIDS Studie zu Erfahrungen von trans* Kindern, Jugendlichen und ihren Sorgeberechtigten aus dem Gesundheitswesen vorgestellt. Anhand der Daten werden positive und negative Situationen aus Sicht der trans* Kinder, Jugendlichen und ihren Sorgeberechtigten erläutert. Folgende Aspekte, die für die Gestaltung der Situationen im Gesundheitssystem aus Betroffenensicht bedeutsam sind, werden herausgestellt: Wissen um das Thema trans*, eine gute fachliche Vernetzung, Verwendung des gewünschten Pronomens, Partizipation in der Gestaltung der Untersuchungssituation und eine sensible und trans* sensitive Grundhaltung.

T. Brokmeier (✉)
München, Deutschland

S. Mucha
Edith-Stein-Schule, Freiburg, Deutschland

M. Siebald
Universitätsklinikum Münster, Klinik für Kinder- und Jugendpsychiatrie, -psychosomatik und -psychotherapie, Münster, Deutschland
E-Mail: Milena.Siebald@ukmuenster.de

M. Föcker
Klinik für Kinder- und Jugendpsychiatrie, -psychosomatik und -psychotherapie, Campus Gütersloh, LWL-Universitätsklinikum Hamm, Deutschland
E-Mail: Manuel.Foecker@lwl.org

C. Wiesemann et al. (Hrsg.), *Trans* Geschlechtlichkeit bei Kindern und Jugendlichen*,
https://doi.org/10.1007/978-3-662-71496-6_6

Die Wünsche aus Sicht der trans* Kinder, Jugendlichen und deren Sorgeberechtigten an das Gesundheitssystem bieten eine gute Grundlage, die eigene Haltung in Bezug auf eine bedarfs-/bedürfnisgerechte Gestaltung von Gesprächs- und Untersuchungssituationen zu reflektieren und einen sensiblen Umgang in Bezug auf Gesprächs- und Untersuchungssituationen weiterzuentwickeln.

1 Einleitung

Eine gute medizinische Versorgung ist gerade im Kindes- und Jugendalter von besonderer Wichtigkeit, da die erlebte Dissonanz zwischen Geschlechtsidentität und zugewiesenem Geschlecht zu psychischen Implikationen führen kann, die langfristige Folgen für Gesundheit und Wohlbefinden der Betroffenen haben können. Trans* Kinder und Jugendliche leiden signifikant häufiger unter Depressionen und Angststörungen als gleichaltrige cis* Kinder und Jugendliche (Valentine & Shipherd, 2018; van der Miesen et al., 2020; Wiech et al., 2020). Außerdem sind sie häufiger von Diskriminierung und Mobbing betroffen (Becker-Hebly et al., 2020; Hatzenbuehler & Pachankis, 2016; Valentine & Shipherd, 2018; White Hughto et al., 2015), was sich auf die Schulleistung und damit auf die gesamte weitere Berufslaufbahn auswirken kann. Zusätzlich berichten trans* Personen häufiger von Aufschub medizinischer Notfallbehandlungen aufgrund erlebter Diskriminierung (Cruz, 2014; Giblon & Bauer, 2017; Jaffee et al., 2016; Seelman et al., 2017).

An diesen Umständen wird eine eigene Vulnerabilität minderjähriger trans* Personen ersichtlich, die für den Kontakt im Gesundheitswesen von besonderer Bedeutung ist. Denn auch im Gesundheitswesen erfahren trans* Kinder und Jugendliche – trotz wachsender Akzeptanz nonkonformer Geschlechtsidentitäten – noch immer Ablehnung und Diskriminierung (Chong et al., 2021; Cruz, 2014; Giblon & Bauer, 2017; Hobster & McLuskey, 2020; Puckett et al., 2018). Die Vorfälle reichen von versehentlichem Missgendern[1] über Nichtrespektieren der gewünschten Pronomen bis hin zu aufgezwungenen Behandlungen oder Verweigerung der Behandlung (Grant et al., 2011; Sperber et al., 2005; White Hughto et al., 2015). Zudem ist das Gesundheitswesen nicht auf den wachsenden Bedarf an qualifizierten Versorgungsangeboten vorbereitet, sodass durch lange Wartezeiten der Leidensdruck verstärkt wird (Schimmel-Bristow et al., 2018). Diese Umstände bilden einen zusätzlichen Stressfaktor für die Betroffenen. In qualitativen Studien mit trans* Erwachsenen wurden u. a. ein Mangel an trans* spezifischem Wissen und Sensibilität der Behandelnden sowie ein schlechterer Zugang zu Behandlungsressourcen berichtet (Grossman & D'augelli, 2006; Miller et al., 2021). Gerade Kinder und Jugendliche leiden unter fehlerhafter Behandlung oder zeitaufwendigen Prozessen (Becker-Hebly

[1] Eine Person wird auf eine Weise (Pronomen/Namen) angesprochen, die nicht ihrem Geschlecht entspricht.

et al., 2020; Chong et al., 2021; Coleman et al., 2012; Güldenring et al., 2019). Daher gilt es, ihre Bedürfnisse zu erfahren und in die Praxis umzusetzen, die Implikationen für Expert*innen im Gesundheitssystem herauszustellen bzw. diese in Bezug auf die Bedarfe von trans* Kindern und Jugendlichen zu schulen.

Im Rahmen der TRANS*KIDS Studie wurden die Erfahrungen von trans* Kindern und Jugendlichen untersucht. Es wurden eine quantitative Befragung mittels eines Online-Fragebogens und Interviews mit trans* Kindern, Jugendlichen und deren Sorgeberechtigten durchgeführt. Die Methodik wird ausführlicher in den bereits publizierten Artikeln dargestellt (Brokmeier et al., 2022; Mucha et al., 2022).

Im Folgenden präsentieren wir Ergebnisse dieser Studie. Der Beitrag endet mit einer kurzen Zusammenfassung und Schlussfolgerungen für die Praxis.

2 Erfahrungen im Gesundheitssystem

Die Daten der Studie dokumentieren, dass trans* Kinder und ihre Sorgeberechtigen sowohl positive als auch negative Erfahrungen im Gesundheitswesen machen. So berichten die Befragten einerseits Situationen, in denen sie sich von Behandler*innen gut versorgt fühlen, andererseits beschreiben nicht wenige, gegenteilige Erlebnisse. Doch was beeinflusst, wie minderjährige trans* Personen und ihre Sorgeberechtigten den Kontakt mit dem Gesundheitswesen erleben? Unter welchen Bedingungen werden positive Erfahrungen wahrscheinlich? Was begünstigt negative Erlebnisse? Diesen Fragen gehen wir im Folgenden nach. Wir präsentieren Ergebnisse der Studie, die wir mit beispielhaften Interviewzitaten illustrieren.

2.1 Wissen und Gesprächsführung der Behandelnden

Die interviewten Kinder und Jugendlichen berichten von Situationen, die auf fehlendes Wissen bezüglich der Transidentität aufseiten der Behandelnden schließen lassen und möglicherweise Unsicherheiten auslösen.

Beispiel

Ein Kind berichtet fehlendes Wissen aufseiten der Behandler*innen folgendermaßen: Das Kind berichtet, wie es sich seiner Psychologin gegenüber geoutet habe, welche es wegen seiner Ängste aufsuche. Trotz der Unwissenheit der Psychologin scheint das Kind die Erfahrung als positiv zu empfinden: „Ja, also, sie war sehr nett und sie hatte auch, als wir angefangen haben und gesagt, dass ich [selbst gewählter Name] jetzt bin, hat sie sofort gesagt, ja, ich dachte schon vom ersten Tag an, dass du ein Junge bist. (…) Ich glaube, sie kannte das auch nicht wirklich zuvor. (…) Ja, also eine

Stunde so einmal im Monat. Das war schon Hauptthema. Und sie hat uns dann auch geholfen beim Outing in der Klasse. Das kam nämlich später. Und da hatte sie mich auch unterstützt und bestärkt, dass ich den Mut habe, das überhaupt zu sagen.“◀

Circa die Hälfte der Jugendlichen berichtet von Erfahrungen mit dem Charakteristikum Unwissenheit. Dass auch Personen mit männlichem Geschlechtseintrag zu einer/einem Gynäkolog*in müssen, wird von Behandelnden nicht gewusst. Andere Jugendliche berichten von einer gewissen Unbeholfenheit mancher Behandelnder, was sie auf Unwissenheit zurückführen.

Beispiel

„[Ich] hab dann angefangen, wieder zu einer Therapeutin zu gehen, wirklich wegen trans*, die kannte sich aber nicht aus, deswegen musste ich noch zu einer anderen, um Indikationsschreibungen irgendwann zu bekommen.“◀

Sorgeberechtigte erleben zum Teil in den unterschiedlichsten Fachbereichen Unwissenheit aufseiten der Behandelnden zum Thema trans*. Die Befragten wünschen sich gerade von den jeweiligen trans* spezifischen Behandelnden mehr Aufklärungsarbeit.

Beispiel

„Ich habe das Gefühl, dass ich nicht SO umfangreich aufgeklärt werde. Und ja, so ein bisschen Angst, Restangst, dass man vielleicht den Pubertätsbeginn irgendwie doch, ja, vielleicht zu spät bemerkt oder dann doch zu spät handelt, die Angst bleibt halt irgendwie so ein bisschen für das Kind da. Und ja, es ist so, dass ich das Gefühl habe, dass ich eigentlich mir auch tatsächlich viel Expertenwissen anlesen muss oder aneignen muss und das nicht unbedingt von den Stellen bekomme, also sprich, jetzt beim Endokrinologen, von denen ich es eigentlich erwarten würde oder mir auch wünschen würde.“◀

Unsere Interviewteilnehmenden schildern, auch eine Reihe an positiv erlebten Situationen in der Gesundheitsversorgung. Die befragten Sorgeberechtigten fühlen sich gemeinsam mit ihrem Kind insbesondere dann gut und sicher aufgehoben, wenn die trans* spezifischen Behandelnden erfahren im Umgang mit trans* Kindern und Jugendlichen sind und die Behandlungssituationen nach folgendem Muster gestalten:

1. Behandler*innen nehmen das Kind und die Eltern ernst, sodass ein Austausch auf Augenhöhe stattfindet.
2. Sie kommunizieren transparent und vermitteln die notwendigen Informationen über die Behandlungsoptionen und -abläufe.

2.2 Sie nehmen sich Zeit für das Kind und dessen Eltern. Umgang mit geschlechtlicher Diversität

Manchen Interviewaussagen lassen sich Erfahrungen mit verletzendem oder respektlosem Umgang des Gesundheitswesens gegenüber der Transidentität entnehmen.

Beispiel

Ein Kind berichtete von zwei körperlichen Untersuchungen. Bei diesen sei neben den Behandelnden auch je eine Arzthelferin anwesend gewesen, ohne dass das Kind zuvor um Zustimmung gebeten worden sei. Zusätzlich sei bei einer dieser Situationen das biologische Geschlecht betont worden: „(...) und da war auch eine Arzthelferin im Zimmer und ich wurde wieder nicht gefragt, ob ich das okay finde. Und sie hat uns dann auch gesagt, du bist ein biologisches Mädchen, da können wir nichts tun." ◄

Andere Jugendliche berichten von mangelnder Sensibilität und fehlender Rücksichtnahme in Behandlungssituationen, etwa bei körperlichen Untersuchungen. Des Weiteren wird als unsensibel empfunden, wenn Behandelnde abwertende Kommentare und Aussagen tätigen, die die Jugendlichen verletzen.

Ein Gynäkologe habe sich „ein bisschen darüber lustig gemacht, von wegen ‚ja trans* Frauen in ihren Stöckelschuhen und denen soll man doch mal eine Schulung geben, wie sie sich vernünftig als Frauen benehmen."

Einige Jugendliche berichten von Situationen, in welchen die behandelnde Person unangemessene Neugier zeigt, beziehungsweise das Thema trans* unnötig thematisiert wird, obwohl es in der Situation gar nicht zur Sprache kommen müsste.

Beispiel

„Und dann hat er mich einen Moment lang angeguckt und hat mich angeguckt und so von oben nach unten angeguckt und das war mir so unangenehm. [...] Und dann war er so ‚Ah, okay. Also wenn ich das jetzt/' Dann kommt halt immer dieser schöne Satz ‚Wenn ich das jetzt so fragen darf?' Dann sage ich immer ‚Fragen Sie einfach.' Und dann werden mir halt auch Fragen gestellt wie ‚Ja, seit wann sind Sie denn geoutet?' Keine Ahnung irgendwelche Dinge, die Menschen halt gern wissen möchten [...]."◄

Auch einige Sorgeberechtigte empfinden insbesondere bei körperlichen Untersuchungen ihres Kindes manche Verhaltensweisen als verletzend bzw. als eine „*Privatsphärenverletzung*" vonseiten des Gesundheitswesens. Das Sich-Ausziehen und die Untersuchung des Körpers kann gerade für trans* Kinder und Jugendliche eine besonders vulnerable Situation darstellen, die nicht von allen Mitarbeiter*innen des Gesundheitswesens wahrgenommen wird.

Demgegenüber ist ein wertschätzender Umgang eines der Hauptcharakteristika von positiv wahrgenommenen Erfahrungen im Gesundheitswesen. Die Vielfältigkeit, mit welcher Behandler*innen Kontakte mit trans* Kindern wertschätzend gestalten können, wird in den unterschiedlichen Erfahrungen der interviewten Kinder deutlich. Wichtig ist die Vermittlung des Gefühls akzeptiert und unterstützt zu werden.

Beispiel

„(...)Dass sie uns helfen, wenn mal unsere Karte, bei/diese Krankenkarte klemmt. Also nicht so wirklich funktioniert und mein DGTI-Ausweis AKZEPTIEREN sie."◀

Neben dem Gefühl, akzeptiert zu werden, betonen einige Kinder, wie positiv es sei, „normal" behandelt zu werden.

Ein weiterer Aspekt, der einen wertschätzenden Umgang kennzeichnen kann, ist das aufmerksame Zuhören.

Beispiel

Ein Kind berichtet: „Sie hört mir aufmerksam zu. (...) und ist still. Bloß, wenn sie eine Frage stellen will und ich fertig bin, macht sie das."◀

Ein solcher, wertschätzender Umgang kann die Bewertung von Behandlungssituationen stark beeinflussen und dazu beitragen, dass Kinder unangenehme medizinische Behandlungen (z. B. Blutabnahme) dennoch als positive Erfahrungen bewerten.

Für Sorgeberechtigte sind Behandlungssituationen durch einen wertschätzenden Umgang gekennzeichnet, wenn die Interaktionen zum einen durch eine Offenheit gegenüber der Transidentität des Kindes geprägt ist. Als weiteres wichtiges Merkmal gelten Raum und Zeit der Mitarbeitenden des Gesundheitswesens. Die Individualität jedes Kindes/Jugendlichen und seiner Eltern sollte im Mittelpunkt der Behandlung stehen.

Viele der befragten Kinder nehmen es als positiv wahr, wenn Behandler*innen eine gendergerechte Sprache verwenden. Das bedeutet, die Kinder werden mit den von ihnen gewünschten Vornamen und Pronomen angesprochen. Dabei berichten die Kinder vor allem von zwei Arten von Situationen. Zum einen sind es Situationen, bei denen den Behandelnden gar nicht bewusst ist, dass das Kind ursprünglich einen anderen Namen trägt. Zum anderen gibt es Behandelnde, die nach einem Hinweis durch die Kinder oder deren Sorgeberechtigte einen Vermerk in der Akte machen und sich daraufhin Mühe geben, die Kinder beim richtigen Namen zu nennen.

2.3 Deutungshoheit

Einige Kinder und Jugendliche berichten, dass die Behandelnden ihre geschlechtlichen Selbstbeschreibungen entweder nicht wahr- oder aber nicht ernst nehmen würden. Stattdessen würden die Fachkräfte Deutungshoheit über die geschlechtliche Identität der Kinder und Jugendlichen beanspruchen. Im Folgenden werden zwei Beispiele aufgeführt, die die Bandbreite dieser Wahrnehmung abbilden. Sie reicht von dem Gefühl, dass der Arzt nicht zuhöre, bis hin zu dem Gefühl, als verrückt erklärt zu werden. Zum einen berichten auch die jugendlichen Befragten von sehr starren Denkmustern Behandelnder.

Beispiel

„Obwohl ich es auch immer sehr klar ausgedrückt habe, dass ich nonbinär bin, hat er [Psychologe] auch immer noch zum Ende hin, ‚ah, also du willst eine Frau werden', also sehr, sehr binär gedacht."◄

Zum anderen berichten sie von stereotypen bis hin zu pathologisierenden Aussagen in Gesprächssituationen.

Beispiel

„Der hat ziemlich abfällige Dinge zu mir gesagt, betreffend der Transidentität, und ja meinte, [...] dass das nur eine Phase ist, dass ich einfach nur gestört bin und dass es sowas nicht gibt."◄

Eine Deutungshoheit der Behandelnden wird von den Jugendlichen auch in solchen Situationen wahrgenommen, wenn beispielsweise bestimmte Behandlungsschritte verwehrt werden, ohne dass seine Erklärung gegeben wird, beziehungsweise nach starren Mustern vorgegangen wird.

2.4 Partizipation im Gespräch

In einigen Behandlungssituationen, vor allem, wenn es um wichtige Entscheidungen wie beispielsweise Indikationsschreiben für geschlechtsangleichende Hormone geht, kann es dazu kommen, dass Kinder und Jugendlichen wenig partizipativ in den Gesprächsprozess einbezogen werden.

Als Behandlungssituationen, bei denen wichtige Entscheidungen vorbereitet oder getroffen werden, benennen die Kinder vor allem Termine bei Psycholog*innen/ Psychiater*innen oder Endokrinolog*innen. Die am häufigsten genannte Entscheidung ist dabei die Frage nach dem Beginn einer pubertätsunterdrückenden Hormonbehandlung. Aber auch Überlegungen zum Outing und zur Personenstands- und Namensänderung werden von den Kindern genannt.

Bis auf ein Kind berichteten alle Kinder davon, dass sie die Behandelnden meist mit ihrer Mutter oder beiden Elternteilen aufsuchen. Wenn Kinder die Abwesenheit eines Elternteils begründen, dann z. B. damit, dass das andere Elternteil arbeiten müsse.

Alle Kinder berichten von Situationen, in denen Behandler*innen direkt mit ihm/ihr sprechen. In vielen dieser Situationen sprechen Behandelnde zudem zusätzlich auch mit den Eltern. Diese Einbindung in die Gespräche und ggf. auch Entscheidungsprozesse wird von den Kindern unterschiedlich bewertet. Es gibt Kinder, die explizit den Wunsch äußern, dass sie *„lieber gar nichts gesagt"* hätten, denn *„die [Eltern] sollen alles regeln."* Andere Kinder möchten aktiv in Gespräche eingebunden werden und auch die finalen Entscheidungen treffen: *„Ich hab' meinen eigenen Dickschädel und habe auch entschieden."* Auch bilden sich in den Interviews interindividuelle Unterschiede ab, ob ein Kind in den Gesprächen Nachfragen stellt, z. B. bei Verständnisfragen.

Beispiel

Während beispielsweise ein Kind berichtet, „natürlich" Fragen zu stellen, gibt etwa ein anderes Kind an: „(...) also, wenn ich das nicht verstehe, dann sage ich das nicht und frage nicht. Ist mir unangenehm. (...) Ich möchte dann nicht so reinfragen, wenn die sich da unterhalten."◄

Das Kind möchte nicht stören, es nimmt sich also als außenstehend und nicht als Gesprächspartner*in wahr. Es wird also über das Kind, aber nicht mit ihm oder ihr gesprochen. Die Jugendlichen berichten fast alle davon, dass wichtige Entscheidungen über den weiteren Behandlungsverlauf zu treffen waren. Diese Gespräche finden häufig in einer Dreierkonstellation mit mindestens einem sorgeberechtigten Elternteil statt. Die meisten Jugendlichen nehmen die Anwesenheit eines Elternteils als positiv und unterstützend wahr. Trotz der Anwesenheit eines Elternteils hat über die Hälfte der Jugendlichen das Gefühl, in wichtigen Situationen mitentscheiden zu können. Andere Jugendliche berichten trotz der Unterstützung der Eltern von einer Abhängigkeit, da sie als minderjährige Person auf die Unterschrift der Eltern angewiesen seien.

2.5 Krankenkasse

Systemische und strukturelle Erfahrungen in der Gesundheitsversorgung schildern die befragten Sorgeberechtigten insbesondere im Austausch mit Krankenkassen. Hierbei fällt auf, dass viele Erzählungen Rückschlüsse auf deutliche bürokratische Hürden aufweisen.

Nur bei wenigen Jugendlichen kommt das Thema Krankenkasse in den Interviews vor. Teilweise wird auf die Sorgeberechtigten hingewiesen, welche im Kontakt mit den Krankenkassen stehen würden und somit alle administrativen Aufgaben übernehmen würden. Einige Eltern berichten dabei von einer Reihe an langwierigen mündlichen und schriftlichen Kontakten zu ihrer Krankenkasse, wenn es sich beispielsweise um die Änderung der Krankenkassenkarte mit dem neu gewählten Namen des Kindes handelt. Versuche, die Krankenkassenkarte auf den neuen Namen des Kindes auszustellen, scheitern bei einigen der Befragten aufgrund fehlender Personenstandsänderung.

Beispiel

Zwei Mütter schildern, dass auch der DGTI-Ausweis nicht für eine Änderung der Krankenkassenkarte ausreicht: „Das nervt extrem, weil die [Krankenkasse] ignoriert das einfach. Und wir haben schon zweimal jetzt dahin geschrieben und darum gebeten, dass wir eine neue Krankenkassenkarte bekommen, und die rühren sich einfach gar nicht.“◄

2.6 Zukunftsvorstellungen und Wünsche an das Gesundheitswesen

Entpsychopathologisierung

„Ich wünsche mir, dass sie das respektieren, dass wir so behandelt werden wollen wie Kinder, die ganz normal sind, und nicht, dass wir anders angesprochen werden.“

Circa die Hälfte der Jugendlichen berichtet von Anliegen an das Gesundheitswesen, die sich unter Entpsychopathologisierung zusammenfassen lassen. Bei einigen der Jugendlichen wird auch, ähnlich wie bei den Kindern, der Wunsch deutlich, trans* Personen *„einfach normal [zu] behandeln“*. Die Jugendlichen berichten von einem Gefühl des Unwohlseins, wenn man anders als andere Patient*innen behandelt werde, und dass das trans* Sein häufig im Vordergrund stehe.

Wissensrepertoire über Transidentität

Die meisten Interviews enthalten klare Appelle nach mehr Bekanntheit von- und der Auseinandersetzung mit dem Thema trans* unter den Professionellen im Gesundheitswesen. Besonders Jugendliche scheinen im Rahmen von Behandlungen immer wieder auf Situationen zu stoßen, in welchen ihr Gegenüber über wenig Wissen und Erfahrung im Umgang mit trans* Personen verfügt.

Sensibler Umgang und Akzeptanz

Zwei Drittel der interviewten Kinder wünschen sich einen sensibleren Umgang und Akzeptanz in Begegnungen mit Menschen, die im Gesundheitswesen arbeiten. Den Jugendlichen sei es wichtig, dass, wenn Unsicherheiten aufseiten der Behandelnden bestehen, diese *„zumindest irgendwie nachfragen, ob das denn der gewünschte Name ist oder ob man lieber keinen Namen benutzen soll oder sowas."* Weitere Anliegen, die bei den Jugendlichen in dieser Kategorie aufkommen, sind der Wunsch nach dem Vermeiden unnötiger Thematisierung des Faktors trans* sowie der Wunsch nach mehr Transparenz in (unangenehmen) Behandlungssettings, in welchen beispielsweise Kleidung abgelegt werden muss. Sorgeberechtigte sehen die Notwenigkeit einer offeneren und akzeptierenden Haltung gegenüber geschlechtlicher Vielfalt durch Mitarbeitende des Gesundheitswesens. Die Befragten wünschen sich, dass ihr Kind in den jeweiligen Behandlungssituationen mit seiner Identität ernstgenommen, akzeptiert und respektiert wird.

Strukturelle Veränderungen und Anlaufstellen

Es wird sich gewünscht, früher mit geschlechtsangleichenden Maßnahmen beginnen zu können.

Beispiel

So betont ein Kind, dass es sich wünsche, sofort mit einer Testosteronbehandlung beginnen zu können, „weil dann könnten sie endlich ihr NORMALES Leben führen und nicht erst 3.000 Psychiatersachen und dann noch Blocker nehmen."◀

Zudem wird sich von Kindern und Jugendlichen eine Vereinfachung und Verbesserung von verschiedenen Prozessen gewünscht, so z. B. bei der Indikationsstellung zur Hormontherapie und bei der Personenstands- und Namensänderung. Außerdem wünschen sie sich einfachere Terminvergaben und mehr Anlaufstellen.

Fortbildungsbedarfe für Behandelnde

In den Interviews werden von den Kindern und Jugendlichen deutliche Fortbildungsbedarfe formuliert. Auch sollten unangenehme Behandlungssituationen möglichst sensibel gestaltet werden.

Beispiel

Hierzu formuliert ein Kind: „Ich würde mir wünschen, dass, wenn man beim Arzt ist, also beim Endokrinologen, dass man vorher gefragt wird, ob die Arzthelferin bei der Untersuchung dabei ist, weil das war sehr unangenehm. Und wenn Ärzte irgendwie versprechen, dass sie irgendwas machen, sollten sie das auch einhalten, also nicht / weil man ist dann nachher so enttäuscht."◀

Die Sorgeberechtigten werden in den Interviews gezielt nach ihrer Einschätzung zum Fortbildungsbedarf bei Mitarbeitenden des Gesundheitswesens gefragt. Insgesamt wünschen sich die Befragten ein Bewusstsein und Wissen über das Thema trans* sowie eine offene und akzeptierende Haltung gegenüber dem Thema geschlechtlicher Vielfalt: *„Ich fände es gut, wenn trotzdem noch mehr Ärzte darüber aufgeklärt werden."* Die Sorgeberechtigten sehen sich mit ihrem Kind einem noch sehr binär ausgerichteten Gesundheitswesen ausgesetzt. Sie wünschen sich eine nach den Bedürfnissen ihrer Kinder ausgerichtete Versorgung und Behandlung.

3 Fazit

In Bezug auf die berichteten Erfahrungen lässt sich zusammenfassend feststellen:

4. Im Gesundheitssystem werden von trans* Kindern, Jugendlichen und deren Sorgeberechtigten sowohl positive als auch negative Erfahrungen in Behandlungskontexten gemacht.
5. Zu den wichtigsten Merkmalen positiv empfundener Behandlungskontexte gehören: eine gendersensitive Sprache, Wertschätzung, Entpsychopathologisierung, trans* spezifisches Wissen, eine sensible Gestaltung der Behandlungssituationen, die Möglichkeit der Partizipation in Gesprächen sowie eine Vereinfachung von Behandlungsprozessen.
6. Besonders Unwissenheit und unsensibles Verhalten sind Charakteristika negativ empfundener Behandlungskontexte.

Für die Praxis bedeutet dies:

7. Die Situationen im Gesundheitssystem sollten durch eine antidiskriminierende und trans* sensitive Haltung geprägt sein.
8. Es sollte ausreichend Zeit und Raum für die Anliegen der Kinder, Jugendlichen und deren Sorgeberechtigten vorhanden sein.
9. Kinder- und Jugendliche sollten in die Gestaltung von Untersuchungs- und Gesprächsprozessen einbezogen werden und gefragt werden, in welcher Form sie an Gesprächs- und Entscheidungsprozessen beteiligt sein möchten.
10. Es sollten nur die Informationen erfragt werden, die für die jeweiligen Untersuchung und die Entscheidungsprozesse erforderlich sind.
11. Geschlechtliche Selbstbeschreibungen des Kindes und des Jugendlichen sollten ernst genommen werden und nicht pathologisierend interpretiert und gedeutet werden.
12. Prozesse sollten verbessert werden, indem bürokratische Hürden abgebaut werden und der Zugang zu notwendigen Behandlungen (Hormone etc.) erleichtert wird.
13. Es bedarf Fortbildungen zum Thema trans* Gesundheit damit sich Personen im Gesundheitssystem das notwendige Wissen zu diesem Thema aneignen können und

eine Bewusstheit für die Bedarfe von trans* Kindern und Jugendlichen entwickeln können.

> Fortbildungen und Wissensvermittlung im Rahmen von trans* Gesundheit von Kindern und Jugendlichen sind von hoher Bedeutung. Im Rahmen der TRANS*KIDS Studie wurden derartige Fortbildungsformate entwickelt und einer breiten Zuhörerschaft zur Verfügung gestellt. Eine trans* sensitive Haltung ist die Grundlage für gelingende, als positiv empfundene Behandlungskontexte im Gesundheitssystem. Auf Mitsprache und Partizipation von trans* Kindern und Jugendlichen in vor allem trans* spezifischen Behandlungskontexten sollte unbedingt geachtet werden. Behandlungsabläufe und bürokratische Prozesse in Bezug auf trans* Gesundheit von Kindern und Jugendlichen sollten vereinfacht werden.

Literatur

Becker-Hebly, I., Briken, P., Schulte-Markwort, M., & Nieder, T. O. (2020). Transgender im Jugendalter: Forschungsstand und zukünftiger Forschungsbedarf. *PPmP – Psychotherapie · Psychosomatik · Medizinische Psychologie, 70*(03/04), 151–162. https://doi.org/10.1055/a-1082-0650.

Brokmeier, T., Mucha, S. R., Romer, G., & Föcker, M. (2022) Trans* Jugendliche und junge Erwachsene im Gesundheitswesen: Eine qualitative Interviewstudie über Erfahrungen, Herausforderungen und Wünsche. *Prax Kinderpsychol Kinderpsychiatr, 71*(7):576–596. https://doi.org/10.13109/prkk.2022.71.7.576.

Chong, L. S. H., Kerklaan, J., Clarke, S., Kohn, M., Baumgart, A., Guha, C., Tunnicliffe, D. J., Hanson, C. S., Craig, J. C., & Tong, A. (2021). Experiences and perspectives of transgender youths in accessing health care: A systematic review. *JAMA Pediatrics, 175*(11), 1159. https://doi.org/10.1001/jamapediatrics.2021.2061

Coleman, E., Bockting, W., Botzer, M., Cohen-Kettenis, P., DeCuypere, G., Feldman, J., Fraser, L., Green, J., Knudson, G., Meyer, W. J., Monstrey, S., Adler, R. K., Brown, G. R., Devor, A. H., Ehrbar, R., Ettner, R., Eyler, E., Garofalo, R., Karasic, D. H., & Zucker, K. (2012). Standards of care for the health of transsexual, transgender, and gender-nonconforming people, version 7. *International Journal of Transgenderism, 13*(4), 165–232. https://doi.org/10.1080/15532739.2011.700873

Cruz, T. M. (2014). Assessing access to care for transgender and gender nonconforming people: A consideration of diversity in combating discrimination. *Social Science & Medicine, 110*, 65–73. https://doi.org/10.1016/j.socscimed.2014.03.032

Giblon, R., & Bauer, G. R. (2017). Health care availability, quality, and unmet need: A comparison of transgender and cisgender residents of Ontario. *Canada. BMC Health Services Research, 17*(1), 283. https://doi.org/10.1186/s12913-017-2226-z

Grant, J., Lisa, A., Mottet, J., Tanis, J., Harrison, J., Herman, L., & Keisling, M. (2011). Injustice at every turn: A report of the National Transgender Discrimination Survey. National Center for Transgender Equality and National Gay and Lesbian Task Force.

Grossman, A. H., & D'Augelli, A. R. (2006). Transgender youth: Invisible and vulnerable. *Journal of Homosexuality, 51*(1), 111–128. https://doi.org/10.1300/J082v51n01_06

Güldenring, A., van Trotsenburg, M., & Flütsch, N. (2019). Queering Medicine – Dringlichkeit einer bedürfnisorientierten und evidenzbasierten Transgendergesundheitsversorgung. *Journal für Klinische Endokrinologie und Stoffwechsel, 12*(3), 84–94. https://doi.org/10.1007/s41969-019-00075-8

Hatzenbuehler, M. L., & Pachankis, J. E. (2016). Stigma and minority stress as social determinants of health among lesbian, gay, bisexual, and transgender youth. *Pediatric Clinics of North America, 63*(6), 985–997. https://doi.org/10.1016/j.pcl.2016.07.003

Hobster, K., & McLuskey, J. (2020). Transgender patients' experiences of health care. *British Journal of Nursing, 29*(22), 1348–1353. https://doi.org/10.12968/bjon.2020.29.22.1348

Jaffee, K. D., Shires, D. A., & Stroumsa, D. (2016). Discrimination and delayed health care among transgender women and men: Implications for improving medical education and health care delivery. *Medical Care, 54*(11), 1010–1016. https://doi.org/10.1097/MLR.0000000000000583

Miller, H. M., Kahl, B. L., Garlick Bock, S., & Guinta, K. (2021). Minorities within minorities: Mental health outcomes within sexual minority youth. *Journal of Bisexuality, 21*(4), 516–540. https://doi.org/10.1080/15299716.2021.2004966

Mucha, S. R., Brokmeier, T., Romer, G., & Föcker, M. (2022). [Parents health care experiences of a child or adolescent with gender incongruence and gender dysphoria: A Qualitative Study*] Prax Kinderpsychol Kinderpsychiatr, 71*(7):620–639. https://doi.org/10.13109/prkk.2022.71.7.620.

Puckett, J. A., Cleary, P., Rossman, K., Mustanski, B., & Newcomb, M. E. (2018). Barriers to gender-affirming care for transgender and gender nonconforming individuals. *Sexuality Research and Social Policy, 15*(1), 48–59. https://doi.org/10.1007/s13178-017-0295-8

Schimmel-Bristow, A., Haley, S. G., Crouch, J. M., Evans, Y. N., Ahrens, K. R., McCarty, C. A., & Inwards-Breland, D. J. (2018). Youth and caregiver experiences of gender identity transition: A qualitative study. *Psychology of Sexual Orientation and Gender Diversity, 5*, 273–281.

Seelman, K. L., Colón-Diaz, M. J. P., LeCroix, R. H., Xavier-Brier, M., & Kattari, L. (2017). Transgender noninclusive healthcare and delaying care because of fear: Connections to general health and mental health among transgender adults. *Transgender Health, 2*(1), 17–28. https://doi.org/10.1089/trgh.2016.0024

Sperber, J., Landers, S., & Lawrence, S. (2005). Access to health care for transgendered persons: Results of a needs assessment in Boston. *International Journal of Transgenderism, 8*(2–3), 75–91. https://doi.org/10.1300/J485v08n02_08

Valentine, S. E., & Shipherd, J. C. (2018). A systematic review of social stress and mental health among transgender and gender non-conforming people in the United States. *Clinical Psychology Review, 66*, 24–38. https://doi.org/10.1016/j.cpr.2018.03.003

van der Miesen, A. I. R., Steensma, T. D., de Vries, A. L. C., Bos, H., & Popma, A. (2020). Psychological functioning in transgender adolescents before and after gender-affirmative care compared with cisgender general population peers. *Journal of Adolescent Health, 66*(6), 699–704. https://doi.org/10.1016/j.jadohealth.2019.12.018. 10.1016/j.jadohealth.2019.12.018.

White Hughto, J. M., Reisner, S. L., & Pachankis, J. E. (2015). Transgender stigma and health: A critical review of stigma determinants, mechanisms, and interventions. *Social Science & Medicine, 147*, 222–231. https://doi.org/10.1016/j.socscimed.2015.11.010

Wiech, M., Kutlar, C., Günthard, M., Schenker, T., Pauli, D., & Möller, B. (2020). Psychische Auffälligkeiten und gesundheitsbezogene Lebensqualität bei Jugendlichen mit Geschlechtsdysphorie. *Praxis der Kinderpsychologie und Kinderpsychiatrie, 69*(6), 554–569. https://doi.org/10.13109/prkk.2020.69.6.554.

Tina Brokmeier (sie/ihr, cis*) ist Psychologin und angehende psychologische Psychotherapeutin. Sie forschte als wissenschaftliche Mitarbeiterin an der Kinder- und Jugendpsychiatrie des Universitätsklinikums Münster zu Erfahrungen in der Gesundheitsversorgung von Kindern und Jugendlichen mit Geschlechtsinkongruenz und/oder Geschlechtsdysphorie.

Sandra Rosa Mucha (sie/ihr, cis*) ist Erziehungswissenschaftlerin und Sozialpädagogin. Sie promovierte am Universitätsklinikum Münster zur Gesundheitsversorgung junger Menschen mit Geschlechtsinkongruenz und Geschlechtsdysphorie sowie deren Eltern. Sie lehrt an der Evangelischen Hochschule Freiburg zum Thema Geschlechteridentitäten und Strukturen einer geschlechtersensiblen Sozialen Arbeit.

Milena Siebald (sie/ihr, cis*) ist Psychologische Psychotherapeutin und stv. psychotherapeutische Leitung der Spezialsprechstunde für Kinder mit Geschlechtsinkongruenz oder Geschlechtsdysphorie (trans*) sowie Varianten der geschlechtlichen Entwicklung (inter*) der Klinik für Kinder- und Jugendpsychiatrie, -psychosomatik und -psychotherapie des Universitätsklinikums Münster. Als stv. Projektleiterin des BMG-Projekts TRANS*KIDS forschte sie zu Diskriminierungserfahrungen von jungen trans* Personen im Gesundheitswesen und entwickelte in dem Rahmen Schulungen für Behandler*innen.

Manuel Föcker (er/ihm, cis*) ist Chefarzt an der Klinik für Kinder- und Jugendpsychiatrie, -psychosomatik und -psychotherapie am Campus Gütersloh der LWL-Universitätsklinik Hamm. Er ist habilitiert im Fachgebiet Kinder- und Jugendpsychiatrie und forscht als Gastwissenschaftler an der Universität Münster zu Essstörungen, Bewegung und psychische Gesundheit sowie trans*Gesundheit.

Geschlechtsinkongruenz und Geschlechtsdysphorie bei Minderjährigen: ethische und praktische Herausforderungen aus der Perspektive von Ärzt*innen und Psychotherapeut*innen

Maximiliane Hädicke und Claudia Wiesemann

Die medizinische und psychotherapeutische Versorgung von Kindern und Jugendlichen mit Geschlechtsinkongruenz/Geschlechtsdysphorie (GI/GD) stellt hohe Anforderungen an die Expertise und Urteilskraft von Ärzt*innen und Psychotherapeut*innen. Entscheidungen über medizinische Eingriffe sind oft zu einem Zeitpunkt zu treffen, an dem sich die*der minderjährige*r Patient*in entwicklungsbedingt noch an der Schwelle zur Einwilligungsfähigkeit befindet. Aus diesen Gründen wird in der Öffentlichkeit und in Fachkreisen anhaltend diskutiert, was eine angemessene Behandlung ausmacht. Dabei geht es etwa um die Frage, ob eine hormonelle Pubertätsblockade durch GnRH-Analoga bei Minderjährigen fachlich und moralisch geboten sein kann. Manche sprechen sich aus Fürsorgeverantwortung gegenüber Kindern generell dagegen aus, andere erachten eine solche grundsätzliche Restriktion als diskriminierend gegenüber trans* Personen. Dabei scheint oft unklar, was Diskriminierung im Kontext der Behandlung von

M. Hädicke (✉) · C. Wiesemann
Institut für Ethik und Geschichte der Medizin, Universitätsmedizin Göttingen, Göttingen, Deutschland
E-Mail: maximiliane.haedicke@med.uni-goettingen.de

C. Wiesemann
E-Mail: cwiesem@gwdg.de

C. Wiesemann et al. (Hrsg.), *Trans* Geschlechtlichkeit bei Kindern und Jugendlichen*,
https://doi.org/10.1007/978-3-662-71496-6_7

Kindern und Jugendlichen mit GI/GD ausmacht. Wo endet Fürsorge, und wo beginnt Diskriminierung? Hier setzt die vorliegende Studie an.[1]

Wir haben ein besonderes Augenmerk darauf gerichtet, praxisnah zu untersuchen, was Diskriminierung ist und was es braucht, um Ärzt*innen und Psychotherapeut*innen zu einer professionellen und zugleich diskriminierungssensiblen Behandlung der Patient*innengruppe Kinder und Jugendliche mit GI/GD zu befähigen. Vor diesem Hintergrund haben wir Ärzt*innen und Psychotherapeut*innen, die professionellen Kontakt zu Kindern und Jugendlichen mit GI/GD haben oder hatten, im Rahmen von explorativen leitfaden-gestützten Interviews zu ihren Erfahrungen befragt. Ziel der Befragung war es, einen ersten, explorativen Überblick darüber zu erhalten, vor welchen praktischen und ethischen Herausforderungen die involvierten Berufsgruppen stehen und wo Gefahren der Diskriminierung liegen.

Das erste Kapitel präsentiert Ergebnisse dieser Studie und illustriert sie mithilfe von Interviewmaterial.[2] Anschließend werden die Ergebnisse aus einer ethischen Perspektive diskutiert und mit Blick auf das Konzept Diskriminierung analysiert. Zum Schluss zeigen wir auf, wie im Kontext der Gesundheitsversorgung von Kindern und Jugendlichen mit GI/GD diskriminierungssensibel gehandelt werden kann.

Von der Lektüre profitieren insbesondere medizinische und psychotherapeutische Fachkräfte, die in der Behandlung von Kindern und Jugendlichen mit GI/GD tätig sind oder sein wollen, Studierende der Psychologie und der Humanmedizin sowie weitere, an Fragen von Geschlechtergerechtigkeit und Diskriminierung interessierte Personen.

1 Methode

Wir fragten in unserer Studie, vor welchen praktischen und ethischen Herausforderungen Ärzt*innen und Psychotherapeut*innen bei der Versorgung von Kindern und Jugendlichen mit GI/GD stehen und wo insbesondere Diskriminierungsrisiken drohen. Darauf aufbauend konnten wir genauer beschreiben, wie Diskriminierung in Hinblick auf die Situation von Kindern und Jugendlichen mit GI/GD im Gesundheitswesen zu verstehen ist. Wir haben dazu explorative leitfadengestützte Expert*inneninterviews (Gläser & Laudel, 2009) mit Ärzt*innen und Psychotherapeut*innen, die professionellen Kontakt zu Minderjährigen mit GI/GD haben oder hatten, geführt. Ziel war es, Erkenntnisse darüber

[1] Sie ist Teil der interdisziplinären und partizipativen Studie „TRANS*KIDS". Diese hat von 2019 bis 2023 Diskriminierungsrisiken für Minderjährige mit GI/GD im Gesundheitswesen untersucht sowie Fortbildungen für im Gesundheitswesen tätige Personen entwickelt und durchgeführt. Es wurden Perspektiven der Minderjährigen, ihrer Eltern sowie von ärztlichem, psychotherapeutischem und pflegerischem Personal erhoben. Der Bundesverband Trans* und der Trans-Kinder-Netz e. V. waren an der Konzeption der Studie und der Dateninterpretation beteiligt. Für weitere Informationen siehe https://www.transkids-studie.de.

[2] Für eine detailliertere Auswertung der Studienergebnisse s. a. Hädicke et al., 2022, Hädicke et al., 2024.

zu gewinnen, welche professionellen Erfahrungen diese Personengruppen mit Kindern und Jugendlichen mit GI/GD machen, vor welchen Herausforderungen sie stehen und wie sie über Diskriminierung denken.

In das Forschungsdesign der Studie wurden partizipative Elemente (Wright, 2010) integriert: Mitglieder des Bundesverbands Trans* sowie des Trans-Kinder-Netzes e. V. waren an der Konzeption der Erhebungsinstrumente sowie der Ergebnisinterpretation beteiligt. Sie wurden fortlaufend über Arbeitsschritte informiert, ihre Sichtweisen wurden über Feedbackschleifen erfasst und in die weitere Projektumsetzung einbezogen. Die Ethikkommissionen für Forschung am Menschen der Ärztekammer Westfalen-Lippe und der Westfälischen Wilhelms-Universität Münster sowie der Universitätsmedizin Göttingen befürworteten die Studie (Aktenzeichen 2020-162-f-S und 20/8/20 Ü).[3]

Es wurden gezielt Personen mit unterschiedlichem fachlichem Hintergrund, unterschiedlichem Grad der fachlichen Vertrautheit mit GI/GD im Kindes- und Jugendalter und unterschiedlich langer Berufserfahrung rekrutiert. Insgesamt haben wir 17 Personen (sechs Psychotherapeut*innen, elf Ärzt*innen) aus den folgenden Fachbereichen interviewt: Allgemeinmedizin, Pädiatrie, Pädiatrische Endokrinologie, Urologie (Chirurgie), Gynäkologie, Sexualmedizin, Psychosomatische Medizin und Kinder- und Jugendpsychiatrie. Die Interviews dauerten zwischen 38 und 121 Minuten. Zwei Interviews wurden persönlich, alle weiteren aufgrund der Covid-19-Pandemie telefonisch geführt (Zeitraum: 09/2020–06/2021). Sie wurden aufgezeichnet und transkribiert; persönliche Informationen wurden pseudonymisiert.[4]

2 Ergebnisse: praktische und ethische Herausforderungen aus der Perspektive von Ärzt*innen und Psychotherapeut*innen

In den vergangenen Jahren wurde in Öffentlichkeit und Fachöffentlichkeit intensiv darüber diskutiert, wie eine angemessene medizinische und psychotherapeutische Betreuung von Kindern und Jugendlichen mit GI/GD gestaltet sein soll. Ärzt*innen und Psychotherapeut*innen standen in ihrem Arbeitsalltag vor der Aufgabe, vor dem Hintergrund kontroverser gesellschaftlicher Debatten eine angemessene professionelle Versorgung zu gewährleisten. Auf welche Hindernisse stießen sie dabei? Welche Herausforderungen

[3] Für eine ausführlichere Darstellung der Methodik s. Hädicke et al., 2022, Hädicke et al., 2024.

[4] Die Interviewten wurden als Expert*innen eines „spezifisches Rollenwissen[s]" (Przyborski und Wohlraab-Sahr 2021, S. 155) und als Expert*innen für „institutionalisierte Zusammenhänge, Abläufe und Mechanismen" (ebd.: 156) des Gesundheitswesens befragt. In der Regel wird der Expert*innen-Begriff allerdings mit einer übergeordneten epistemischen Position und persönlicher Distanz assoziiert. Um dieser Assoziation entgegenzuwirken, haben wir Vornamen als Pseudonyme gewählt.

tauchten auf? Wie versuchten sie, den Bedürfnissen der Gruppe ihrer noch jungen Patient*innen gerecht zu werden und dabei der Gefahr der Diskriminierung aus dem Weg zu gehen? Dies haben wir im Rahmen einer Interviewstudie näher untersucht. Dabei zeigte sich, dass sich viele der Befragten intensiv mit der Gefahr der Diskriminierung auseinandersetzen und diese im medizinischen und psychotherapeutischen Alltag durchaus vermeiden möchten. So äußert sich eine Gynäkologin und Psychotherapeutin etwa zu Supervisionen von Fachpersonen und wirft einige Fragen auf, über die dort gesprochen werden könnte:

> „Was macht das mit mir? Ja, dass eine Frau jetzt zum Mann werden will. Und „Warum versteh' ich das nicht?" (Birte). Selbstkritisch fährt sie fort:
>
> Ja, weil du es nicht verstehen kannst, weil die Menschen ja verschieden sind. Und dieser banale Satz, der wurde mir in meiner Psychotherapieausbildung so eingeimpft, dass ich ihn dann wirklich verstanden habe, und es fällt mir trotzdem immer wieder auch schwer, wie verschieden die Menschen sind" (Birte).

Auch einen Psychiater beschäftigt diese Frage. Er ist allerdings überzeugt, dass sein Team eine offene Haltung gegenüber Transgeschlechtlichkeit einnimmt. In seiner Praxis sieht er deshalb keine Gefahren der Diskriminierung von Kindern und Jugendlichen mit GI/GD:

> „Ich arbeite hier als Team mit sowohl therapeutischen Mitarbeitern, als auch nicht-therapeutischen Mitarbeitern. Dadurch, dass wir als Team hier dem Thema offen gegenüberstehen und akzeptierend, seh' ich da keine Gefahr hier was das Thema angeht." (Felix)

Trotz dieser im Prinzip aufgeschlossenen Haltung von Fachleuten erleben Minderjährige mit trans* Identität und ihre Eltern offensichtlich Diskriminierung im Gesundheitswesen (s. den Beitrag von Brokmeier et al. in diesem Band). Wie kann es dazu kommen? Dazu müssen sie nicht zwangsläufig an Personen mit dezidiert transfeindlichen Einstellungen geraten sein. Denn wie unsere Studie zeigt, können auch Fachpersonen, die eigentlich für diskriminierendes Handeln sensibilisiert sind und dieses kritisch sehen, in die Gefahr geraten, zu diskriminieren. Um das näher zu erläutern, rekonstruieren wir im Folgenden aus der Perspektive der Befragten zwei praktische Probleme und eine ethische Herausforderung, die sich im Alltag in der Versorgung von Minderjährigen mit trans* Identität stellen. Im Anschluss diskutieren wir unsere Ergebnisse und machen Vorschläge, wie mit diesen Herausforderungen professionell umgegangen werden kann.

2.1 Routinen werden zu Hürden

Ärztliche und psychotherapeutische Aufgabe ist es, individuell auf jede*n Patient*in einzugehen. Dennoch gehört es zur professionellen Realität, dass zahlreiche Aspekte im professionellen Alltag standardisierten und somit auch routinierten Abläufen folgen; hierzu zählt etwa, wie eine Person aus dem Wartezimmer aufgerufen wird, welche anamnestischen Fragen ihr gestellt werden oder wie eine Untersuchung ihres Körpers abläuft. Solche professionellen Routinen haben einige Vorteile. Sie erleichtern den Arbeitsalltag, weil sie Prozesse vereinfachen und Aufgaben inhaltlich und somit zeitlich plan- und vorhersehbar machen. Dies sorgt für soziale und organisatorische Stabilität, insbesondere dann, wenn viele Personen zusammenarbeiten, wie dies etwa in Krankenhäusern der Fall ist.

Doch – so die Erzählungen der Befragten – verursachen Routinen, die üblicherweise reibungslos funktionieren, im Zusammenhang mit Kindern und Jugendlichen mit GI/GD nicht selten Probleme. So ergeben sich etwa Herausforderungen im Umgang mit den selbstgewählten Vornamen der Kinder und Jugendlichen und dem Gebrauch gendersensibler Sprache. Eines dieser Probleme entstehe bereits im Wartezimmer, wenn die Krankenversicherungskarte eingelesen und die*der Patient*in mit dem im System hinterlegten Namen aufgerufen wird. Eine Psychotherapeutin erläutert:

> „Also ich erleb' viel, sehr viel Dysphorie schon alleine aus dem Grund, dass die Krankenkarte ja erst geändert wird mit Personenstandsänderung und die Patienten ja mit diesem Namen geführt sind, das heißt auf Terminlisten kann man das im System nicht umstellen, dass da andere Namen stehen oder ähnliches." (Louise).

Der Vorname einer Person ist eng mit ihrer Identität verknüpft. Von trans* Personen wird es deswegen häufig als herabwürdigend erlebt, wenn sie mit einem Namen aufgerufen werden, den sie ablehnen. Sie machen dann schon im Wartezimmer, also noch vor der eigentlichen ärztlichen oder psychotherapeutischen Behandlung, eine Erfahrung, die den Aufbau einer vertrauensvollen Beziehung zur Ärzt*in oder Psychotherapeut*in behindern kann. Für die behandelnden Personen erzeugt das eine Ambivalenz:

> „Ich mach' das ja auch immer so und verlass' mich ja da drauf, dass da die Daten, die ich von dem Patienten lese, auch stimmen. Und ich glaube, dass das sozusagen jetzt von keinem als grober Fehler irgendwie benannt oder eingeschätzt werden würde, mein Verhalten, trotzdem merk' ich natürlich, dass ich bei so'm Patienten gleich in so'n Fettnäpfchen getreten bin oder ja so'n rotes Tuch ausgehängt hab', wo der Patient schon vielleicht 200 Mal diese Erfahrung gemacht hat und jedes Mal muss der sich erklären, jedes Mal muss er sich rechtfertigen, und jedes Mal wird er nicht als der gesehen, wie er sich selber sieht." (Nina).

Eine ähnliche Situation, in der die Verwendung des selbstgewählten Vornamens erschwert wird, beschreibt ein Psychotherapeut:

> „Ja, das ist immer so'n bisschen blöd tatsächlich, bei unseren Arztbriefen, weil in der Regel, Krankenkassenmeldung und das, was auf den Arztbriefen als Namen und Adressen, was draufsteht, das ist oft noch so das das alte Geschlecht, ne." (Joan).

Auch einem Sexualmediziner begegnen ähnliche Herausforderungen im klinischen Alltag:

> „Was natürlich schwierig ist manchmal, dass..., auf den Etiketten steht ja noch der der biologische Name, dass dann falsch angesprochen wird“ (Kai).

In den hier geschilderten Situationen wird der abgelegte Vorname unabsichtlich und aufgrund von Routinen verwendet. Solche Situationen können der Aufmerksamkeit der behandelnden Personen entgehen. Sie haben aber dennoch Auswirkungen auf die Art und Weise, wie sich die behandelnde Person in ihrer individuellen Identität respektiert fühlt.

Neben den Problemen rund um die Verwendung des selbstgewählten Vornamens kann auch die medizinische Fachsprache für Kinder und Jugendliche mit GI/GD unpassend sein. Eine endokrinologisch tätige Person thematisiert etwa die Art und Weise, wie Genitalien im Schriftverkehr bezeichnet werden:

> „Vielleicht sind das Genitalien, die von der Mehrheit der Gesellschaft dem einen Geschlecht zuge-, also einem weiblichen Geschlecht zugeordnet werden, aber einem Mann zu sagen, er hat weibliche Genitalien, ist für mich halt'ne Diskriminierung, und sowas liest man in vielen Briefen“ (Alex).

Sie prangert also einen unkritischen Umgang mit der Fachsprache an, der womöglich allein deshalb unbemerkt bleibt, weil er sich im Rahmen von routinierten Abläufen – in diesem Fall der Verwendung von Standardfloskeln bei der Beschreibung der körperlichen Untersuchung – ereignet.

Auch die häufige Verwendung einer inzwischen revidierten, pathologisierenden Sprache durch Kolleg*innen wird von einzelnen Interviewten kritisiert:

> „Also was mir relativ häufig begegnet, ist erstmal, dass zum Beispiel bei trans* Jugendlichen erstmal eine psychische Störung zugeschrieben wird, dass die sich so erleben. Da haben wir ein klassisches Beispiel, was auf der einen Seite, denen das eigene Urteilsvermögen abspricht und zum anderen denen ja, zumindest indirekt, mitteilt: „Dass du dich als Mädchen oder Junge fühlst, ist Ausdruck einer Störung“. Und macht das damit selber auch zur Störung. Ne, also das ist ein Klassiker sicherlich, dass sich ganz viele erstmal auf die Suche begeben, ob's nicht irgendwas anderes sein könnte.“ (Dorian).

Eine Psychotherapeutin beschreibt explizit ihre Verunsicherung darüber, welche Fachausdrücke sie verwenden soll:

> „Also ich find's immer wieder schwierig mit der Sprache, weil die Jugendlichen sind ja natürlich auch sehr, die hören da genau, ob ich Geschlechtsumwandlung oder -anpassung sag' oder Geschlechtsdysphorie oder Transsexualismus, also ich merke, dass die sehr wach sind.“ (Camille).

Sie erlebt eine Diskrepanz zwischen dem, was sie im Rahmen eines routinierten Fachsprachengebrauch üblicherweise sagen würde, und dem, was die Patient*innen als angemessen empfinden, weiß aber nicht, wie sie diesen Konflikt auflösen kann.

Weitere Befragte thematisieren ihre ambivalenten Gefühle bei Untersuchungsroutinen. So sagt eine Hausärztin:

> „Also ich möchte das natürlich nicht, ich finde, moralisch geht das gar nicht, aber wenn ich mich ganz kritisch beobachte, bin ich schon ungeduldig. Ist dann häufig so, denn dann, die haben ja so'n ganz engen BH dann an, damit alles weggepresst ist, dann wollen sie sich nicht abhorchen lassen, wenn sie Husten haben, weil dann geht das nicht, diesen BH dann mal hochzuziehen, weil der so wahnsinnig eng ist. Dann passt denen dauernd irgendetwas nicht, was man routinemäßig macht." (Isabell).

Die Routinen der Untersuchung passen nicht zu den Bedürfnissen der jugendlichen trans* Patienten, und die Hausärztin ist über die dadurch entstehende Störung verunsichert und verärgert.

Wie groß die Handlungsspielräume von Fachpersonen sind, Routinen abzuwandeln und anzupassen, wird von den Befragten unterschiedlich eingeschätzt. Eine Psychotherapeutin will bei den gewohnten Fachausdrücken des ICD-10 bleiben, obwohl diese kritisiert werden:

> „Man könnte mir vorwerfen, alles was ich mache ist Diskriminierung, weil ich mich noch ans ICD-10 halte, weil ich den Begriff Transsexualismus benutze, weil ich 'ne Diagnose stelle, also weil die Patienten ja sowieso, ja eben, wie Sie vorhin gesagt haben, im psychiatrischen Bereich drin sind." (Camille).

Diesen Vorwurf fürchtet sie jedoch offensichtlich nicht, da sie sich ja an die geltenden Fachstandards hält. Dem gegenüber sieht eine Gynäkologin im Umgang mit Standards und Routinen Gestaltungsspielraum und will diesen auch nutzen:

> „Wir haben Gesetze bei den Krankenkassen, ich habe Vorlagen, Auflagen, was ich zu tun hab', was ich zu lassen hab', aber in diesem ganzen Rahmen kann ich so viel machen, anders machen." (Birte)

2.2 Überlastung der Versorgungsstrukturen

GI/GD kann für die minderjährige Person und ihre Familie eine große Herausforderung sein. Professionelle medizinische oder psychotherapeutische Unterstützung ist in diesen Situationen oft nicht leicht zu erhalten. Wie schätzen professionell Tätige den Zugang zu solchen Behandlungs- und Unterstützungsangeboten ein? Ein Endokrinologe beklagt die langen Wartezeiten bis zu einem Termin: *„Also der Zugang ist durch hohe Wartezeiten erschwert. Und das finde ich, das finde ich wirklich sehr, sehr störend."* (Robert).

Ein Psychotherapeut sieht mehrere Hindernisse auf dem Weg zu einem Behandlungsplatz:

> „Mein Behandlungsangebot kommt nicht immer zum Tragen, wenn es Kassenzustimmungsprobleme oder Kostenübernahmeprobleme gibt. Meine Behandlung kommt auch sehr häufig nicht zum Tragen, weil ich pro Tag vier bis sechs Anfragen im Schnitt habe, aber vielleicht alle paar Wochen mal einen neuen freien Platz. Das heißt in wahnsinnig großem Umfang sitze ich hier und schreibe irgendwelche Mails, in denen ich dann versuche, nicht nur reinzuschreiben „Hallo, danke für die Anfrage. Keine Zeit. Alles Gute.", sondern wenigstens noch ein, zwei hilfreiche Sätze." (Gerrit).

Insgesamt sind sich die Befragten einig, dass sie die Behandlungsanfragen eher selten zeitnah positiv beantworten können. Die bestehenden Versorgungsstrukturen seien auf den in den vergangenen Jahren gestiegenen Bedarf nicht vorbereitet. Die Ärzt*innen und Psychotherapeut*innen erleben diese langen Wartezeiten als herausforderungsvolle Ausgangssituation – sowohl für die Patient*innen und ihre Familien als auch für die Behandler*innen.

> Eine endokrinologisch tätige Person sieht darin ein Problem der Diskriminierung: „Ja, ich weiß nicht, ob ich genug betont hab', dass schon dieser ganze Weg hin zu Unterstützung, dass ich schon denke, dass der in sich einfach diskriminierend ist, weil so viele Anforderungen gestellt werden. Und viele Familien das wirklich so als ein Abklappern von Dingen sehen, die sie tun müssen, um einfach sie selbst sein, also für die Jugendlichen, um einfach sie selbst sein zu können." (Alex).

Problematisch sei aus dieser Perspektive also die Summe der – teils bürokratischen – Anforderungen an die Patient*innen und ihre Familien. Als behandelnde Person sieht sie sich selbst in einer Zwickmühle, weil sie sich als Teil eines unflexiblen Systems erlebt: *„Und das finde ich schon manchmal auch für mich schwierig, weil ich ja auch Teil von diesem System bin."* (Alex). Eine Chirurgin nimmt dagegen zwar auch die Belastung der Betroffenen wahr, hält diese aber für gerechtfertigt, um zu einer möglichst abgesicherten Entscheidung zu gelangen:

> „Das, was ich chirurgisch tue, ist nicht rückgängig zu machen. Das heißt, ich find's immer sehr beruhigend, wenn sehr viele Menschen mithelfen, ganz sicher zu sein, dass das alles so ist, auch wenn das für die Betroffenen häufig als belastend empfunden wird." (Hanne).

Hinzu kommt, dass Zeitmangel im Gesundheitswesen ein verbreitetes Problem ist. Wie dies den Umgang mit Kindern und Jugendlichen mit GI/GD negativ beeinflussen kann, beschreibt eine Hausärztin. Sie berichtet von einem Konflikt mit einem Kind während der Covid-19-Pandemie:

> „Was mir sehr, sehr peinlich ist, aber das ist tatsächlich letzte Woche gewesen, als sich eben ein so'n trans Kind per se nicht abstreichen lassen wollte, ich unglaublich unter Zeitdruck

stand, schwitzte in diesem fürchterlichen Anzug, und ein Machtkampf, ob man nun jetzt Mund und Nase abstreicht oder nicht, anfing und aber auf eine Bescheinigung bestand; und wo ich tatsächlich selten so wütend geworden bin, wo ich dachte: „Das darf nicht, das darf einem Ar-, einer Ärztin nicht passieren." (Isabell).

Im Gespräch reflektiert sie darüber:

„Na, ich schäm' mich schon 'n bisschen, so, so laut geworden zu sein. andererseits denk' ich mir, manchmal sind eben in Coronazeiten auch Nerven von Hausärztinnen endlich." (Isabell)

Den Grund dafür, dass es ihr an Geduld gefehlt habe, schreibt sie einem Zustand der allgemeinen Überlastung des medizinischen Personals während der Covid-19-Pandemie zu. Nicht unwahrscheinlich ist allerdings, dass ihre Ungeduld auch durch ihr Unverständnis für die aus dem üblichen Rahmen herausfallenden und die Routinen infrage stellenden Patient*innen verstärkt wird.

2.3 Ethisches Spannungsfeld Fürsorgeverantwortung und Respekt für die Behandlungswünsche von Minderjährigen

Die Übernahme von Verantwortung für Behandlungsentscheidungen und deren weitreichende Konsequenzen ist für die Befragten ein wichtiges und zugleich heikles Thema. Sollen erste Schritte einer körpermodifizierenden Behandlung, also das Aufhalten der Pubertät mit Pubertätsblockern oder eine geschlechtsangleichende Hormonbehandlung mit Östrogen bzw. Testosteron, eingeleitet werden? An solchen Entscheidungen sind auch psychotherapeutische Fachpersonen (in der Regel Kinder- und Jugendpsychiater*innen und -psychotherapeut*innen) beteiligt, weil sie die Indikationsstellung mitverantworten müssen.

Ein Psychotherapeut spricht davon, dass diese Verantwortung von einigen Kolleg*innen aus der Region als überfordernd wahrgenommen werde: *„Keiner traut sich das zu, alle verlassen sich auf mich"* (Peter).

Insgesamt beschäftigt die Befragten in diesem Zusammenhang die Abwägung von Schaden und Nutzen ihrer Behandlungsentscheidungen. Dafür werden unterschiedliche Lösungen gefunden, welche in der Interpretation der eigenen professionellen Rolle zum Ausdruck kommen. Einige der befragten Psychotherapeut*innen, Psychiater*innen und Psychosomatiker*innen sehen ihre Aufgabe vor allem in einer „guten Diagnostik", andere in einer „guten Beratung oder Begleitung". So erläutert eine Psychotherapeutin etwa:

„Also in den meisten Fällen bei mir hab' ich'ne Depression oder'ne soziale Phobie. Und ich hab's dann eigentlich immer so gemacht, dass ich diese Diagnose als Hauptdiagnose, als primäre Diagnose genommen habe und die Geschlechtsdysphorie oder Transsexualismus nach ICD-10 in der prozessualen Diagnostik immer wieder überprüft hab', wie sich das entwickelt, bevor ich wirklich diese Diagnose gestellt habe" (Camille).

Sie hebt auf diese Weise hervor, dass sie als Psychotherapeutin die Verantwortung dafür trage, sorgsam und nach objektiven Maßstäben zu beurteilen, ob ihre Patient*in tatsächlich transgeschlechtlich sei. Gegenüber der Gruppe der Kinder und Jugendlichen habe sie besondere fürsorgliche Pflichten: *„[...] und ich denk', ich hab"ne höhere Verantwortung,'nen höheren Schutzauftrag, als wenn da halt Erwachsene vor mir sitzen"* (Camille). Zugespitzt gesprochen, sieht sie ihre professionelle Rolle darin, eine Beschützer*in ihrer minderjährigen Patient*innen zu sein. Sie möchte die ihr professionell anvertrauten Jugendlichen davor bewahren, Entscheidungen für medizinische Eingriffe zu treffen, die sie zu einem späteren Zeitpunkt womöglich bedauern könnten. Aus solchen fürsorglichen Erwägungen spricht sie ihre Patient*innen mit dem Geburtsnamen an. Sie möchte so einen ergebnisoffenen Verlauf der Therapie gewährleisten:

> „Also ich weiß, dass das oft eher als diskriminierend gedeutet wird ((atmet hörbar ein)), aber auch gemäß das was ich ja am Anfang auch den Jugendlichen sage: „Ich bin hier, um mit dir das nochmal ganz gründlich durchzureflektieren und nicht jetzt schon zu sagen „Ja okay, du bist Transgender.", nutze ich den Geburtsnamen, ja." (Camille)

Demgegenüber interpretieren andere Interviewte aus dieser Berufsgruppe ihre Rolle eher als fachliche Begleiter*innen auf dem Weg zur Selbstbestimmung:

> „Also ehrlich gesagt, das Wichtigste ist mir einfach erstmal 'n wertschätzender Rahmen, weil ich denk', diese Kinder und Jugendlichen haben ganz häufig die Erfahrung gemacht, sowas wie Misgendern oder Nicht-Ernst-genommen-werden. Ja, dass es als Phase abgetan wird von Erwachsenen, also das find' ich erstmal ganz wichtig, dass ich sie so akzeptiere, wie sie sich fühlen." (Eike).

Ein Kollege interpretiert seine Rolle so:

> „Also ich glaube ja, dass ich da 'ne Haltung habe und die sicher auch nicht wesentlich von der Haltung gegenüber trans Erwachsenen sich unterscheidet, und das ist schon erstmal, dass ich sehr offen an trans Jugendliche herangehe, deren eigene Wahrnehmung und Selbstbeschreibung erstmal so hinnehme und akzeptiere und dann versuche, herauszufinden, was individuell der Person, die da vor mir sitzt, helfen würde, was sie braucht, was ihr gut tun könnte, um da auf ihrem Weg weiterzukommen." (Dorian).

Diese Interviewten stellen somit eher den Aspekt des Aufbaus einer vertrauensvollen Beziehung in den Vordergrund. In ihren Aussagen betonen sie weniger, dass die Patient*innen Minderjährige sind. Sie heben stattdessen hervor, dass sie in ihrer Selbstbeschreibung trans* sind und verbinden dies mit der ethischen Pflicht ihren Patient*innen respektvoll zu begegnen. Ihre professionelle Rolle sehen sie eher darin, eine Art „Berater*in" oder „Begleiter*in" zu sein und psychotherapeutische Unterstützung in einer herausforderungsvollen Lebenssituation anzubieten.

Auch Mitglieder anderer Berufsgruppen setzen solche unterschiedlichen Akzente bei der Beschreibung ihrer professionellen Rolle. Eine Endokrinologin betont etwa die Bedeutung der Diagnose für ihr Handeln: *„Wenn das sicher ist, die Diagnose, und wir behandeln die, dann, denk' ich, ist das Ordnung“* (Orla). Demgegenüber beschreibt ein Kollege, ebenfalls Endokrinologe, sich eher als Partner:

> „Also ich find's halt sehr, sehr wichtig, dass die Jugendlichen einfach wissen, man ist an ihrem Wohl interessiert, ne. Und dass sie nicht den Eindruck haben, sie gehen da immer zu so'm Tribunal, was über sie entscheidet, sondern man fällt gemeinsame Entscheidungen, und man ist Partner, man sitzt im gleichen Boot, und man arbeitet nicht irgendwie gegen ihre Gefühle, ne.“ (Robert)

Insgesamt ist aber bemerkenswert, dass sich die Fachleute oft ambivalent über ihre Rolle äußern. Wer sich an einer Stelle des Interviews recht ausführlich als „Beschützer*in“ bzw. als „Begleiter*in“ charakterisiert, differenziert oder relativiert an anderer Stelle seine Aussagen wieder. Das weist auf eine grundlegende Verunsicherung hin.

3 Diskussion

Behandler*innen von Kindern und Jugendlichen mit GI/GD stehen vor einer Reihe von praktischen Herausforderungen. Routinen, die eigentlich einen reibungslosen Ablauf ermöglichen sollen, haben diesen Effekt im Umgang mit Kindern und Jugendlichen mit GI/GD nicht oder produzieren sogar eigene Probleme. Wird die Krankenversicherungskarte in das Bestellsystem eingepflegt, führt dies oft dazu, dass trans* Personen die Erfahrung machen müssen, mit ihrem alten Vornamen angesprochen zu werden. Die Fachsprache erscheint plötzlich unpassend. Auch eine körperliche Untersuchung kann mitunter nicht wie gewohnt erfolgen, ohne dass es zu Problemen kommt.

Bemerkenswert ist, dass diese Probleme auftreten, während Ärzt*innen und Psychotherapeut*innen lediglich gewohnten Routinen und Standards folgen.

> ▶ Offensichtlich sind eingeübte Behandlungsroutinen nicht ausreichend an den besonderen Bedürfnissen der zu behandelnden Personen ausgerichtet. Dies kann eine eigene Form der Diskriminierung zur Folge haben: die institutionelle Diskriminierung.

Demnach tragen soziale Institutionen wie das Gesundheitswesen durch ihre historisch gewachsenen Prozesse und Handlungslogiken dazu bei, soziale Ungleichheit in der Gesellschaft noch lange Zeit nach der formalen Ächtung von Diskriminierung aufrechtzuerhalten (Gomolla, 2017). Dies wirft ein eigenes Licht auf die Risiken einer

Diskriminierung Minderjähriger mit GI/GD im Gesundheitswesen. Ärzt*innen und Psychotherapeut*innen sollten deshalb dafür sensibilisiert und dazu ermutigt werden, standardisierte Abläufe zu hinterfragen und wenn nötig an die individuellen Bedürfnisse ihrer Patient*innen anzupassen.

Die Befragten selbst kritisierten etwa die Organisation des Zugangs zu Behandlungs- und Unterstützungsleistungen, insbesondere die langen Wartezeiten für einen Psychotherapieplatz. Diese sind zwar auch jenseits der Behandlung von GI/GD eher die Regel als die Ausnahme (Maybaum, 2022), allerdings scheint die Versorgungslage im Bereich GI/GD im Kindes- und Jugendalter besonders kritisch zu sein. Ein Interviewter sprach etwa davon, dass sich in seiner Region nur wenige Kolleg*innen die Behandlung zutrauen. Ein Grund hierfür ist wahrscheinlich, dass es eigene ethische Herausforderungen birgt, Kinder und Jugendliche mit GI/GD zu behandeln. So ist es etwa für viele Behandler*innen keine einfache Frage, wie mit den medizinischen Behandlungswünschen Minderjähriger umzugehen und was genau ihr professioneller Auftrag ist. Ist es die Aufgabe von Ärzt*innen und Psychotherapeut*innen, die Hürden zu medizinischen Eingriffen für Jugendliche zu erhöhen? Ließe sich so womöglich die Gefahr bannen, dass sie im Erwachsenalter zurückblicken und unternommene Eingriffe bedauern? Oder wäre ein solches Verhalten als diskriminierend gegenüber trans* Personen zu werten, selbst dann, wenn es sich um Minderjährige handelt?

Die gleichzeitige Zugehörigkeit zur Gruppe Minderjähriger und zur Gruppe der trans* Personen verursacht bei Behandler*innen eine moralische Ambivalenz. In der Öffentlichkeit wird die zugrunde liegende ethische Problematik oft als Dilemma dargestellt, das eine Entscheidung im Sinne der Interessen der einen oder der anderen sozialen Gruppe erfordere. So titelt etwa die WELT: *„Es geht nicht um Transgender. Es geht um Kinder“* (Bolzen, 2023). Argumentiert wird üblicherweise, dass erwachsene trans* Personen Respekt für ihre Behandlungswünsche einfordern dürfen, ein solcher Respekt im Fall von Minderjährigen jedoch nicht mit den Fürsorgepflichten Erwachsener gegenüber Kindern in Einklang zu bringen sei. Der Schutz des Kindes sei hier also moralisch zu priorisieren. Doch – wie oben gezeigt – wollen sich die Behandelnden nicht nur auf eine dieser polaren Positionen festlegen. Gibt es Auswege aus dieser Ambivalenz?

Um hier mehr Klarheit zu schaffen, ist zunächst aus philosophischer Perspektive zu fragen, wer überhaupt diskriminiert werden kann. Im Allgemeinen versteht man unter Diskriminierung die ungleiche Behandlung von Personen aufgrund ihrer Zugehörigkeit zu einer sozialen Gruppe. Im Alltag werden Personen solchen Gruppen aufgrund von sozial salienten Merkmalen zugeordnet. Gemeint sind damit Merkmale, die die sozialen Interaktionen dieser Personen situationsübergreifend und somit wiederholend beeinflussen (Lippert-Rasmussen, 2006, S. 169). Dies gilt zum Beispiel für das Geschlecht einer Person, ihre Herkunft oder Glaubenszugehörigkeit. Dabei kommt es zusätzlich auf den sozialen Status eines Individuums im Netz der sozialen Machtbeziehungen an (Hellman, 2008). Diskriminierung ist moralisch falsch, so argumentiert Hellman, weil sie erniedrigend ist. Um jemanden erniedrigen zu können, muss sich die handelnde Person allerdings in einer relativen Machtposition gegenüber der betroffenen Person befinden. In unserer Gesellschaft sind nur Mitglieder einiger sozialer Gruppen in einer solchen Position, zum Beispiel cisgeschlechtliche gegenüber queeren Personen. Andere Beispiele für soziale Gruppen mit ungleicher Macht sind Ärzt*innen oder Psychotherapeut*innen gegenüber ihren Patient*innen (Hädicke & Wiesemann, 2021).

► Das Leben von Kindern wird situationsübergreifend davon beeinflusst, dass sie Kinder sind. Zudem sind sie eine gesellschaftliche Gruppe mit vergleichsweise wenig Macht. Also können auch Kinder von Diskriminierung betroffen sein.

Überraschenderweise ist die Diskriminierung von Kindern allerdings selten Gegenstand philosophischer Debatten. Der Begriff der Altersdiskriminierung, der in diesem Fall durchaus treffend wäre, wird in der Regel nur im Zusammenhang mit dem hohen Alter diskutiert (Bidadanure, 2018). Wenn Kindern jedoch allein deshalb der Respekt verweigert wird, weil Erwachsene meinen, sie nicht ernst nehmen zu müssen, und weil Erwachsene ganz allgemein mächtiger sind, könnte auch dies eine Altersdiskriminierung darstellen. In der Covid-19-Pandemie beispielsweise wurde durch den Lockdown gravierend in das Leben von Kindern eingegriffen, z. B. durch den nur virtuellen Schulunterricht oder die Beschränkung sozialer Kontakte. Diese Vorsichtsmaßnahmen dienten in erster Linie dem Schutz älterer Erwachsener, da diese viel anfälliger für schwere Krankheitsverläufe waren. Schaden und Nutzen der Maßnahmen zur Reduzierung der Virusübertragung waren ungleich verteilt, was zulasten der Lebensqualität der Kinder ging (Adami & Dineen, 2021, UNICEF, 2022, Schickhardt, 2024). Da dies oft ohne weitere Begründung erfolgte, liegt der Verdacht nahe, hier sei die Gruppe der Kinder allein wegen ihres sozial nachrangigen Status schlechter behandelt worden.

► Wenn den Belangen von Kindern nur aufgrund ihres Alters und weil Erwachsene die Entscheidungsgewalt haben, weniger Bedeutung beigemessen wird, handelt es sich um einen Fall von Altersdiskriminierung. Im Fall von trans* Kindern kann also neben der Geschlechtsidentität auch das Alter Anlass für eine diskriminierende Behandlung sein.

Das macht das Bild komplizierter, als es die Rahmung als Dilemma zwischen den zwei moralischen Pflichten Respekt (für trans* Personen) und Fürsorge (für Kinder) uns zunächst glauben lassen will. Denn in der Realität gehören Menschen mehr als einer sozialen Gruppe an, und der Begriff der Diskriminierung muss dieser Mehrfachzugehörigkeit gerecht werden. Die Schwarze Frauenbewegung hat dies erstmals erkannt. Aktivist*innen kritisierten, dass sich die Forderungen der Frauenbewegung in erster Linie an den Interessen weißer Frauen aus der Mittelschicht orientierten und an den Lebensrealitäten schwarzer Frauen, insbesondere aus der Arbeiterklasse, vorbeigingen (The Combahee River Collective, 2014 [1978], Arbeitsgruppe Frauenkongress, 1985; Ayim et al., 1986).

Dafür wurde das Konzept der Intersektionalität entwickelt (Crenshaw, 1989). Crenshaw argumentiert, dass Individuen aufgrund ihrer spezifischen Kombination von Gruppenzugehörigkeiten sehr unterschiedliche soziale Erfahrungen machen. Dort, wo sich Ungleichheitsachsen kreuzen *(intersections)*, kann sich Diskriminierung verschärfen. Eine Schlussfolgerung ist, dass Benachteiligungen oder Privilegien aufgrund unterschiedlicher Gruppenzugehörigkeiten nicht getrennt analysiert werden sollten. Vielmehr sind sie auf komplexe Weise miteinander verknüpft. Intersektionale Ansätze machen die Vielfalt innerhalb sozialer Gruppen sichtbar und versuchen so, sich mit Formen der Mehrfachdiskriminierung auseinanderzusetzen.

Der intersektionale Analyserahmen ist mit Blick auf die medizinisch-psychotherapeutische Versorgung von transgeschlechtlichen Kindern und Jugendlichen hilfreich, da er ein differenzierteres Verständnis des hier aufgeworfenen Problems ermöglicht. Er macht sichtbar, inwiefern von Diskriminierung gesprochen werden muss, wenn der Wille eines trans* Kindes im Gesundheitswesen nicht in Behandlungsentscheidungen einbezogen wird. In diesem Fall sind zwei Gruppenzugehörigkeiten zu berücksichtigen: zum einen, dass die Person minderjährig ist, zum anderen, dass sie trans* ist. Beide können sich in ihren Effekten sogar verstärken.

Wenn also eine Person aufgrund mehrerer Gruppenzugehörigkeiten von Diskriminierung betroffen sein kann, ist es nicht angebracht, diese Person als Vertreter*in nur der einen oder der anderen Gruppe zu betrachten. Vielmehr läuft eine solche reduktionistische Sichtweise Gefahr, die komplexe Dynamik von Diskriminierung zu unterschätzen.

► Die eigentliche Frage ist also nicht, ob der*die Patient*in als Kind oder als trans* Person behandelt werden sollte, sondern wie die Behandlung zu gestalten ist, ohne dem*der Patient*in als Kind *und* als trans* Person Unrecht zu tun.

In der hitzigen öffentlichen Debatte über die angemessene Behandlung von minderjährigen trans* Personen werden die Gefahren der Altersdiskriminierung oft übersehen, weil auf ein eindimensionales Konzept von Diskriminierung zurückgegriffen wird. Der ethische Konflikt wird reduziert auf die Frage, wie Minderjährige geschützt werden können. Aus einer intersektionalen Perspektive können jedoch auch Kinder *als Kinder* diskriminiert werden, und es können sich Altersdiskriminierung und Diskriminierung aufgrund der Geschlechtsidentität wechselseitig verstärken.

In der Praxis kann diese Komplexität eine Herausforderung darstellen. Da Erwachsene in der Tat auch eine Fürsorgepflicht gegenüber Kindern haben, erleben Ärzt*innen und Psychotherapeut*innen die oben geschilderte Rollenambivalenz. Wird diese vorschnell zugunsten einer überbetont fürsorglichen Haltung aufgelöst, ist die Gefahr hoch,

Risiken für Altersdiskriminierung zu übersehen. Dem können Ärzt*innen und Psychotherapeut*innen entgegenwirken, indem sie das Kind in Behandlungsentscheidungen einbeziehen, so wie es auch Artikel 12 der UN-Kinderrechtskonvention fordert. Dies bedeutet, dass sie es anhören und seinen Willen entsprechend seiner Reife und Entwicklung berücksichtigen sollten. Deshalb gilt für die Behandlung von GD wie auch in jedem anderen Bereich der Medizin und Psychotherapie –, dass ein vernünftiger Behandlungsplan *für* ein Kind, nur *mit* ihm oder ihr entwickelt werden kann.

4 Schlussfolgerungen

Unsere Studie zeigt, dass Ärzt*innen und Psychotherapeut*innen bei der Begleitung von Minderjährigen mit GI/GD auf eigene praktische und ethische Herausforderungen stoßen. So bergen etwa organisatorische, sprachliche und institutionelle Routinen Gefahren der Diskriminierung, die nicht selten unbemerkt bleiben. Beispielsweise kann eine unbedacht durchgeführte Routineuntersuchung leicht negative Erlebnisse provozieren. Praktizierende und angehende Ärzt*innen und Psychotherapeut*innen sollten deshalb dafür sensibilisiert werden, dass auch lediglich routiniertes Handeln diskriminierend sein kann und dazu ermutigt werden, Reflexions- und Handlungsspielräume dazu zu nutzen, Routinen produktiv an die Bedürfnisse ihrer Patient*innen anzupassen. Außerdem können etwa vertrauensaufbauende Maßnahmen wie das *Shared Decision Making* dabei helfen, dass sich Kinder und Jugendliche mit GI/GD im Gesundheitswesen ernstgenommen, gesehen und dementsprechend wohler fühlen.

Ein spezifisches Diskriminierungsrisiko wird durch die gleichzeitige Zurechnung zur sozialen Gruppe der Kinder und der transgeschlechtlichen Personen produziert. Wie unsere Ergebnisse andeuten, sind Behandler*innen deswegen nicht selten ambivalent darin, welches Handeln im Rahmen ihrer professionellen Rolle gefordert ist. Wir haben gezeigt, wie das Konzept der *Intersektionalität* hilft, um die hier drohenden Risiken der Diskriminierung besser zu verstehen. Intersektional betrachtet muss die Zurechnung zur sozialen Gruppe der Kinder *und* der transgeschlechtlichen Personen kein Dilemma konkurrierender moralischer Pflichten provozieren. Die Minderjährigen sollten in ihrer doppelten sozialen Gruppenzugehörigkeit wahrgenommen werden und können als solche auch von Diskriminierung betroffen sein.

► Fachpersonen, die in diesem Feld tätig sind, sind sowohl der Fürsorge für die minderjährige Person als auch dem Respekt vor ihren Behandlungswünschen verpflichtet.

Da die Gefahren der Altersdiskriminierung für Kinder in unserer Gesellschaft leicht übersehen werden, lässt sich insofern nicht oft genug betonen, wie wesentlich die Beteiligung von Minderjährigen an Behandlungsentscheidungen für eine professionelle und diskriminierungssensible Behandlung ist. Sie reduziert das Diskriminierungsrisiko und erleichtert es den Behandler*innen, einen angemessenen Umgang mit ihren eigenen Ambivalenzen zu finden. Denn die gemeinsame Entscheidungsfindung unterstützt die Erwachsenen dabei, ihre Pflichten zur Fürsorge *und* zum Respekt vor den Behandlungswünschen der Minderjährigen in eine angemessene Balance zu bringen. In der Konsequenz wird es so außerdem erst möglich, einen Behandlungsplan zu entwerfen, der tatsächlich zu den individuellen Bedürfnissen des Kindes passt.

Literatur

Adami, R., & Dineen, K. (2021). Discourses of childism: How covid-19 has unveiled prejudice, discrimination and social injustice against children in the everyday. *The International Journal of Children's Rights, 29*, 353–370. https://doi.org/10.1163/15718182-29020001.

Arbeitsgruppe Frauenkongress. (1985). Sind wir uns denn so fremd? Ausländische und deutsche Frauen im Gespräch. *1. Gemeinsamer Kongress ausländischer und deutscher Frauen* Frankfurt a. M.

Ayim, M., Oguntoye, K., & Schultz, D. (Hrsg.). (1986). *Farbe bekennen. Afro-deutsche Frauen auf den Spuren ihrer Geschichte.* Orlanda-Frauenverlag.

Bidadanure, J. (2018). Discrimination and age. In K. Lippert-Rasmussen (Hrsg.), *The Routledge handbook of the ethics of discrimination* (S. 243–253). Routledge.

Bolzen, S. (20. Februar 2023). Es geht nicht um Transgender. Es geht um Kinder. *Die Welt.* https://www.welt.de/politik/ausland/plus243840619/Gender-Es-geht-nicht-um-Transgender-Es-geht-um-Kinder.html.

Crenshaw, K. (1989). *Demarginalizing the intersection of race and sex: A black feminist critique of antidiscrimination doctrine, feminist theory and antiracist politics* (S. 139–168). University of Chicago Legal Forum.

Gläser, J., & Laudel, G. (2009). *Experteninterviews und qualitative Inhaltsanalyse als Instrument rekonstruierender Untersuchungen.* VS Verlag für Sozialwissenschaften.

Gomolla, M. (2017). Direkte und indirekte, institutionelle und strukturelle Diskriminierung. In A. Scherr, A. El-Mafaalani, & G. Yüksel (Hrsg.), *Handbuch Diskriminierung* (S. 133–156). Springer Fachmedien.

Hädicke, M., Föcker, M., Romer, G., & Wiesemann, C. (2024). Diskriminierung von Kindern und Jugendlichen mit Geschlechtsinkongruenz oder Geschlechtsdysphorie in der medizinischen und psychotherapeutischen Versorgung. *Zeitschrift für Sexualwissenschaft, 37*(01), 5–15. https://doi.org/10.1055/a-2174-7711.

Hädicke, M., Föcker, M., Romer, G., & Wiesemann, C. (2022). Healthcare professionals' conflicts when treating transgender youth: Is it necessary to prioritize protection over respect? *Cambridge Quarterly of Healthcare Ethics, 22*, 1–9. https://doi.org/10.1017/S0963180122000251.

Hädicke, M., & Wiesemann, C. (2021). Was kann das Konzept der Diskriminierung für die Medizinethik leisten? – Eine Analyse. *Ethik in der Medizin, 33*(3), 369–386. https://doi.org/10.1007/s00481-021-00631-4.

Hellman, D. (2008). *When is discrimination wrong?* Harvard University Press.

Lippert-Rasmussen, K. (2006). The badness of discrimination. *Ethical Theory and Moral Practice, 9*, 167–185. https://doi.org/10.1007/s10677-006-9014-x.

Przyborski, A., & Wohlrab-Sahr, M. (2021). *Qualitative Sozialforschung: Ein Arbeitsbuch* (5 Aufl.). De Gruyter Oldenbourg.
Maybaum, T. (23. Juni 2022). Psychotherapie: Streit um Gründe für lange Wartezeiten. Ärzteblatt. https://www.aerzteblatt.de/nachrichten/135371/Psychotherapie-Streit-um-Gruende-fuer-lange-Wartezeiten.
Schickhardt, C. (2024). *Nicht systemrelevant: Eine Aufarbeitung der Corona-Politik aus kinderethischer Sicht.* Suhrkamp.
The Combahee River Collective. (2014 (1978)). A black feminist statement. *Women's Studies Quarterly, 42*(3/4), 271–280. https://www.jstor.org/stable/24365010.
UNICEF. (2022). *COVID-19 and children.* https://data.unicef.org/covid-19-and-children/.Zugegriffen: 15. Juli 2024.
Wright, M. T. (2010). *Partizipative Qualitätsentwicklung in der Gesundheitsförderung und Prävention.* Huber.

Maximiliane Hädicke (sie/ihr, cis*) ist Soziologin und Medizinethikerin. Sie ist als wissenschaftliche Mitarbeiterin am Institut für Geschichte der Medizin und Ethik Göttingen tätig. Ihre Forschungsschwerpunkte betreffen die Lebensphase der Kindheit und Jugend, geschlechtliche Vielfalt und Diskriminierung in der Medizin. In ihrer Promotion hat sie untersucht, was Diskriminierung in der medizinischen Versorgung von Minderjährigen mit Geschlechtsinkongruenz und Geschlechtsdysphorie ausmacht.

Claudia Wiesemann (sie/ihr, cis*) ist Medizinethikerin und Professorin an der Universitätsmedizin Göttingen. Sie forscht zu Fragen der Kinderrechte in der Medizin sowie zur Ethik der therapeutischen Versorgung von Kindern mit Geschlechtsinkongruenz und Geschlechtsdysphorie.

Familien mit gendervarianten, trans* und nichtbinären Kindern und Jugendlichen in Beratung und Psychotherapie – Anregungen für die Praxis

Mari Günther

Familien mit gendervarianten, trans* oder nichtbinären Kindern und Jugendlichen werden zu den unterschiedlichsten Anlässen in der psychosozialen Beratung, Psychotherapie, Endokrinologie oder Hausarztpraxis sichtbar. Mit Blick auf einen respektvollen und affirmativen Umgang mit gender-vielfältigen Kindern soll hier erläutert werden, welche Begrifflichkeiten hier warum verwendet werden. Der Begriff der Gendervarianz, also ein *gendervariantes* Kind lässt sich deskriptiv verwenden, wenn der berichtenden Person die Selbstauskunft des Kindes nicht bekannt ist, jedoch das Kind cisnormative Rollenerwartungen in Genderpräsentation nicht oder kaum erfüllt oder eine kreative Zusammenstellung von geschlechterkonnotierenden Ausdrucksweisen beobachtet wird. Dieser Begriff vermeidet weitgehend Bewertungen des zu Beschreibenden, im Unterschied zu z. B. *gendernonkonform*. Ein alternativer Begriff wäre *genderdivergent*. Die Verwendung dieser Begriffe will zudem verdeutlichen, dass sich insbesondere vorpubertäre Kinder auf vielfältige Art verhalten und verstehen können, ohne dass es einen Grund gibt, ihnen eine geschlechtliche Zuordnung zuzuschreiben oder gar eine Diagnose zu vergeben. Die Benennung von Kindern und Jugendlichen als trans* oder nichtbinär sollte daher immer auf deren Selbstauskunft zurückgehen.

M. Günther (✉)
Bundesverband Trans, Berlin, Deutschland
E-Mail: info@mari-guenther.de

C. Wiesemann et al. (Hrsg.), *Trans* Geschlechtlichkeit bei Kindern und Jugendlichen*,
https://doi.org/10.1007/978-3-662-71496-6_8

Die Diagnose „Geschlechtsinkongruenz im Kindesalter“ (HA61 ICD-11) zu vergeben ist nach meiner Einschätzung unnötig, da Heranwachsende vor dem Eintritt der Pubertät keinen spezifischen körpermodifizierenden Versorgungsbedarf haben, die Diagnose jedoch nur bis zu diesem Zeitpunkt vergeben werden sollte (Romer/Lempp 2022). Die Begründung für deren Vergabe, nämlich der Verweis auf eine höhere diagnostische Sicherheit, wenn denn das geschlechtsinkongruente Erleben schon länger bestünde, ist letztlich einer pathologisierenden Haltung geschuldet, die einer retrospektiven Selbstauskunft der behandlungssuchenden Personen weiterhin misstraut. Allerdings kann die Vergabe solch einer Diagnose derzeit die Gesundheitsversorgung tatsächlich erleichtern und sollte unter Absprache mit der Familie dokumentiert werden.

1 Anliegen von Familien in der Versorgungslandschaft

Eingangs sollen hier nun Anlässe benannt werden, die Familien in die beraterische, psychotherapeutische oder endokrinologische Versorgung führen, um die Bandbreite etwas zu illustrieren.

- ++ Eltern mit einem vierjährigen gendervarianten Kind wenden sich an die Kinderarztpraxis, um zu fragen, ob sie in der Erziehung etwas falsch gemacht hätten und wie sie sich jetzt gegenüber dem Wunsch des Kindes nach gewünschter Kleidung oder Namen verhalten sollen.
- ++ Eltern können sich in solch einer Situation auch an eine Trans*beratung wenden und wollen wissen, wie sie ihr Kind optimal bei den geschlechtlichen Erkundungen begleiten können.
- ++ Eltern mit einem elfjährigen Kind wenden sich an eine Trans*beratungsstelle, weil ihr Kind schon längere Zeit das selbstbestimmte Geschlecht lebt und die Familie die Pubertät auf sich zukommen sieht und Rat benötigt, wie sie die möglicherweise anstehenden medizinischen Leistungen bekommen können.
- ++ Eltern können sich in solch einer Situation auch an eine Klinik, ein Versorgungszentrum wenden, zumindest, um auf eine Warteliste zu kommen.
- ++ Familien können mit ihrem dreizehnjährigen Kind eine Trans*beratung in Anspruch nehmen, weil sie recht schnell den Zugang zu einer pubertätsunterbrechenden Behandlung benötigen.
- ++ Familien können in solch einer Situation auch in einer endokrinologischen Praxis erscheinen und ihrem Kind schnellstmöglich eine Pubertätssuppression zukommen lassen wollen.
- ++ Im Rahmen schon bestehender psychotherapeutischer Behandlungen können Kinder und Jugendliche ihr gendervariantes Erleben offenbaren. Gleichzeitig können viele andere Therapieanliegen vorliegen. Die Kinder und Jugendlichen können die Transitionsbegleitung dann in den Mittelpunkt der gemeinsamen Arbeit stellen.

Der weitaus überwiegende Teil der Eltern wendet sich an Versorger*innen mit einer grundsätzlich affirmativen Haltung gegenüber ihrem Kind in dessen gelebter, gezeigter, offenbarter geschlechtlichen Identität. Eltern, die ihr Kind in solch einer Entwicklung nicht unterstützen wollen, begegnen uns in der Versorgungslandschaft gar nicht oder nur zu einem ersten Gespräch, in dem sie erfahren, dass konversionsspezifische Anliegen den davon Betroffenen Schaden zufügen, als unethische Behandlungsinterventionen gelten und nach dem „Gesetz zum Schutz vor Konversionsbehandlungen" (KonvBehSchG) nicht durchgeführt werden dürfen (Bundesministerium der Justiz 2020). Einige dieser Eltern können die mit dieser Konfrontation verbundenen unangenehmen Gefühle mit Unterstützung der Versorger*in bewältigen, verändern ihre Haltung und begleiten ihr Kind zukünftig mit einer Achtung seines geschlechtlichen Selbstausdrucks. Andere Eltern reagieren auf diese Aufklärung über das Verbot von Konversionsinterventionen mit heftiger Empörung und sind nicht bereit, die Information zu integrieren und so den Kontakt zu ihrem Kind zukünftig fürsorglicher zu gestalten. Wir bemühen uns als Versorger*innen, auch mit diesen Eltern in Kontakt zu bleiben, um letztlich Schaden von dem Kind abzuwenden (Coleman et al., 2022, DGKJP 2024).

Die „klassischen" Beratungsanliegen von genderdivergenten Kindern und Jugendlichen und ihren Familien betreffen die soziale Exploration, das Leben im Identitätsgeschlecht, Fragen nach einer hormonellen Versorgung und deren Konsequenzen besonders bezüglich der allgemeinen Gesundheit, der Fertilitätsprotektion und der Wahrscheinlichkeit irrtümlicher beziehungsweise sich verändernder Entscheidungen. Eher selten stehen Fragen nach der Genese oder Ätiologie des gendervarianten oder trans*geschlechtlichen Erlebens im Mittelpunkt. Ein wichtiger Aha-Effekt scheint es für Eltern auch zu sein, wenn sie erfahren, dass medizinische geschlechtsangleichende Maßnahmen von trans* Personen häufig nur teilweise in Anspruch genommen werden, also dass einer Hormontherapie keineswegs chirurgische Maßnahmen folgen müssen.

2 Leben der geschlechtlichen Identität im sozialen Kontext – Anregungen für Elternarbeit

Insbesondere bei vorpubertären Kindern stehen Fragen nach einer angemessenen Begleitung eines geschlechtsbezogenen „Rollenwechsels" in den verschiedensten sozialen Bezügen im Mittelpunkt (Ehrensaft, 2016). Umso jünger das Kind, umso selbstverständlicher scheint es für viele Eltern zu sein, ihr Kind im Identitätsgeschlecht anzuerkennen. Kinder in einer Familie mit einem eher affirmativen Klima werden mit ihren Anliegen biografisch eher sichtbar mit dem Effekt, dass diese Eltern ihr gendervariantes Kind mit einer größeren Selbstverständlichkeit wahrnehmen.

In den Gesprächen über die Vorstellungen eines Rollenwechsels, mit denen Eltern häufig in die Beratung kommen, ist es angemessen, den Denkraum um die „Rollenerprobung" zu erweitern, damit nicht der Eindruck einer dichotomen Enge oder gar einer

Unumkehrbarkeit auf einer „gender journey" entsteht. Der Wunsch nach geschlechtervielfältigen Rollen während des vorpubertären Aufwachsens bis zum Beginn der Pubertät ist zwar kein starker Prädiktor (DGKJP 2024) für den Wunsch nach medizinischen Transitionsschritten bei einem trans*geschlechtlichen oder nichtbinären Erleben, jedoch ist ein nichtnormatives und gendervariantes Aufwachsen in jedem Falle zu unterstützen, damit das Kind die besten Chancen auf eine gesunde Entwicklung hat (Romer/Lempp 2022).

Die Begleitung der Familie durch Gesundheitsversorger*innen folgt dem Grundsatz, dass das Kind offensichtlich ein Thema mit der eigenen Geschlechtsidentität hat, diesbezüglich später vielleicht gereifte Entscheidungen treffen muss und daher möglichst vielfältige und vor Diskriminierung geschützte Lebenserfahrungen sammeln sollte. So kann mit den Eltern zusammengetragen werden, in welchen sozialen Feldern Aufklärung, Auseinandersetzung oder Kontaktbegrenzung notwendig sind, um das Kind vor Diskriminierungserfahrungen zu schützen. Dabei ist klar, dass solch ein Schutz niemals lückenlos sein kann. So muss auch die Kompetenz aller Familienangehörigen, Diskriminierungserfahrungen zu verarbeiten, in jedem Falle gestärkt werden. In einer ersten Exploration mit der Familie können die Felder: Herkunftsfamilien und Verwandtschaft, Freund*innenkreise der Eltern, deren Kolleg*innen, Kita-Kinder, deren Eltern, das dortige Personal, Mitschüler*innen, Lehrer*innen, die Nachmittagsbetreuung, Sportvereine und Freizeitangebote, religiöse Zusammenkünfte, Freund*innenkreise des Kindes und auch ganz dezidiert der*die Kinderarzt*ärztin, die Schulbusfahrer*in, die nächsten Nachbar*innen in den Blick genommen werden, um Diskriminierungen, die das Kind vielleicht schon erlebt oder befürchten muss, zusammenzutragen. Erfahrungsgemäß kommen hierbei mehr Belastungen und auch Nichtwissen bezüglich der Erfahrungen des Kindes zutage, als die Eltern es vorher vermutet hätten. Kinder schützen ihre Eltern oft davor, von erlittenen Diskriminierungen zu erfahren, weil sie bezüglich der elterlichen Reaktionen unsicher sind oder sich von ihren Eltern abnabeln wollen. Für die weitere Sensibilisierung der Eltern ist es dann meist hilfreich, nach deren eigenen Erfahrungen von Diskriminierung zu fragen. Dabei kann der Effekt deutlich werden, dass Eltern ihre eigenen insbesondere früheren Diskriminierungserfahrungen als „nicht so schlimm" abtun oder sie sich diesbezüglich kaum erinnern können. Wir können dann davon ausgehen, dass die Erfahrungen der Eltern damals eher nicht validiert wurden, die damaligen Heranwachsenden mit ihren Verletzungen auf sich gestellt waren und auf die Fähigkeit des Verdrängen-Könnens angewiesen waren. In der heutigen Situation besteht nun die Gefahr, dass solch ein Umgang mit Diskriminierungen tradiert wird, also der Schmerz des Kindes ausgeblendet wird. Andererseits hat sich der gesellschaftliche Umgang mit Diskriminierungen deutlich weiterentwickelt und sorgt für einen sensibleren Umgang damit. Allerdings scheint es für Eltern bei aller gelungenen Sensibilisierung zu diesem Thema noch immer eine große Herausforderung zu sein, die eigenen Verletzungen liebevoll in den Blick zu nehmen. Aber auch die Feststellung, kaum Erfahrung im Umgang mit Diskriminierungen gesammelt zu haben und daher dem Kind wenig eigene Kompetenz zur Verfügung stellen zu können, ist eine hilfreiche Erkenntnis im Beratungsprozess, weil sie einen Lernraum für die Eltern eröffnet.

Die Eltern können nun angeregt werden, mehr über die Lebensrealität ihres Kindes zu erfahren, indem sie nachfragen und ihr Kind aufmerksam begleiten. Häufig geht es im Beratungsprozess zudem um die Zusammenstellung, welche Personen oder Institutionen noch Aufklärung benötigen, um unterstützen zu können, oder welche mit ihrem diskriminierenden Agieren so konfrontiert werden sollten, dass es unterbunden werden kann. Dabei bewegen sich Eltern in ihrem Handeln zwischen einem vorsichtigen und fast verschämten Bitten um eine Haltungsänderung und klaren Forderungen. Ihre eigene noch vorhandene Unsicherheit mit dem Thema („Ist es wirklich richtig, unser Kind so klar und unhinterfragt zu unterstützen?") kann sich dabei auf das weitere soziale Umfeld übertragen. Zudem sind Eltern häufig rechtliche Rahmenbedingungen wie das Antidiskriminierungsgesetz (AGG), das Jugendhilfestärkungsgesetz, Landesschulgesetze oft nicht geläufig. Letztere sind sehr unterschiedlich bezüglich des Diskriminierungsschutzes. So gibt es im Berliner Landesschulgesetz (SchulG) den Passus: „Jeder junge Mensch hat ein Recht auf zukunftsfähige, diskriminierungsfreie schulische Bildung und Erziehung ungeachtet insbesondere einer möglichen Behinderung, der ethnischen Herkunft, einer rassistischen oder antisemitischen Zuschreibung, des Geschlechts, der Geschlechtsidentität, der sexuellen Orientierung, des Glaubens, der religiösen oder politischen Anschauungen, der Sprache, der Nationalität, der sozialen und familiären Herkunft seiner selbst und seiner Erziehungsberechtigten oder aus vergleichbaren Gründen." (Schulgesetz 2004, § 2(1)). Im § 4 wird zudem zu diesbezüglichem aktiven Handeln der Schulen aufgefordert. Im bayrischen Schulgesetz (BayEUG) lautet neben der Formulierung, die Gleichberechtigung von Männern und Frauen zu fördern, der einzige geschlechtsspezifische Passus hingegen in Art. 2 (1): „insbesondere [sind] Buben und junge Männer zu ermutigen, ihre künftige Vaterrolle verantwortlich anzunehmen sowie Familien- und Hausarbeit partnerschaftlich zu teilen" und „insbesondere Mädchen und Frauen zu ermutigen, ihr Berufsspektrum zu erweitern" (BayerischeStaatskanzlei, 2000). Der Begriff „Diskriminierung" kommt im bayrischen Schulgesetz nicht vor. Damit haben Eltern in den Bundesländern recht unterschiedliche Argumentationshilfen zur Verfügung, um für ihr gendervariantes Kinder ein diskriminierungssensibles Lernumfeld einzufordern, und sind häufig auf die Vielfaltskompetenz der einzelnen Schulen angewiesen. Das Kinder- und Jugendstärkungsgesetz (KJSG) als Gesetz auf Bundesebene formuliert: § 9 (3) „die unterschiedlichen Lebenslagen von Mädchen, Jungen sowie transidenten, nichtbinären und inter*geschlechtlichen jungen Menschen [sind] zu berücksichtigen, Benachteiligungen abzubauen und die Gleichberechtigung der Geschlechter zu fördern" (Bundesgesetzblatt, 2021, *1446*). Für die entsprechende wirksame Umsetzung des Beratungs- und Betreuungsanspruchs ist jedoch eine wohlinformierte Jugendberatungs- und Jugendhilfemaßnahme notwendig.

In der individuellen Begleitung von Familien ist es häufig notwendig, gemeinsam abzuwägen, an welchen Stellen angesichts von erwartbaren Diskriminierungen ein Vermeiden und „aus dem Weg gehen“ angemessen ist oder aber eine Kontaktaufnahme oder gar Konfrontation notwendig ist. So nehmen Eltern häufig den Aufwand eines Schulwechsels in Kauf, wenn eine diskriminierungssensible Haltung in der aktuellen Schule nicht vorhanden ist. Schulen und anderen Bildungseinrichtungen wird eher wenig Veränderungsfähigkeit zugetraut, zumal die Veränderungsgeschwindigkeit solcher Institutionen nicht gut mit der Aufenthalts- und Lebenszeit eines Schulkindes korrespondiert.

Familie G. berichtet aus der Schule ihres zehnjährigen Kindes

Das Kind Alex habe schon immer gern gendervariante Kleidung getragen, farbige Kleider, längere Haare und nach Möglichkeit extravagante Schuhe. Bisher habe Alex diesen Namen für sich als passend empfunden. Die Eltern haben Alex unterstützt und gestärkt. Sie äußern jedoch auch Sorge, wie Alex in der Schule zurechtkommt. Alex berichtete in der Vergangenheit immer wieder von Mobbingerfahrungen durch andere Kinder der Klasse, bei denen vonseiten des Lehrpersonals kaum interveniert wurde. Dadurch haben sich die Beschimpfungen und Ausgrenzungen in den letzten Monaten gesteigert. Alex hat nun den Wunsch nach einem anderen Namen geäußert, weil dieser ihm*ihr besser gefiele. Die Eltern wollen Alex auch darin unterstützen, befürchten aber auch, dass Alex den neuen Namen tragen wolle, weil dieser klischeehafter feminin klinge und Alex damit etwas eindeutiger erscheinen wolle, um weniger diskriminiert zu werden. Insgesamt überlegen sie, ob die Schule ein guter Raum für ein möglichst wertfreies Ausprobieren sei. Die Schule habe bisher auf die Thematisierung von Alex‘ Wünschen, sich auszudrücken, eher skeptisch reagiert. Die Lehrer*innen gehen recht unterschiedlich mit dem Thema um. Manche von ihnen scheinen Gesprächsangebote der Eltern eher als Nötigung erlebt zu haben. Es gäbe in der Schule keine Zuständigkeit für queere Themen und diesbezügliche Diskriminierung. Die Klassenlehrerin sei wenig präsent, und die Toilettenbenutzung sei für Alex immer wieder schwierig, weil andere Kinder und Lehrer*innen Alex vorschreiben, auf welche Toilette Alex zu gehen habe. Daher trinke Alex schon seit längerer Zeit morgens kaum noch etwas. Die Eltern haben auch die Einbeziehung der Großmutter überlegt, die sich eigentlich sehr für ihr Enkelkind engagiert und Alex auch häufig von der Schule abholt. Jedoch ist sie bei diesem Thema aber auch hin und her gerissen, ob es nicht besser wäre, Alex zu nötigen, in der Schule dezidierte Jungenkleidung zu tragen, um so die Diskriminierung zu beenden. Alex selbst verweist bei Gesprächen im Familienkreis auf ihm*ihr wichtige Freund*innen in der Klasse und den Wunsch, an der Schule zu bleiben. Anderseits gebe es immer wieder Tage, an denen Alex nicht in die Schule will und Bauchschmerzen signalisiert. Die Eltern deuten aufkommende Hautveränderungen bei Alex, vermutlich ein Ekzem, als einen Hinweis auf die große emotionale Belastung von Alex. In den ersten beiden Schulbesuchsjahren habe es aufgrund der Corona-Beschränkungen weniger Kontakte unter den Schüler*innen gegeben, da sei es einfacher gewesen. Die Eltern denken über einen Schulwechsel nach. In erreichbarer Nähe gäbe es nur eine Schule, die bei dem Thema geschlechtliche Vielfalt besser aufgestellt scheint, aber dort gäbe es kaum mal einen freien Platz.◄

In der Begleitung einer Familie in solch einer Situation würden wir ein zweigleisiges Vorgehen bei der Frage der Beschulung empfehlen und nach flankierenden Ressourcen suchen. In jedem Fall sollte Kontakt zu der vermutlich trans*sensibleren Schule aufgenommen werden, um realistisch einen perspektivischen Schulwechsel einschätzen zu können. Der Kontakt zur aktuellen Schule sollte ausgebaut werden und aufseiten der Lehrer*innen und der Schulleitung ein besseres Problembewusstsein sowie eine größere trans*sensible Handlungskompetenz angeregt werden. Dies kann mit Unterstützung einer Hausärztin, eines Psychotherapeuten, dem Schreiben einer Beratungsstelle, der Einbeziehung der Schulpsychologie oder eines Schulaufklärungsprojektes zu sexueller und geschlechtlicher Vielfalt usw. erfolgen. Die Eltern sollten sich Verbündete suchen und insbesondere von psychosozialen Fachkräften aktiv unterstützt werden. Letztlich ist ein Schutz vor Diskriminierungen bei einem kindlichen Aufwachsen nicht verhandelbar. Den Eltern sollte auch ans Herz gelegt werden, sich mit anderen Eltern von trans* und gendervarianten Kindern zu vernetzen, um hier Stärkung und Rückhalt erfahren zu können. Solch ein Kontakt kann auch genutzt werden, um Alex in Kontakt mit anderen genderkreativen Kindern zu bringen. Einerseits hätte Alex die Gelegenheit, sich akzeptiert und zugehörig zu fühlen, andererseits können außerschulische Freund*innenschaften vielleicht helfen, Beziehungsabbrüche bei einem nötigen Schulwechsel als etwas weniger belastend zu erleben. Dafür kann beispielsweise der von Eltern gegründete Verein Trans-Kinder-Netz (https://www.trans-kinder-netz.de/, 28.09.2024) genutzt werden.

2.1 Wunsch nach Fertilitätsprotektion und medizinischer Versorgung

Häufig begegnen wir Familien, die mit den Bedürfnissen ihres Kindes nach einer medizinischen Versorgung konfrontiert sind, sich informieren oder den Zugang dazu haben wollen. Dabei ist es in der Begleitung ein deutlicher Unterschied, wie lange die Familie bisher die Gelegenheit hatte, sich mit der trans*geschlechtlichen Entwicklung des Kindes auseinander zu setzen. Es lassen sich zwei Grundkonstellationen beschreiben.

Familien, in denen ein Kind schon in einem frühen Alter, vielleicht mit drei, vier Jahren mit seiner Gendervarianz sichtbar wurde, haben viel gemeinsame Lebenserfahrung mit dem selbstbestimmten Geschlecht. So kommt von ihnen häufig die Aussage: „Wir können uns eine andere Entwicklung als eine trans*geschlechtliche bei unserem Kind gar nicht mehr vorstellen.“ Die Eltern erleben ihr Kind mit seiner geschlechtlichen Identität als selbstverständlich. Elterlichen Themen wie der Wunsch nach Enkeln, die Sorge um ein hoffentlich glückliches Leben in vielfältigen sozialen Bezügen sind reflektiert und können mit schon vorhandenen Erfahrungen beruhigt werden. Die Eltern haben sich schon ein wenig mit den medizinischen Möglichkeiten beschäftigt und sind an Aussagen zur späteren Lebenszufriedenheit sowie zur Gesundheitsbelastung interessiert. Das geschlechtsbezogene Bild ihres Kindes ist manchmal jedoch recht binär normiert, da es häufig mehr oder weniger „stealth" in einem zweigeschlechtlich determinierten Kontext aufgewachsen ist. Eine offensive Auseinandersetzung mit Nichtbinarität lag bisher nicht im Interesse des Kindes, da es sich vor Stigmatisierung schützen und sich zugehörig fühlen wollte. Erfahrungen von Stigmatisierung, Ausgrenzung und Zurückweisung erfahren leider derzeitig noch viele gendervariante Kinder und Jugendliche – wenn auch in einem sehr unterschiedlichen Ausmaß. Für die begleitende psychosoziale Arbeit kann es daher von Bedeutung sein, im Vorfeld somatischer Interventionen auch Gedanken und Überlegungen bezüglich nichtbinärer Optionen einzubringen, um abgestufte Entscheidungsfindungen anzuregen. Bei der Entscheidung für oder gegen eine pubertätsaufschiebende Behandlung spielen nichtbinäre Optionen nach unserer Erfahrung selten eine Rolle. Bei der Überlegung, ob in jedem Falle eine genitalangleichende Operation sein müsste, um die eigene Identität zu leben, kann das Wissen um nichtbinäre Möglichkeiten jedoch den Entscheidungshorizont erweitern. Allerdings denken nach unserer Erfahrung auch junge Jugendliche zunehmend und ohne besondere Anregung durch Berater*innen und Therapeut*innen über nichtbinäre Identitäten nach, da sie sich oft schon recht umfangreich online und mit Peers darüber ausgetauscht haben.

Eine andere Situation besteht, wenn sich Jugendliche erst mit dem Beginn ihrer Pubertät in ihrer Familie offenbaren konnten. Zwar gibt es auch dann Eltern, die mit der Aussage reagieren: „Wir haben es uns schon lange gedacht …". Aber häufiger sind sie verunsichert, manchmal abwehrend und fühlen sich unter einem großen Zeitdruck, sich in das Thema trans* hineinzudenken, ihr Kind darin zu verstehen und sich einer Entscheidungsfindung für medizinische Interventionen anzunähern. Wir erleben in der Begleitung immer wieder, dass eigene Themen der Eltern, wie Schuldgefühle oder Überlegungen zur eigenen Geschlechtsidentität, bislang auf der Ebene von Selbstreflexion oder im Austausch mit anderen Eltern kaum Raum erhalten haben. Die Einbindung der Eltern in soziale Referenzsysteme, die ein gendervariantes Ausdrucksverhalten dethematisieren, haben dazu geführt, dass diese Eltern zuvor einige Signale ihres Kindes übersehen oder bewusst ignoriert haben. So kommt es dann zu einer „Überraschung" angesichts der geschlechtlichen Selbstdefinition des Kindes. Und wenn Eltern bis zu diesem Zeitpunkt ein stark normierendes familiäres Klima erzeugt haben, ist die Ablehnung gegenüber einer trans*geschlechtlichen Entwicklung nicht ohne weiteres in der Beratung oder Psychotherapie zu überwinden, da die Eltern bisher erhebliche Energien in die Stabilisierung ihrer Abwehr investiert haben und diese Abwehr eine hohe Funktionalität für die Sicherung zentraler Bedürfnisse der Eltern erfüllen kann.

Den Zeitdruck durch die nahende Pubertät verspürt natürlich das Kind viel mehr als seine Eltern, und es muss im Zweifelsfall eine normierte überzeichnete Performance liefern, um gegen die Vermeidung der Eltern oder anderer relevanter Personen anzukämpfen und den Druck hochzuhalten. Solch eine Konstellation ist besonders anfällig für eine Eskalation, die für die jugendliche Person unaushaltbar werden kann. Wenn zudem im familiären System noch eine heteronorme Konflikt- oder Trennungsdynamik dazukommt, in der individuelle gegenseitige Vorwürfe mit Geschlechterklischees verknüpft werden und die damit ein wunderbar plakatives Mann-gegen-Frau-gegen-Mann-Motiv beinhalten, scheint die (plakativ gedeutete) Frage eines trans* Kindes an die Welt: *Mädchen-oder-Junge?* zu einer Instrumentalisierung des Kindes und dessen Suchbewegungen innerhalb des Trennungskonfliktes einzuladen. Die Elternteile können es dann so empfinden, dass das Kind seine Geschlechtsidentität als „Parteinahme“ äußere oder dass es von einem Elternteil instrumentalisiert werde. Etwa so: Vater zur Mutter: „Du erlaubst unserem Sohn, ein Mädchen zu sein, und willst, dass ich nicht nur meine Frau verliere, sondern auch meinen Jungen!“ Oder: „Du bist so eine schlechte Mutter und schlechtes Vorbild, dass unsere Tochter lieber ein Junge werden will, und du erlaubst es auch noch, was ja wiederum dein schlechtes Muttersein beweist!“ und umgekehrt. Wir machen hier die Erfahrung, dass der Elternteil, der bisher die Hauptbezugsperson des Kindes gewesen ist, ein gendervariantes, nichtbinäres oder trans* Kind eher akzeptiert und unterstützt. Die Unterstützungskompetenz der Eltern scheint auch durch stereotype Geschlechterrollenzuschreibungen bezüglich fürsorglichen Verhaltens beeinflusst zu sein, z. B. dass Mütter ihren Kindern mehr Rückhalt als Väter geben würden.

Um Eskalationen vorzubeugen oder diese zu entschärfen, hilft es nach unserer Einschätzung, bei aller verständnisvollen Zuwendung hin zu allen Beteiligten, die Machverhältnisse, die Rechte und die Gerechtigkeitsdefizite möglichst klar zu benennen. So werden Verantwortungsbereiche der Beteiligten klarer sichtbar. Dies kann aufseiten der Eltern die Übernahme von angemessener Verantwortung fördern, zur Entlastung aller Beteiligten beitragen und dem Kind helfen, die eigenen Ansprüche besser vertreten zu können und damit auch auf eine respektvollere Resonanz bei den Eltern zu treffen.

Anhand von Aufklärungsgesprächen zu einer hormonellen Behandlung lässt sich solch ein Vorgehen beispielhaft verdeutlichen. Minderjährige sind aus medizinethischer Perspektive nicht alle und auch nicht uneingeschränkt einwilligungsfähig in medizinische Eingriffe. Die Einwilligungsfähigkeit von Kindern und Jugendlichen muss durch die begleitende gesundheitsprofessionelle Person individuell eingeschätzt werden und im Zweifelsfalle gestärkt werden, bis sie im Einzelfall vorhanden ist (DGKJP, 2024). Daher sind Aufklärungsgespräche mit Jugendlichen wichtig, um sie zu befähigen, eine informierte Entscheidung treffen zu können (Günther et al., 2023). Die Verantwortung liegt dann bei der jugendlichen Person, wenn sie versteht und tragen kann, was sie entscheidet. Zugleich soll die jugendliche Person in der Wahrnehmung ihres Rechts auf körperliche und geschlechtliche Selbstbestimmung gestärkt werden (DeutscherEthikrat, 2020). Die Eltern sollten nach Möglichkeit die Gesundheitsentscheidung ihres Kindes mittragen können. Hierfür sollten sie die Rechte ihres Kindes auf Selbstbestimmung kennen und gleichermaßen zu der anstehenden Gesundheitsentscheidung informiert sein, um diese informiert mitzutragen. Damit werden sie auch dem Auftrag ihres Sorgerechts gerecht, welches die Eltern dazu anhält, „die wachsende Fähigkeit und das wachsende Bedürfnis des Kindes zu selbständigem verantwortungsbewusstem Handeln“ entsprechend des Entwicklungsstandes zu berücksichtigen und Einvernehmen anzustreben (Bundesministerium der Justiz, 2024, *BGB § 1626 (2)*).

Beispiel

Erstgespräch einer Therapeutin mit einer Mutter und ihrem Kind, Nima, 13 Jahre, am liebsten kein Pronomen:

Nach einer kurzen Vorstellung beginnt das Gespräch, in dem Nima Fragen aus einem Heft vorliest, in das Nima die eigenen Auseinandersetzungsprozesse hineingeschrieben hat.

Nima	„Meine Stimme ist mir zu hoch, was kann ich machen, damit sie tiefer klingt und ich dann mehr spreche?“ „Ich ziehe gern Kleider an, sie stehen mir, ich finde aber, dass Kleider feminin wirken, und das mag ich nicht.“
Therapeutin	„Wann genau gefällt es dir nicht – wenn du eins anhast und du es auf dem Körper spürst oder eher, wenn du dich damit im Spiegel siehst?“
Nima	„Eher, wenn ich es anhabe und es oben so dünn ist. Kennst du Kleider, die wie Hoodies sind?“ Therapeutin: „Ja.“
Nima	„Die sind besser. Vielleicht kann ich die auch selbst nähen.“
Mutter	„Das würde auch zu deinem Wunsch nach Nachhaltigkeit passen.“
Nima	„Ja.“
Mutter	„Das wäre ja ein schönes Projekt, was du auch mit deiner Tante zusammen machen kannst.“
Nima	„Kann ich einen Binder tragen?“
Therapeutin	„Du kannst es ausprobieren, wie es sich anfühlt. Und du kannst es auch wieder lassen oder nur manchmal tragen, wenn dir danach ist.“
Mutter	„Gibt es etwas dabei zu beachten?“
Therapeutin	„Ja, er sollte nicht zu eng sein, damit Nima noch gut atmen kann. Es gibt einen Laden, in dem Sie dazu gut beraten werden.“
Nima	„Wie kann ich Leuten besser erklären, wer/was ich bin?“
Therapeutin	„Machst du das?“
Nima	„Ja, immer wieder.“

Therapeutin	„Wie geht es dir dabei?“
Nima	„Es strengt mich an und macht mich unsicher.“
Therapeutin	„Ja, manchmal hat man eine dünne Haut, wenn man so viel von sich erzählt hat, und die andere Person nicht.“ Kleine Pause: „Du kannst ja auch mal die andere Person fragen, wer sie ist. Dann merkt sie vielleicht, wie anstrengend das ist, und versteht dich besser. An die Mutter: „Wie erleben Sie das mit?“
Mutter	„Ich weiß auch nicht, was ich sagen soll, habe Angst, was Falsches zu sagen.“
Therapeutin	„Es kann ihrem Kind guttun, wenn es dabei nicht allein ist.“
Nima	„Ja, aber wenn es um Einzelheiten geht, will ich selbst sprechen.“
Therapeutin	„Aber zu Anfang kann deine Mama was dazu sagen…?“
Nima	„Ja.“
Therapeutin zur Mutter	„Das macht ihrem Kind einen warmen Rücken, wenn Sie auch etwas mit erklären.“ Therapeutin zu Nima: „Es gibt auch Broschüren, die du anderen geben kannst, dann bist du nicht immer dein eigener Beipackzettel.“
Nima	„Wie ist das jetzt mit meiner Stimme?“
Therapeutin	„Du kannst üben, tiefer zu sprechen, dafür gibt es Logopäd*innen als Stimm- und Sprechtrainer*innen.“
Nima	„Und wie ist das, wenn ich Hormone nehme?“
Therapeutin	„Dann bekommst du nach einer Weile einen Stimmbruch und hast dann dauerhaft eine tiefere Stimme.“
Nima	„Für so etwas möchte ich mir sicherer sein.“
Therapeutin	„Du kannst deine nichtbinäre Geschlechtsidentität leben, ausprobieren. So bekommst du am besten raus, wie es sich anfühlt. Zwischendurch kannst du dir immer mal Zeit nehmen, an einem Lieblingsplatz sitzen ohne Störung und in Ruhe über dich nachdenken und dann wieder etwas ausprobieren. Hundert Prozent Sicherheit gibt es nicht.“
Nima	„Ja, ich weiß…. Mich interessieren auch Blocker und Hormone. Das hatte ich mir aufgeschrieben. Was passiert da? Ich habe aber auch schon viel darüber gelesen.“
Therapeutin	„Wir können zusammentragen, was da mit dir passiert und was umkehrbar ist und was nicht.
Nima	„Ja, gern.“

Therapeutin	„Die Blocker sind ein Wirkstoff, der auf deine Hirnanhangsdrüse wirkt und dort Bescheid sagt, dass die keine Botenstoffe, also WhatsApp Nachrichten, mehr an deine Eierstöcke schickt, in denen steht, dass die Östrogene produzieren sollen. Das geht aber erst, wenn die Eierstöcke schon ein wenig damit angefangen haben. Sonst verstehen sie die Nachricht gar nicht. Ich vermute mal, dass deine Eierstöcke schon Östrogene produzieren und du deine Regel hast?“
Nima	„Ja, die habe ich schon seit über einem Jahr.“
Therapeutin	„Dann würden die Blocker bei dir jetzt dafür sorgen, dass deine Regel wieder aufhört. Und auch dein Brustgewebe würde aufhören, weiter zu wachsen. Dein Körper würde erst einmal so bleiben, wie er ist. Und zwar genau so lange, wie die Blocker angewendet werden. Wenn man sie wieder absetzt, geht deine körperliche Entwicklung weiter.“
Nima	„Aber eine tiefere Stimme bekomme ich ja erst durch die Hormone?“
Therapeutin	„Ja, das würde bei dir durch Testosteron passieren, und es wäre nicht mehr rückgängig zu machen.“
Nima	„Ich weiß.“
Therapeutin	„Veränderungen, die nicht mehr rückgängig zu machen sind, wären der Stimmbruch, der Bartwuchs, eventuell einsetzender Haarausfall und das Wachstum deines Clit. Weißt du, was ich damit meine?“
Nima	„Ja.“
Therapeutin	„Es gibt noch weitere Veränderungen, die sich aber wieder zurückentwickeln würden, wenn das Testosteron nicht mehr angewendet wird. Ist solch eine Hormonbehandlung ein Thema, was dich noch mehr interessiert?“
Nima	„Ja.“
Therapeutin an die Mutter	„Wie geht es Ihnen mit diesem Thema?“
Mutter	„Ich merke, dass es mich ganz schön überfordert. Ich hätte gern mehr Zeit dafür. Können wir einen nächsten Termin vereinbaren?“
Therapeutin	„Ja, sicherlich.“ An Nima: „Ist es für dich ok, für diese ganzen Fragen mehr Zeit zu haben?“
Nima	„Ja, klar.“◄

Reflexion aus der gesundheitsversorgenden Perspektive Solch ein erstes Beratungsgespräch macht häufig sichtbar, an welch unterschiedlichen Stellen der Beschäftigung mit dem Thema sich Kind und Elternteil(-e) befinden. Eltern unterschätzen häufig den Wissensdurst, die Aneignungskompetenz und die innere Not ihrer Kinder. Die Kinder schonen häufig ihre Eltern und wollen sie vor Überforderung schützen. Im gemeinsamen Beratungsgespräch ist es wichtig, das Kind mit all seinen Anliegen ernst zu nehmen und zu signalisieren, dass hier alle Fragen willkommen sind und dass es darauf Antworten gibt. Drängende Fragen brauchen eine direkte Antwort. Das schafft Vertrauen und macht den Kopf frei für viele weitere Fragen, für die sonst zu wenig Energie da wäre. Eltern haben die Gelegenheit mitzuerleben, wie kompetent und klug ihr eigenes Kind schon ist. Sie können eine Unerschrockenheit erleben, sich mit komplexen Fragen auseinanderzusetzen und individuelle Lösungen zu entwickeln. Jedoch haben Eltern manchmal den Reflex, den Antworten, dem Aussprechen von Fragen und Informationen, dem Darüber-Reden die Macht zuzuschreiben, dass die Inhalte zur unwiderruflichen Realität werden, und dass sie in eine Richtung drängen, eine Entwicklung vorantreiben, die dann weder das Kind noch die Eltern in der Hand haben. Dieser Reflex erinnert an den Umgang mit sexueller Aufklärung und ungewollter Schwangerschaft. Er ist nachvollziehbar. Ihm unbedacht zu folgen, hat allerdings erhebliche Nachteile: Wenn Kinder und Jugendliche nicht aufgeklärt werden und keinen selbstbewussten Umgang mit ihrer Sexualität entwickeln können, steigt die Gefahr ungewollter Schwangerschaften und zudem sexualisierter Gewalt (Folkhälsomyndigheten Public Health Agency of Sweden, 2019, Myat et al., 2024). So vertreten wir als Therapeut*innen im Themenfeld die Position, dass eine bewusste und umfangreiche und an den Entwicklungsstand des Kindes angepasste Auseinandersetzung mit den vielen Fragen bei einem trans*geschlechtlichen Erleben dringend notwendig ist für gute Entscheidungsprozesse. Im Kontakt mit den Eltern hilft hier manchmal auch die Formulierung: Wenn das Kind es schafft, die Frage zu formulieren, dann ist es auch bereit für die Antworten. Jenseits der Bedürfnisse des Kindes finden sich die Bedürfnisse der Eltern. Auch diese greifen wir im Beratungsprozess auf: Als es in dem hier dargestellten Gespräch um die Ebene der sozialen Transition ging, also um Kleider, Nähen, Binder probieren und Rollenverhalten, war die Mutter noch inhaltlich dabei und konnte diese Themen noch mit ihrem Bild von ihrem Kind, ihrem „kindlichen" Kind in Einklang bringen. Als das dreizehnjährige Kind dann zu den Fragen hinsichtlich körperlicher Veränderungen wechselte, wurde die Mutter Zuschauerin. Bei der Beantwortung der Fragen des Kindes geht es an dieser Stelle mehr darum, dass die Therapeut*in/Berater*in darauf achtet, die Mutter nicht zu überfordern, nicht so sehr das Kind, das sich offenbar schon vertieft mit dem Thema beschäftigt hat. Es kann sein, dass bei der Elternperson Bilder von unglücklichen, kranken oder verrückten trans* Personen aktiviert werden, welche sie in den letzten Jahrzehnten durch mediale Darstellungen, Erzählungen, trans*negative Narrative u. ä. vermittelt bekommen hat und aktuell vor allem durch unseriöse pseudofachliche Darstellungen – Beispiele dafür geben Publikationen von Korte (2024) und Schwarzer und Louis (2022). Diese Bilder werden vermutlich nicht sofort als solche erkannt und reflektiert, sondern sie lösen erst einmal Angst um die Zukunft des Kindes aus. Angemessen für die

Begleitung der Familie wäre ein Gesprächstermin für die Mutter oder die Eltern allein, um diesen Gefühlen Raum zu geben. Das Kind sollte davor bewahrt werden, hier noch mehr Verantwortung für die Eltern übernehmen zu wollen. Im Gespräch mit den Eltern geht es dann darum, die Befürchtungen möglichst dezidiert anzusprechen und mit den aktuellen Realitäten abzugleichen. Dies löst erfahrungsgemäß schon einen guten Teil der Ängste oder Unsicherheiten auf.

Aufklärungsgespräche zu Hormontherapien und Fertilitätsprotektion

Beispiel

Ein trans* Junge, nichtbinär, Jake, Pronomen „er", 15 Jahre alt, möchte sich zu einer Hormontherapie mit Testosteron beraten lassen und will genau wissen, wie es dann mit dem Kinderbekommen ist. Die Eltern sind bei dem Gespräch dabei. Mit den Eltern geht es um die Frage, wie sie über künftige Enkel nachdenken. Sie sagen dezidiert, dass sie ihre eigenen Wünsche nicht ihrem Kind überhelfen wollen. Sie finden Enkel später sicherlich mal gut, aber darum geht es nicht, sondern um die Wünsche ihres Kindes. Jake erzählt, dass er sich schon etwas informiert hat und in jedem Falle auch eine Testosteronbehandlung beginnen möchte. Allerdings kann er es sich auch gut vorstellen, später einmal Kinder zu haben, vielleicht sogar selbst auf die Welt zu bringen, aber vielleicht lieber eine zukünftige Partnerin. Auf Nachfrage der Therapeutin, ob denn im Moment eine trans*spezifische Behandlung stattfindet, bestätigt er, dass er eine Mini-Pille bekommt und diese ohne Pause einnimmt. Damit hat er keine Regel mehr, das entlaste ihn sehr. Die Therapeutin bietet der Familie nun ein erstes Aufklärungsgespräch über die Fertilitätsprotektion an und erwähnt dabei, dass dieses Thema auch in den entsprechenden medizinischen Leitlinien behandelt wird (DGKJP, 2024), weil sich auch Mediziner*innen um diese Fragen, also den Kinderwunsch von trans* Jugendlichen, Gedanken machen. Sie wendet sich an Jake und fragt ihn, ob er vor dem Beginn der Behandlung mit dem Gestagen-Präparat eine Regel und damit einen Eisprung hatte, was er bestätigt. Hier kann die Therapeutin verdeutlichen, dass diese Fähigkeit seines Körpers grundsätzlich vorhanden ist und er ein Kind empfangen könnte, wenn er das Präparat wieder absetze. Das würde auch bei einer Testosteronbehandlung gelten, sagen zumindest Erfahrungswerte. Die Therapeutin bezieht die Eltern ein, und unterscheidet in der Erzählung dezidiert zwischen Wissen, das man über Studien und Forschung gewinnen kann, und in Unterscheidung dazu Erfahrungswerte, die innerhalb der trans* Community gesammelt und weitergegeben werden. So gibt es für Jake vor dem Beginn einer Hormontherapie im Grunde zwei Möglichkeiten. Die eine Möglichkeit wäre die Entnahme von mehreren reifen Eizellen und deren Kryokonservierung. Dafür müsste sich Jake jedoch für einige Wochen einer Hormonbehandlung unterziehen, die zu mehreren Eizellen führt, die gleichzeitig gereift sind. Damit verbunden wären das Absetzen der jetzigen Behandlung und das Wiedereinsetzen der Regel. Dann würden die Eizellen entnommen und eingelagert werden. Das kann schmerzhaft sein und nicht immer unkompliziert. Im Anschluss wäre dann der Beginn der Testosteronbehandlung möglich. Allerdings gibt es zum heutigen Zeitpunkt das Dilemma, dass in Deutschland die Leihmutterschaft noch nicht gesetzlich geregelt ist. Daher müssten die entnommenen Eizellen nach einer Befruchtung wieder in den Uterus von Jake zurück. Man kann zwar damit rechnen, dass die Leihmutterschaft in den nächsten Jahren gesetzlich geregelt sein wird und das damit auch eine Partner*innenperson mit Uterus Jakes Eizelle austragen kann. Allerdings sind für die Zukunft erneute trans*feindliche Gesetze in Deutschland nicht auszuschließen. Alternativ wäre auch eine Eizellentnahme für eine spätere Verwendung in einem Nachbarland von Deutschland möglich, in dem die Leihmutterschaft geregelt ist. Dies müsste die Familie jedoch selbst bezahlen, also die Stimulation der Ovarien, Entnahme und Lagerung. In Deutschland würden die Krankenkassen diese Behandlung bezahlen. Alternativ zu medizinischen Eingriffen kann Jake aber auch auf die Erfahrungswerte der Community zurückgreifen und vor dem Beginn der Testosteronbehandlung nichts tun und darauf vertrauen, dass er nach dem temporären Absetzen des Testosterons, auch nach mehrjähriger Behandlung, nach einigen Monaten wieder einen Zyklus hätte und dann entweder schwanger werden könnte oder nach weiterer Stimulation Eizellen entnehmen lassen könnte. Bedingung für diese Variante wäre es natürlich, den eigenen Gebärapparat zu erhalten und keine geschlechtsangleichenden Genitaleingriffe durchführen zu lassen. Auch hier verweist die Therapeutin noch einmal darauf, dass Erfahrungswerte nicht viel darüber Auskunft geben, ob gerade bei Jake der Zyklus wiedereinsetzen würde. Die Erfahrungswerte basieren vor allem auf den Berichten von trans*maskulinen Personen, die schwanger geworden sind.

Diese Informationen sind für die Familie eine große Herausforderung. Die Eltern signalisieren, etwas erschlagen zu sein, aber auch ein wenig erleichtert, weil sie den Eindruck haben, dass die Entscheidung für oder gegen Kinder noch nicht endgültig gefällt werden müsse. Jake hingegen meint, das wäre sehr interessant gewesen und er würde wohl auf eine Kryokonservierung verzichten wollen. Die Therapeutin empfiehlt der Familie, sich zu diesen Fragen eine medizinisch kompetente Beratung zu verschaffen, auch um weitere aufkommende Fragen besprechen zu können.◄

Reflexion aus der gesundheitsversorgenden Perspektive:

Die Eltern hatten schon Gelegenheit ihren Enkelwunsch zu reflektieren und ihre Vorstellungen von Zukunft und Familie von den Vorstellungen ihres Kindes abzugrenzen. Diese „Arbeit“ ist nach unserer Erfahrung für Eltern eine der größten Herausforderungen in der Begleitung eines trans* oder nichtbinären Kindes. Neben der Vorstellung der familiären Zukunft geht es auch um die geschlechtsrollenspezifisch und heteronorm geprägten Zukunftsvorstellungen von beruflichem Erfolg und Erfolg in der Partner*innenwahl. Auch hier bemerken Eltern manchmal, wie sie die Zukunft ihres Kindes voraussehen wollten und dass die Verabschiedung von manchen Bildern schmerzhaft sein kann, da damit ganz eigene Sehnsüchte und Enttäuschungen verknüpft sind. Deutlich wird an diesem Beispiel auch die Dynamik der unterschiedlichen Wissensstände, aus der bei Eltern häufig das Gefühl entsteht, „nicht hinterher zu kommen". Daher ist die Wissensvermittlung an die Eltern durch die Fachkräfte teilweise von größerer Bedeutung als die in Richtung der Jugendlichen, häufig sind diese schon sehr gut informiert.

Beispiel

Ein trans* Mädchen, Beatrix, 13 Jahre, sie oder keine Pronomen, möchte sich gemeinsam mit ihrer Mutter informieren, ob und wie sie einen späteren Kinderwunsch realisieren könnte, wenn sie demnächst mit einer Hormontherapie oder Pubertätsblockade beginne. Die Mutter berichtet, ihr Kind würde schon lange ihre Weiblichkeit leben, sie wäre in der Schule akzeptiert und eigentlich nur die anderen Kinder in ihrer Klasse wüssten, dass sie trans* sei. Für ein Aufklärungsgespräch zur Fertilitätsprotektion, wie es die Therapeutin nun rahmt, wäre es recht wichtig zu wissen, ob denn Beatrix schon gereifte Spermien hätte und Samenergüsse. Beatrix zögerte kurz und verneinte dann. Die Mutter sagte dazu, dass sie auch froh wäre, dass noch kein Stimmbruch eingetreten sei und damit sicherlich der richtige Zeitpunkt für eine pubertätsunterdrückende Behandlung. Dazu meint die Therapeutin, dass genau diese beiden Aspekte zu einer wichtigen Frage führen. Eine Kryokonservierung wäre möglich, wenn Beatrix schon reife Spermien produzieren würde. Wenn man aber darauf warten wolle, müsste man die Gefahr des Stimmbruchs in Kauf nehmen. Beatrix sagt dazu, dass sie dieses Risiko auf keinen Fall eingehen wolle, sie habe schon manchmal die Befürchtung, dass sie heiser werde und dass das ein erstes Anzeichen für den beginnenden Stimmbruch sei. Die Mutter nickte dazu und bestätigt die Befürchtung ihres Kindes. Es habe auch schon ein Vorgespräch bei einem versierten Endokrinologen gegeben, dieser habe auch das Gespräch hier empfohlen. Der Vollständigkeit halber erklärt die Therapeutin noch, dass die Krankenkassen eine Kryokonservierung, also das Einfrieren von Sperma, bezahlen würden und später möglicherweise auch eine künstliche Befruchtung bezuschussen würden. Als eine weitere Möglichkeit, einen Plan C oder D, erwähnt sie, dass es ein Forschungsprojekt bei einem Universitätsklinikum gäbe, bei dem Hodengewebe, was beispielsweise bei geschlechtsangleichenden Genitaloperationen verfiele, eingelagert und versucht wird, aus dem ungereiften Hodengewebe Zellmaterial für künstliche Befruchtungen zu extrahieren. Solch einen Weg könne Beatrix vielleicht in Betracht ziehen, falls sie eines Tages über eine Operation nachdenken wolle. Dazu meint sie, das wüsste sie noch gar nicht und das hätte ja auch viel Zeit.◀

Reflexion aus der gesundheitsversorgenden Perspektive:
Trans*feminine Personen sind mit dem Dilemma des Vereindeutigungsdrucks konfrontiert. Als in der Öffentlichkeit sichtbare trans* Personen müssen sie Trans*feindlichkeit und hierbei insbesondere trans*misogyne Feindlichkeit befürchten (Ohms, 2019). Beispielsweise, wenn ihnen in einem öffentlichen Verkehrsmittel sexualisierte Gewalt angedroht wird, können sie nicht, wie cis Frauen zumindest manchmal, mit einer Solidarisierung durch andere Frauen oder Personen rechnen. Vielmehr müssen sie davon ausgehen, isoliert zu bleiben. Eine maskulin klingende Stimme wird als ein äußerst markantes Merkmal erlebt, das dazu führt, als trans*feminine Person in vielen sozialen Situationen markiert zu sein. Auch weitere Merkmale wie Körpergröße, Schulterproportionen, Adamsapfel führen zu diesen Effekten. Damit kann ein besonderer Entscheidungsdruck hinsichtlich einer frühen Unterbrechung der Pubertät bestehen. Dem gegenüber steht der Wunsch von manchen trans* Mädchen, später einmal genetisch verwandte Kinder haben zu wollen. An dieser Konstellation wird sichtbar, wie gesellschaftliche Normative und Diskriminierungen individuelle und höchstpersönliche Lebensentscheidungen beeinflussen können. Entscheidungen bezüglich geschlechtsangleichender Maßnahmen entsprechen dem Wunsch nach einer Linderung des Leidens an einem als inkongruent erlebten Körper und der Verringerung des Leidens an normativen gesellschaftlichen Zuschreibungen bezüglich des Körpers. Daher sollten Jugendliche in solch einem Abwägungsprozess respektvoll und empowernd begleitet werden.

Beispiel

Jo, eine nichtbinäre Person im Alter von 14 Jahren, Pronomen sie oder keins, männliches Zuweisungsgeschlecht, bekommt seit etwas über zwei Jahren eine Behandlung mit GnRH-Analoga (eine Medikation zum Aufhalten der Pubertät). Jo meldet sich erneut zu einem Gesprächstermin auf Anraten ihres Endokrinologen mit dem Thema, sich in baldiger Zukunft entscheiden zu sollen, ob die Pubertätsblockade eher wieder abgesetzt werden oder eine geschlechtsangleichende Hormontherapie beginnen solle.

Jo beschreibt, dass sie sich nichtbinär versteht, und sie findet, dass die eine pubertäre Entwicklung, ausgelöst durch ein Absetzen der Blocker in die maskuline Richtung irgendwie genauso wenig richtig wäre wie eine feminine Pubertät, ausgelöst durch den Beginn einer Behandlung mit Östrogenen. Jo würde gern ihren jetzigen nichtbinären Körper behalten. Sie weiß aber, dass ihr frühpubertärer Körper nicht so bleiben kann, sondern eine Pubertät stattfinden muss. Der Endokrinologe empfiehlt auch eine recht baldige Entscheidung, weil die Pubertätsblockade schon recht lange besteht und sich damit die Knochendichte reduzieren könnte. Dies sei zwar noch nicht eingetreten, aber er möchte es auch nicht riskieren. Jo ist mittlerweile etwa ein Meter zweiundachtzig groß, findet dies aber völlig ok. In einer ersten Runde sprechen Jo und die Therapeutin recht pragmatisch durch, was nach einer Entscheidung körperlich passieren würde und was davon irgendwann nicht mehr reversibel wäre und wie es sich weiterentwickeln würde, wenn Jo sich dann doch umentschiede. Sie beginnen mit dem Absetzen der Pubertätsblockade durch GnRH-Analoga. Dies würde nach einigen Wochen dazu führen, dass eine maskuline Pubertät beginnt. Jo könnte noch etwas in die Länge wachsen, die Schultern würden etwas breiter werden, ein Stimmbruch würde eintreten, der Adamsapfel würde sichtbar werden, das Genital würde größer werden, es würde zu ersten Samenergüssen kommen. Das Gesicht würde maskulinere Merkmale und Proportionen entwickeln. Jos Hautstruktur würde sich verändern, sie würde fester werden, es würde weniger Unterhautfettgewebe vorhanden sein, und Jo könnte Akne bekommen. Die Körperbehaarung würde stärker werden, und Jo würde anders riechen, strenger. Später würde ein Bartwuchs hinzukommen, aber in Jos Familie bekommen die Männer eher spät, so mit 18 oder 19 Jahren, einen Bart. Jedoch würde Jo vermutlich recht bald als cis männlicher Jugendlicher gelesen werden. Auch würde Jo den Sex-Drive zu spüren bekommen, und dabei gelangen Jo und die Therapeutin auch zu der Frage, wie sich Jo bisher das Sexualleben vorstelle. Jo schildert, dass sie bisher keine sexuellen Erfahrungen gesammelt habe, es sich aber mit Mädchen und Jungen gleichermaßen vorstellen könne. Aber sie sei auch froh, dass es noch kein Thema für sie ist. Die Therapeutin und Jo gehen gedanklich weiter. Wenn Jo nun bei den bisher beschriebenen Veränderungen feststellen würde, dass sich diese Pubertät zu wenig richtig anfühlen sollte, könnte Jo sich nun für den Beginn einer feminisierenden Hormontherapie entscheiden. Dann wäre es interessant, welche nicht-reversiblen Veränderungen schon eingetreten waren. Der Stimmbruch wäre nicht umkehrbar, und Jo müsste mit einer eher maskulin klingenden Stimmlage ihre weibliche Identität leben oder eine Logopädie in Anspruch nehmen. Das Genital würde vermutlich nicht wieder kleiner werden, aber es würde weniger oder gar nicht mehr erigieren. Das wäre aber von der spezifischen Hormonbehandlung abhängig. Wenn schon reife Spermien produziert wurden, könne Jo diese einlagern lassen, um später einen möglichen biologischen Kinderwunsch zu realisieren. Der Adamsapfel würde sichtbar bleiben, und wenn sich der Schultergürtel schon verbreitert hätte, würden die Körperproportionen weiterhin eher maskulin wirken. Durch die Östrogenbehandlung würde sich die Haut wieder verändern, sie würde weicher und glatter werden, Akne würde verschwinden. Ein Brustwachstum würde beginnen, wie groß und zum Oberkörper proportional die Brüste aber werden würden, ist schwer einzuschätzen. Es könne sein, dass sie recht klein blieben. Ein Sex-Drive wäre kaum oder nicht mehr spürbar, und die erregbaren Areale des Penis würden sich verändern. Jo würde vermutlich als eine große etwas maskulin wirkende Frau mit einer recht tiefen Stimme gelesen werden. Nun wenden sich Jo und die Therapeutin dem anderen denkbaren Verlauf zu. Wenn zur jetzigen Behandlung mit GnRH-Analoga eine feminisierende Behandlung mit Östrogenen hinzukäme, würde sich Jos Körper so entwickeln, dass die Körperproportionen in eine weibliche Richtung gehen würden, das Becken könnte etwas breiter werden, es könnte eine markantere Taille entstehen, ein Brustwachstum ähnlich wie bei einem cis Mädchen würde beginnen und es würde sich ein feminines Fettverteilungsmuster etablieren. Die jetzige Stimmlage würde erhalten bleiben oder nur geringfügig tiefer werden, das Gesicht würde weiterhin eher feminine Merkmale aufweisen. Das Genital könnte erregbare Areale ausprägen. Jo würde als großes cis Mädchen gelesen werden und wohl von einem Basketball-Scout angesprochen werden. Wenn Jo diese Entwicklung jedoch als die falsche erleben würde, könnte sie die Östrogenbehandlung und die Blocker absetzen, und eine Maskulinisierung würde durch die beginnende Produktion körpereigenen Testosterons beginnen. Je nachdem, wie weit die Ausprägung der Skelettproportionen fortgeschritten ist und wenn sich die Wachstumsfugen noch nicht geschlossen haben, könnte sich der Körper wieder etwas maskuliner, eventuell mit breiteren Schultern entwickeln. Merkmale wie Stimmbruch, Adamsapfel, Muskelzuwachs, markantere Gesichtszüge würden hinzukommen. Das Brustwachstum würde aufhören und sich vermutlich ein kleinwenig zurückentwickeln, da das anteilige Fettgewebe abgebaut würde. Das Genital würde sich weiterentwickeln, und Jo würde maskulin geschlechtsreif werden. Nun hat Jo erst einmal die körperlichen Bilder zur Verfügung. Insgesamt ließe sich dabei zusammenfassen, dass die Maskulinisierungseffekte markanter und nachhaltiger wären. Auf einer anderen Ebene wären nun aber psychische und soziale Effekte, also wie Jo sich bei diesen Veränderungen fühlen würde und wie die Umwelt auf die Veränderungen reagieren würde. Jo meint hierzu, dass die Freund*innen entspannt seien, da sie Jo als nichtbinäre Person kennen. Jo erlebe da keinen Druck, sich in eine bestimmte Richtung entwickeln zu müssen. Anders sei es in der Schule, da die Lehrer*innen Jo zwar als nichtbinär kennen würden, aber aufgrund des männlichen Zuweisungsgeschlechts wohl eine Weiterentwicklung in die weibliche Richtung, also im Sinne einer Trans*identität erwarten würden. Die Eltern von Jo wären mit jeder Entwicklung zufrieden, Hauptsache Pubertät und irgendwann auch deren Ende. Angesichts der unterschiedlichen Erwartungen kommen Jo und die Therapeutin auf die Frage, wie Jo sich in Zukunft sieht, und dabei wird eine Verknüpfung deutlich, die für Jo besteht. Jo meint, dass für das Leben einer nichtbinären Identität auch eine nichtbinäre Körperlichkeit am besten passen würde. So fangen die Therapeutin und Jo nun an, die Bandbreite und Vielfalt nichtbinärer Körperlichkeiten und Konzepte zu besprechen und dabei auch nichtbinäre Normative zu entdecken.

Es geht also um die Vorstellung, dass zu einer Nichtbinarität bestimmte Merkmale gehören müssten, wie die Vermeidung des „sie" oder „er" Pronomens, die Verwendung von Neo-Pronomen, dem englischen they oder keinem Pronomen, ein geschlechtsunspezifischer Name. Und für Jo geht es auch um die Vorstellung, einen Körper zu haben, der weder eindeutig männlich noch weiblich gelesen werden könne. Die Therapeutin führt die Fragen ein, ob Jo eine nichtbinäre Identität auch leben könne, wenn Jo einen relativ binären Körper hätte, oder wenn Jo in der Öffentlichkeit häufiger eher binär gelesen werde, weil Jo das so will, aber im sozialen Umfeld als nichtbinäre Person anerkannt ist. Bei Jo entsteht der Gedanke, dass Jo also vielleicht auch mit einem weiblich gelesenen Körper nichtbinär sein und leben könne. Und hinsichtlich ihres Genitals könne sie ja auch später noch einmal überlegen, wie dies zu ihrer Geschlechtsidentität passe.◀

Reflexion aus der gesundheitsversorgenden Perspektive:
Es kann der Gedanke auftreten, dass es eine recht große Herausforderung darstellt, sich im Alter von 14 Jahren mit der eigenen Geschlechtsidentität, den körperlichen Möglichkeiten und Einschränkungen beschäftigen zu müssen und sich dann auch mit so vielen Normativen auseinanderzusetzen. Also nach einem orientierungsgebenden Geländer zu greifen und dieses gleichzeitig befragen zu müssen, ob es nicht zu starr gedacht ist. Schließlich müssen sich Jugendliche und Versorger*innen nicht nur mit Cis- und Heteronormativität beschäftigen, sondern auch mit Homo-, Trans*- und Nichtbinaritäts-Normen. Zu einem späteren Zeitpunkt würden dann noch die teilweise veralteten und moralisch aufgeladenen Vorstellungen in der Gesundheitsversorgung hinzukommen, die den Zugang zur Gesundheitsversorgung regulieren. Es entsteht ein Gefühl von Ehrfurcht vor Jo und dem, was sie gerade bewältigen muss. All diese Gedanken werden sorgfältig zur Kenntnis genommen und gehalten.

Wie kann aus therapeutischer Position und Expertise einer so jungen trans* oder/und nichtbinären Person ein angemessener Gestaltungsspielraum zur Verfügung gestellt werden, in dem mit ihr zusammen Normsetzungen dahingehend befragt werden können, ob sie gerade hilfreiche Orientierung und ein stützendes Geländer bieten oder einengen und einen Weg vorgeben, der zu wenig hinterfragt ist? Hierbei gilt es in der therapeutischen Position zu reflektieren, inwiefern eine nichtbinäre Geschlechtsidentität seitens der therapeutischen Person selbst als verunsichernd oder beunruhigend erlebt wird, oder eher als befreiend und selbstverantwortlich verstanden werden kann.

Wir erleben nichtbinäre Selbstverständnisse als immer wieder kompetenzerweiternd und entlastend für den Prozess einer trans*affirmativen Begleitung. Insbesondere körperliche geschlechtsangleichende Prozesse, also der Angleichung des Körpers an die selbstbestimmte Geschlechtsidentität benötigen eine gewisse Kreativität und Ambiguitätstoleranz, da das medizinische Konzept, eine Körperlichkeit „nachzubauen" und sich dabei an einem Cis-Normativ zu messen, ein Defizitkonzept ist und bleibt. Trans* Personen müssen sich mit einer Körperlichkeit und einer Körpergeschichte arrangieren, die per se nicht cis ist und damit nichtnormativ. Das kann beispielsweise gelingen aus einer (trans*) weiblichen Perspektive, die formuliert: Der Körper ist im Rahmen der medizinischen Möglichkeiten der Vorstellung von Weiblichkeit soweit angeglichen, dass sie gut mit der „Restinkongruenz" und entsprechender Ambiguitätstoleranz leben und diese in ihre Geschlechtsidentität integrieren kann. Allerdings kann sie diese Restinkongruenz auch dauerhaft als Makel betrachten und darunter leiden, wenn sie das Messen an einem Cis-Normativ sehr internalisiert hat. Für die Lebenszufriedenheit von trans* Personen kann ein nichtbinäres Verstehen-können der eigenen Körperlichkeit hilfreich sein. Das nichtbinäre

Selbstverständnis eröffnet absichtsvollere selbstbewusstere Zugänge zu nichtnormativer Körperlichkeit, Rollenexpression und Sexualität und erzeugt Gestaltungskräfte.

Das Angleichungsparadoxon im Diskurs der Trans*communities. Die aus einer Außenperspektive getroffene Unterscheidung in trans* und nichtbinäre Personen und die entsprechende Sanktionierung des Zugangs zu medizinischen Leistungen für Personen, die sich nicht nahtlos in ein binäres Geschlechtskonzept einfügen, ist völlig unangemessen. Wir weisen darauf hin, dass durch diese konsequenzenreiche und kategorial verstandene Unterscheidung im Gesundheitssystem letztlich ein pathologisierender, komplexitätsreduzierender und wirklichkeitsferner Referenzrahmen geschaffen wird. Eine nichtbinäre Perspektive ist für die realistische Auseinandersetzung mit den medizinischen Möglichkeiten und nichtnormative selbstbewusste Lebensmodelle sehr angemessen. Die aus nichtbinärer Perspektive formulierte Unterscheidung und Abgrenzung von trans*geschlechtlichen Konzepten und den Verweis auf deren teilweise binär gedachten Geschlechterrollenkonzepte kann man von mehreren Seiten beleuchten. Für die Etablierung eines nichtbinären Selbstverständnisses, einer positiven und selbstbewussten Ausgestaltung einer – im Versorgungsdiskurs – „neuen" geschlechtlichen Identität war und ist die Abgrenzung von „Trans*identitäten" sinnstiftend und empowernd. Insbesondere die Abgrenzung von selbstpathologisierenden Narrativen innerhalb der Trans*community, die ein „richtiges transsexuell sein" mit einem binär konstruierten „Geschlechtswechsel" von einem „nur etwas transgender sein" mit teilweisen und graduellen Körpermodifikationen abgrenzen wollten, ist gesund und hat die nichtbinäre Community gestärkt. Aus einer anderen Perspektive lässt sich zudem auch beschreiben, dass eine nichtbinäre Lebenspraxis wohl schon immer Teil trans*geschlechtlicher Identitäten war und ist. Die Auseinandersetzung mit dem „Angleichungsparadoxon" – angleichen, aber niemals gleich sein – führt zu nichtbinären, häufig integrativen Lebenskonzepten, die es ermöglichen, mit einer nichtbinären Körperlichkeit, einer nichtbinären sexuellen Funktionalität, einem nichtbinär Gelesenwerden eine zufriedenstellende (mit sich Frieden schließende) Identität in einer eher männlichen oder eher weiblichen Performance zu leben. Allerdings sind solche wundervollen und kreativen Lösungen bisher insbesondere in wissenschaftlichen Diskursen bislang kaum kommuniziert wurden und erst recht nicht wirken sie schon hinreichend in die trans*spezifische Gesundheitsversorgung hinein. Vielmehr hängen Versorger*innen dem Konstrukt einer binär verstandenen „Transsexualität" an, welche sie dann auch mit ihrem diagnostischen Weltbild in Einklang bringen können. Mit dem Verbergen nichtbinärer Möglichkeiten wurde und wird gleichzeitig die befreiende Kraft dieser Lebenslösungen verschwiegen. Erst die Sichtbarwerdung nichtbinärer Personen und Aktivist*innen führte hier zu einem weiteren Empowerment innerhalb der Trans*community und ermöglichte einen selbstbewussten und stolzen Umgang mit Nichtbinarität. Unserem Eindruck nach ist diese Entwicklung noch sehr in den Anfängen, gewinnt aber derzeit erfreulich an Fahrt.

Für die begleitende Arbeit sind das Suchen, Sichtbarmachen und Würdigen nichtbinärer Ideen, Gedanken und Praxen, und die daraus resultierende Stärkung der genderbezogenen

Ambiguitätstoleranz von großer Bedeutung für eine gelingende, zufriedenstellende Entwicklung eines soliden nichtbinären und trans*geschlechtlichen Lebenskonzeptes. An die gesundheitsversorgenden Kolleg*innen gerichtet betonen wir, dass beispielsweise die Überlegung, ob vielleicht auch eine tiefe Stimme später ein akzeptables Merkmal einer eher femininen Identität sein könne, kein Argument dafür darstellen darf, behandler*innenseitig die Unterlassung einer gewünschten Pubertätsblockade zu rechtfertigen. Die individuelle Ausgestaltung eines trans* und nichtbinären Lebensentwurfs muss bei der Person selbst liegen und immer wieder vor normativen Zuschreibungen als auch vor Lösungsvorschlägen aus einer privilegierten Cis-Perspektive geschützt werden.

3 Begleitung jugendlicher trans* und nichtbinärer Personen mit komplexem Versorgungsbedarf

Das psychotherapeutische, medizinische und psychosoziale Versorgungsangebot für trans* und nichtbinäre Jugendliche ist gezeichnet von Umbrüchen im diagnostischen Verständnis trans*geschlechtlichen Lebens, traditionellen und moderneren Bildern geschlechtlicher Vielfalt und Expressionen, sowie von tradierten und sich als falsch erwiesenen Vorstellungen einer möglichen Entstehung einer trans*geschlechtlichen Identität. Damit ist es für Jugendliche und damit in ihrer Selbstbestimmung eingeschränkte Personen eine erhebliche Herausforderung, eine dem aktuellen medizinischen und medizinethischen Wissensstand folgende affirmative Gesundheitsversorgung zu finden. Dieses Kapitel möchte entlang eines konstruierten Fallverlaufs Empfehlungen geben.

3.1 Gesellschaftliche Rahmenbedingungen der Versorgung von jugendlichen trans* und nichtbinären Personen

Hinsichtlich der psychotherapeutischen und medizinischen Versorgung von trans* Jugendlichen ist seit einigen Jahren eine medial aufgeladene und den fachlichen Diskurs verzerrende Debatte wahrzunehmen. So formulierte der 128. Deutsche Ärztetag Beschlüsse zur „Behandlung einer Geschlechtsdysphorie bei Minderjährigen“ und zur „Änderung der Geschlechtsidentität bei Minderjährigen“ (Ic – 48 und Ic – 128) am 10.05.2024 (Bundesärztekammer, 2024, 180 f.), die ganz offensichtlich den aktuellen medizinischen Wissensstand ausblendeten (trans-gesundheit, 2024) und verzichtete auf eine Konsultation der wissenschaftlichen medizinischen Fachgesellschaften, die zur Versorgung von trans* und nichtbinären Kindern und Jugendlichen seit mehreren Jahren eine Leitlinie erarbeiteten (DGKJP 2024). Um eine klare Abgrenzung gegen solche wissenschaftsfernen Diskurse vorzunehmen und damit eine gute Ausgangsbasis für die folgende

Fallarbeit zu schaffen, fassen wir hier nochmal prägnant die Meilensteine der Entwicklung einer fachkompetenten Trans*gesundheitsversorgung zusammen: In den letzten beiden Jahrzehnten wurde das trans*geschlechtliche Leben in den westlichen Gesellschaften immer sichtbarer. Dies geschah durch eine zunehmende Selbstermächtigung der Communities wie durch das Schaffen von Beratungsangeboten und Vernetzungen, eine größere mediale Präsenz geschlechtlicher Vielfalt im Zuge des Aufkommens sozialer Medien, z. B. Facebook 2004. Weitere Impulse waren die deutlichen Veränderungen der medizinischen und psychologischen Perspektive, welche in der Veröffentlichung des DSM-5 im Jahr 2013 anfänglich sichtbar wurde und mit dem Statement der World Medical Association zur Trans*gesundheit 2015 (WMA 2015) zeigte, dass auch seitens der Gesundheitsprofessionen nun ein entpathologisierender Diskurs zum Umgang mit trans*geschlechtlichen Menschen geführt werden konnte. Mittlerweile hat die ICD-11 mit ihrer dezidiert nicht-psychopathologischen Einordnung auch jugendlichen Trans*seins einen wichtigen medizinethischen Diskurs verstärkt, in dem das Recht auf körperliche und geschlechtliche Selbstbestimmung Minderjähriger mit dem Auftrag zu Schutz vor unausgewogenen Entscheidungen ins Verhältnis gesetzt wird (DeutscherEthikrat, 2020). Ein weiterer Aspekt findet sich in der trans*respektvollen Veränderung von Forschungsansätzen in den Sozialwissenschaften und der Medizin. Es entsteht so erheblich mehr Wissen um trans*geschlechtliche Vielfalt, insbesondere auch bei Minderjährigen. Forschung wird partizipativer und affirmativer und lässt trans*spezifische Gesundheitsbedarfe sichtbarer werden. Insgesamt gibt es zum heutigen Zeitpunkt einen deutlich differenzierteren Wissensstand zu jugendlichem trans*geschlechtlichen Leben (Forcier et al., 2020), der in die Empfehlungen für die zeitgemäße medizinische Versorgung einfließen muss. Hierfür beschäftigte sich für den deutschsprachigen Raum etwas über sieben Jahre hinweg eine Leitlinienkommission, die nach den Regularien der Arbeitsgemeinschaft für wissenschaftlich-medizinische Fachgesellschaften transparent und nachvollziehbar relevante Handlungsempfehlungen verabschiedet und den Erarbeitungsprozess dokumentiert hat. Unter Beteiligung von 26 Fachorganisationen und zwei Patient*innenvertretungsorganisationen wurde unter Federführung der Deutschen Gesellschaft für Kinder- und Jugendpsychiatrie, Psychosomatik und Psychotherapie (DGKJP) die neue S2k-Leitlinie „Geschlechtsinkongruenz und Geschlechtsdysphorie im Kindes- und Jugendalter: Diagnostik und Behandlung“ verabschiedet (DGKJP 2024). Dieser Prozess, insbesondere die fachöffentliche Kommentierung, war von Verwerfungen begleitet, in denen sich einzelne Mediziner*innen dezidiert von den Erkenntnissen der vorhandenen wissenschaftlichen Evidenz distanzierten und als Begründung hierfür trans*feindliche Narrative verwendeten (z. B. Zepf et al. 2024; Korte, 2024). Deren Beweggründe können hier nicht nachvollzogen werden, bemerkenswert ist es allerdings, dass diese Personen über eine geringe Versorgungsexpertise verfügen und dass eine Nähe zu beobachten ist zu Personen und Netzwerken, welche sich gegen die Akzeptanz trans*geschlechtlichen Lebens stellen und dabei konversionsideologische und psychopathologisierende Sichtweisen verbreiten (Schwarzer/Louis 2022, Transteens-sorge-berechtigt 2024). Um die

Bedeutung solch einer Nähe einzuordnen, scheint es ein relevanter Aspekt zu sein, dass jenseits einer fachlichen Diskussion um eine weitergehende ethisch verantwortungsvolle Entpsychopathologisierung trans*geschlechtlichen Lebens Trans*feindlichkeit als zentrales Thema von rechten Think Tanks und politischen Gruppen genutzt wird, um ihren Einfluss zu vergrößern und breitere gesellschaftliche Allianzen zu schmieden. Dabei dient die Ablehnung von trans* Geschlechtlichkeit oft als „Brückenthema“ zwischen unterschiedlichen konservativen, antifeministischen und rechtsextremen Strömungen (Datta, 2021). Diese Gruppen inszenieren den Diskurs um Geschlechtervielfalt als Teil eines größeren „Kulturkampfes“ und nutzen gezielt Falschbehauptungen, um Ängste in der Bevölkerung zu schüren. Trans*feindliche Narrative wie die Vorstellung einer „sozialen Ansteckung“ oder die vermeintliche Gefährdung von Kindern durch geschlechtsangleichende Maßnahmen werden gezielt verbreitet, um die Akzeptanz von geschlechtlicher Vielfalt zu untergraben und gesellschaftliche Rückschritte zu fördern (Hark/Villa2015). Da diese konservativen, antifeministischen und rechtsextremen Strömungen über erheblichen Einfluss auf die gesellschaftliche Meinungsbildung und hierfür notwendige finanzielle Mittel verfügen (Datta, 2021), ist eine Diskursverschiebung zu konstatieren, welche auch in den fachlichen Diskurs im Gesundheitssystem hineinragt und ihn verzerrt. Der Bearbeitung der wichtigen fachlichen Fragen in der medizinischen Versorgung von trans* und nichtbinären Jugendlichen nach einer individuellen, reflektierten und passgenauen Versorgung wird durch unfachliche populistische Behauptungen seitens einzelner Gesundheitsprofessioneller Raum entzogen, da immer wieder die pure Existenz trans*geschlechtlicher Personen und deren grundsätzlicher Versorgungsanspruch durch die Behandler*innen gerechtfertigt werden muss.

Damit steht die Beratung von trans* und nichtbinären Kindern und Jugendlichen sowie deren Eltern unter dem Druck, dass sich Fachkräfte im Themenfeld teilweise für ihre beratende Tätigkeit rechtfertigen müssen. Im Kontakt mit den Familien müssen sie viel Zeit darauf verwenden, die aktuelle soziokulturelle Gemengelage zu erläutern und Falschbehauptungen zu entkräften. Für die Eltern ist es eine große Herausforderung, seriöse und fachlich kompetente Beratungs- und psychotherapeutische Angebote als solche zu erkennen (Günther et al., 2023). Für die Arbeit mit Familien, in denen die Eltern ihrem trans* oder nichtbinären Kind skeptisch oder gar feindlich gegenüberstehen, ist es von Bedeutung, dass Kinder und Jugendliche entsprechend des SGB VIII zur Kinder- und Jugendhilfe nach § 8 (3) Anspruch auf Beratung ohne Kenntnis ihrer Sorgeberechtigten haben, solange durch die Mitteilung an den Personensorgeberechtigten der Beratungszweck vereitelt würde (Bundesministerium der Justiz 1990). Damit ergibt sich für die beratend Tätige die Herausforderung, trans* und nichtbinären Jugendlichen den Zugang zur Beratung zu ermöglichen und sie im Zweifelsfalle zu schützen. Zudem müssen sie vielfältige Strategien zur Verfügung haben, Personensorgeberechtigte rechtzeitig in die Beratung einzubinden, um den möglicherweise bestehenden medizinischen Versorgungsbedarf nicht noch mehr zu erschweren, als es in solch einer Situation schon zu befürchten ist.

3.2 Jugendliche trans* und nichtbinäre Personen mit psychischen Belastungen in der Beratung

In diesem Kapitel geht es um die beratende psychotherapeutische Begleitung von trans* und nichtbinären Jugendlichen. Ein Erstgespräch, Beratungs- und Aufklärungsgespräche zu Hormontherapien mit jeweils verschiedenen Personen in dem Bezugssystem zeichnen einen möglichen therapeutischen Beratungsverlauf nach. Anhand der einzelnen Sitzungen und deren Inhalte werden handlungsleitende Gedanken aus der Versorgungsexpertise und Aussagen aus der aktuellen S2k Leitlinie Geschlechtsinkongruenz und Geschlechtsdysphorie im Kindes- und Jugendalter: Diagnostik und Behandlung (*DGKJP 2025*) vorgestellt und für die praktische Arbeit mit trans* und nichtbinären Jugendlichen verknüpft.

Erstgespräch mit einer jugendlichen trans* Person

Beispiel

Nico, Pronomen er, trans*maskulin, 16 Jahre, dunkle Kleidung, schwarz gefärbte halblange Haare, etwas zurückhaltend im Auftreten, stellt sich vor. Er wohnt seit drei Jahren in einer therapeutischen Jugendwohngruppe und ist allein zu dem Gespräch gekommen. Er erzählt kurz von seiner aktuellen Situation. Die Jugendwohngruppe ist über den Termin informiert. Ob Nico keine Begleitung gewünscht hat oder ob die Betreuer*innen dies nicht für wichtig erachteten, wird nicht so recht klar. Die Eltern haben beide das Sorgerecht, aber nicht mehr das Aufenthaltsbestimmungsrecht. Vor dem Einzug in die Wohngruppe habe er eine Zeitlang bei der Mutter und eine Weile beim Vater gewohnt. Mit beiden habe er sich nicht verstanden und habe daher mehrfach den Wohnort gewechselt. Vor der Unterbringung in der Jugendhilfeeinrichtung sei er längere Zeit, etwa fünf Monate, in der Kinder- und Jugendpsychiatrie gewesen. Gründe waren damals eine akute Suizidalität, selbstverletzendes Verhalten und ein schwer depressives Erleben. Nico hatte sich recht bald nach dem Einzug in die Wohngruppe dort als trans* geoutet, wird seither auch mit dem gewünschten Namen und Pronomen angesprochen. Auch in der Schule konnte er die richtige Anrede durchsetzen, nur zwei Lehrer hielten sich nicht daran. Weitere Unterstützung hinsichtlich seines trans*geschlechtlichen Erlebens erhielt Nico vonseiten der Jugendhilfe bisher nicht. Es hieß, er müsse warten, bis er volljährig sei, dann könne er machen, was er wolle.

Er sei nun schon länger nicht mehr suizidal, und sein depressives Erleben habe sich auch sehr verbessert, geschnitten habe er sich schon länger nicht mehr.

Mittlerweile habe er eine Essstörung. Er war deswegen schon einmal in einer Klinik, wurde aber nach drei Wochen wieder entlassen. Mit der Psychotherapeutin der therapeutischen Wohngruppe rede er über die Essstörung und manchmal auch über sein

Trans*sein. Zur Mutter habe er Kontakt und verbringe hin und wieder ein Wochenende bei ihr. Seinen Vater habe schon lange nicht mehr gesehen.

Er kommt mit dem Wunsch, später eine maskulinisierende Hormontherapie zu beginnen. Er will sich jetzt dazu informieren. Er glaubt jedoch nicht, dass die beiden Eltern es ihm erlauben würden, Hormone zu nehmen.

An dieser Stelle bietet die beratend tätige Therapeutin Nico mehrere Beratungsgespräche im Abstand von etwa drei bis vier Wochen an. Er möchte diese gern in Anspruch nehmen.

Im weiteren Verlauf des ersten Gesprächs vermittelt die Therapeutin dann Informationen zur maskulinisierenden Hormontherapie, um dem Beratungsanliegen nachzukommen, im Gespräch vorhandene Fehlinformationen zu bemerken und Nico Zeit zu geben, sich mit den Informationen auseinandersetzen zu können. Wichtige Aspekte der ersten Aufklärung sind dabei die erhofften Wirkungen, Nebenwirkungen, die (Nicht)Reversibilität der Effekte, Auswirkungen auf die Sexualität und die Möglichkeiten einer selbstbestimmten Anwendung, Unterbrechung und Beendigung solch einer Behandlung. Am Ende des Gesprächs fragt sie nach der bestehenden Essstörung. Dabei geht es ihr in einer ersten Annäherung vor allem darum, verstehen zu wollen, wie Nico selbst die Essstörung versteht, wobei sie hilft, welche Möglichkeiten der Steuerung er hat und wie er sie in Beziehung zu seiner Geschlechtsidentität sieht. Dabei wird deutlich, dass Nico sein Untergewicht ganz gut findet, weil es ihm hilft, etwas maskuliner auszusehen.

Er habe kaum Brüste und wolle, dass es so bleibt. Seine Regel habe er nur selten und dann wenige Tage. Jedoch beschreibt er kein besonders restriktives Essverhalten und keine starke Unruhe, wenn er mal ein wenig mehr wiege. Bei der Frage nach der Funktion einer Abgrenzung, die eine Essstörung haben kann, was ihm die Therapeutin etwas erläutert, kommen sie auf seine Eltern zu sprechen. Einerseits wolle ihm besonders seine Mutter immer sagen, was gut für ihn wäre, andererseits sei sie nie da, wenn er sie bräuchte, beschreibt Nico. Sein Vater glaube noch immer, dass es alles nur eine Phase wäre, und er wünsche sich seine Tochter zurück. Auf die Frage, was es mit der Essstörung machen würde, wenn er eine Hormontherapie beginnen könne, meinte Nico, dass es ihm vielleicht besser gehen würde und er etwas mehr Lust auf Essen hätte. Die Therapeutin erklärt, dass unter Testosteroneinfluss die Brust wegen der Gewichtszunahme nur ein klein wenig größer werden würden, besonders aber mit einer Zunahme der Muskelmasse gerechnet werden könne. Auch würde die recht schmale Hüfte eher so bleiben, als breiter werden. Dazu komme auch, dass er bei einer Testosteronbehandlung mehr Appetit bekommen könnte und so mit einer Gewichtszunahme zu rechnen sei. Und dieses Zunehmen könnte ihn verunsichern, wenn anfänglich noch nicht zu sehen ist, wo das körperlich hinführt, also eher in die „weibliche" oder die „männliche" Richtung ginge. Das findet Nico interessant. Allerdings habe die Essstörung vielleicht noch eine zweite Aufgabe, möglicherweise die der Abgrenzung und der Stärkung der Selbstbestimmung und, fügt die Therapeutin an, dass es daher vielleicht nicht nur gut wäre, wenn sie einfach weg ist, bevor Nico eine bessere Methode zur Verfügung hätte…? Zum Ende wird Nico gefragt, wie es ihm jetzt gehe. Er meint, dass ihn das Gespräch sehr erleichtert habe, auch wenn es sehr viel war und er nicht sicher sei, ob er sich alles gemerkt habe. Die Therapeutin sagt dazu, dass das völlig okay sei und dass es noch einige Gelegenheiten gäbe, einzelne Fragen zu besprechen. Das sei erst einmal ein Überblick gewesen. Dann erwähnt sie, dass es manche Jugendliche nach so einem Gespräch ganz frustrierend finden, wenn sie zwar schon eine Menge wissen, aber nichts in der Richtung passiert. Daher bittet sie ihn, dass er gut für sich sorgt, wenn es sich für ihn so anfühlen sollte. Zum Abschluss spricht sie an, dass es in der nächsten Zeit gut wäre, seine Betreuerin und seine Eltern irgendwie in die Gespräche einzubeziehen. Dem kann Nico zustimmen.◄

Reflexion aus der gesundheitsversorgenden Perspektive im Erstgespräch

Erste Gespräche sind immer sehr voll. Beeindruckend ist es hier, wie schnell sehr persönliche und intime Dinge zumindest erwähnt werden konnten. Nico hängt vermutlich in einer unsäglichen Situation. Niemand im System scheint sich wirklich für seine Belange einzusetzen. Mit seiner trans*geschlechtlichen Identität wird er zwar akzeptiert, aber nicht wirklich unterstützt. Die Essstörung wirkt im ersten Eindruck nicht so sehr akut bedrohlich, aber wenn sie noch zwei Jahre bestehen müsste, um Nico vor einer ungewollten Feminisierung zu schützen, wäre sie vermutlich deutlich chronifizierter. Warten und durchhalten bis zur Volljährigkeit sind aus fachlicher Sicht keine verantwortungsvollen Optionen.

Die Wissensvermittlung zu Wirkungen, Nebenwirkungen und Risiken einer Hormonbehandlung ist das vorrangige Beratungsanliegen von Nico. Er hat einen Anspruch auf richtige Informationen, einen Raum, diese zu reflektieren und benötigt erfahrungsgemäß auch Zeit, um über manche Aspekte wie z. B. einen späteren Kinderwunsch in Ruhe nachdenken zu können. Daher gibt es keinen Grund, dieses Anliegen zurückzustellen, auch wenn eine Umsetzung noch nicht absehbar ist. Allerdings ist auch verantwortungsvoll, zum Ende des Gespräches auf diese Diskrepanz aufmerksam zu machen, damit er sich etwas vor der Frustration schützen kann. Besser wäre es noch gewesen, nach vertrauten Personen zu fragen, an die er sich wenden könnte, wenn es ihm schlecht ginge.

Empfehlungen der AWMF S2k-Leitlinie zum Erstgespräch

Die medizinische AWMF S2k-Leitlinie „Geschlechtsinkongruenz und Geschlechtsdysphorie im Kindes- und Jugendalter: Diagnostik und Behandlung“ (DGKJP 2024) gibt zu solch einer Beratungssequenz verschiedene Empfehlungen. Sie äußert sich zum (1) Versorgungsanspruch einer jugendlichen Person, (2) dem Grad der Selbstbestimmung, (3) dem Ansatz einer informierten Entscheidung und (4) zum Umgang mit assoziierten psychischen Erkrankungen.

(1) Schon die Präambel der Leitlinie betont, dass es ein übergeordnetes Ziel der Leitlinie sei, den Zugang von Kindern und Jugendlichen mit Geschlechtsinkongruenz zu einer fachgerechten Information und Behandlung auf der Basis wissenschaftlich und ethischer Standards zu verbessern und dadurch eine bestmögliche gesundheitliche Entwicklung zu ermöglichen. Daher ist die Umsetzung des Beratungsanliegens in jedem Falle sinnvoll und richtig, um der jugendlichen Person einen möglichst „geräumigen" Raum für Auseinandersetzung, Nachdenklichkeit und Abwägungen zur Verfügung zu stellen.

(2) Auch hier stellt die Präambel der Leitlinie klar, dass die geschlechtliche Identität einer Person höchstpersönlicher Natur ist. Die Förderung der Selbstbestimmung und der Selbstbestimmungsfähigkeit sind deshalb wesentliche Anliegen im Behandlungssetting mit trans* Jugendlichen. Nico ist zwar minderjährig und auf die Zustimmung seiner Eltern angewiesen, wenn es um medizinische Eingriffe geht, doch können die Eltern Nicos geschlechtliche Selbstbestimmung und die Selbstbestimmung über seinen Körper nicht einfach blockieren. Das würde seinem Wohlergehen mit großer Wahrscheinlichkeit entgegenstehen. Daher verweist die Leitlinie im Kapitel zur Ethik auf den Grundsatz, dass die geschlechtliche Identität zum unantastbaren Kernbereich privater Lebensgestaltung gehört, und über diese sei grundsätzlich allein die betroffene Person entscheidungsbefugt. Für Entscheidungen zu medizinischen Interventionen muss jedoch eine Einwilligungsfähigkeit vorhanden sein, welche von medizinischen und psychotherapeutischen Versorger*innen festgestellt werden sollte.

(3) Die Vorbereitung und Umsetzung einer informierten Entscheidung (*informed consent*) bedarf der individuell angemessenen Wissensvermittlung sowie einer Reflexionsmöglichkeit in einer affirmativen Atmosphäre, in der die jugendliche Person zu einer informierten Entscheidung finden kann (Günther et al., 2023). Da die Eltern diese Entscheidung mittragen sollten, sollte ihnen eine vergleichbare Möglichkeit des Wissenszugangs und der Reflexion ermöglicht werden. Darauf verweist die Leitlinie in den Kapiteln „Einbeziehung des familiären Beziehungsumfelds und Familiendynamik" und „Indikationsstellung für körpermodifizierende medizinische Interventionen".

(4) Im Kapitel zu assoziierten psychischen Auffälligkeiten wird empfohlen, ein individuelles Störungsmodell zu erarbeiten, in dem das geschlechtsinkongruente Erleben, Effekte von Minderheitenstress und die psychische Symptomatik, in diesem Falle die Essstörung, in einen der jugendlichen Person zugänglichen und für sie hilfreichen Zusammenhang gestellt werden. Für die Behandlungsplanung sollten gewünschte geschlechtsangleichende Maßnahmen (nach ausreichender Aufklärung und Reflexion) einbezogen werden, da durch die Adressierung des geschlechtsdysphorischen Leidensdrucks parallel zur Behandlung der darüberhinausgehenden psychischen Symptomatik eine Linderung in beiden Bereichen erwartet werden kann. Dazu verweist die Leitlinie vor allem auf vielfältige klinische Erfahrungen. Zudem kann hier auf eine gute wissenschaftliche Evidenz (Rafferty et al., 2018, *Trevor Projekt 2020, Turban et al. 2020b*) verwiesen werden.

3.3 Zweites Gespräch: Aufklärung zur Hormonbehandlung

Beispiel

Im zweiten Gespräch werden noch einmal die Wirkungen der Hormontherapie aufgegriffen, und es geht um Fertilitätsprotektion und noch einmal etwas ausführlicher um den Sex-Drive, der häufig durch Testosteron erzeugt wird. Die Therapeutin spricht die Möglichkeiten ungestörter Selbstbefriedigung in der Jugendhilfeeinrichtung an, zumindest hypothetisch über zukünftige konsensuelle Sexualität mit anderen, in welcher Nico gut signalisieren könne, wo und wie er berührt werden möchte und ob es für ihn möglich erscheint, sich selbst gehenzulassen, in gewissem Maße die Kontrolle abzugeben. Dabei geht es auch um Verhütung und den Schutz vor sexuell übertragbaren Infektionen. Nico hört bei diesen Dingen viel zu, sagt wenig und ist aber sehr aufmerksam dabei. Auch die Verwendung eines Binders spricht Nico dabei an. Er möchte ein flaches und maskulines Brustprofil erleben und meint, das würde ihm etwas mehr Sicherheit in der Öffentlichkeit geben. Die Therapeutin erklärt, wie er einen anprobieren kann und worauf er dabei achten sollte. Das Probieren und Kaufen ist nicht ganz einfach, weil die Binder in einem queeren Sex-Shop verkauft werden und er da nicht allein hingehen kann. Sie überlegen, ob seine Bezugsbetreuerin ihn begleiten könne. Später geht es um die Eltern und deren Haltung zu einer Hormontherapie. Nico meinte, seine Mutter wäre da vielleicht etwas zugänglicher, doch sie findet, dass Hormone schädlich sind. Die Therapeutin bietet an, dass Nico einen Terminvorschlag mitnimmt und seine Mutter fragt, ob sie zu einem Gespräch mitkäme. Dabei verdeutlicht sie, dass sie es schon gut finden würde, wenn sich seine Mutter etwas mehr für ihn interessieren und sich mit den Fragen zu einer Hormontherapie beschäftigen würde. Es sei ja ein wichtiges Thema für ihn.◄

Reflexion aus gesundheitsversorgender Perspektive zum zweiten Gespräch.

Nico scheint zumindest in seiner Wohngruppe mit den anderen Peers recht gut in Kontakt und eingebunden zu sein. Das wurde bei dem Thema Intimität, geschlossene Türen usw. deutlich. Ansonsten scheint er recht einsam zu sein, und er hat auch keine Kontakte zu anderen trans* Jugendlichen. Seiner Mutter traut er vermutlich nicht viel zu. Den Kontakt zu anderen trans*, nichtbinären und genderqueeren Jugendlichen halten wir für essenziell hinsichtlich einer guten und selbstbestimmten Ausgestaltung einer nichtnormativen und hier wohl Trans*identität. Es gibt keine externen, von außen anzulegenden diagnostischen Instrumente, um eine trans* Geschlechtlichkeit sicherer zu diagnostizieren, als durch eine Selbstauskunft. Neben diesem sich-selbst-verstehen und sich-ernstnehmen stellt sich der Therapeutin in ihrer begleitenden Position die Frage, wie Nico wohl seine

Geschlechtsidentität ausgestalten wird und welche Anregungen, Unsicherheiten und Normative (cis-, hetero-, trans*-) ihm dabei begegnen. Für das Erleben einer möglichst großen Bandbreite realistischer trans* und nichtbinärer Lebensentwürfe und die Gelegenheit zum Be- und Hinterfragen ist der Kontakt und Austausch, das Erleben von Gemeinschaft und dabei möglicherweise das kurzzeitige Erleben der Abwesenheit von Minderheitenstress maßgeblich, um die eigene trans* Geschlechtlichkeit zu verstehen und sich der realen Lebensmöglichkeiten sicherer zu werden. Zudem hat Nico einen deutlich entspannteren Erprobungsraum zur Verfügung, wenn er dabei nicht anhaltend seinen Eltern etwas beweisen müsste und sich dafür an normativen Erwartungen messen müsste, die ihm selbst nicht entsprechen.

Aussagen der AWMF S2k-Leitlinie zur sozialen Rollenerprobung

Exkurs Leitlinie: Die AWMF-Leitlinie (DGKJP 2024) äußert sich dazu in den Kapiteln zum sozialen Rollenwechsel im Kindesalter und hinsichtlich der Vorbereitung somatischer Behandlungen zur (1) Alltagserprobung und im Unterkapitel „Soziale Rollenerprobung im empfundenen Geschlecht“ zur Frage einer diesbezüglichen Gewissheit angesichts einer beginnenden Hormonbehandlung.

(1) Die soziale Rollenerprobung wird aus verschiedenen Blickwinkeln betrachtet, einmal geht es um das soziale (Er)leben der selbstbestimmten Geschlechtsidentität, insbesondere für Kinder im vorpubertären Alter, und die guten Belege dafür, dass dieses Leben, wenn es nicht zu einer Diskriminierung führt, erheblich zur psychischen Gesundheit beiträgt. Zum anderen wird im Zuge der Entscheidungsfindung für geschlechtsangleichende Hormontherapien eine soziale Rollenerprobung als ein wichtiger Aspekt für die eigene Sicherheit für solch eine Behandlung betrachtet. Allerdings wird deutlich hervorgehoben, dass es keinen Zwang zu Alltagserfahrungen im Vorfeld der Indikation für geschlechtsangleichende Hormonbehandlungen geben kann. Sie sind zwar wünschenswert, doch müsse mit Blick auf den Diskriminierungsschutz abgewogen werden, in welchen sozialen Feldern gerade Lebenserfahrung gesammelt werden kann. Für Nicos Situation bedeutet dies, auch gemeinsam mit der Wohngruppe abzuwägen, wie das soziale Umfeld dem Bedürfnis nach wirklichen Alltagserfahrungen gerecht werden kann und eben keine weiteren und zusätzlichen Diskriminierungserfahrungen provoziert werden.

3.4 Drittes Gespräch: mögliche Veränderungen im sozialen Umfeld

Beispiel

Beim dritten Gespräch lädt die Therapeutin Nico dazu ein, eine Landkarte zu erarbeiten, mit der sie Unterstützer*innen und Blockierer*innen in seiner aktuellen Situation erfassen und dabei schauen können, was wo gemacht werden müsste. Es geht in der

Schule los. In seiner jetzigen Klasse hat Nico wenig Kontakte, aber es gibt zwei Mitschüler*innen, die ihn akzeptieren und das deutlich zeigen. Mit einer Vertrauenslehrerin könne er ab und an mal reden, sie scheine sich für ihn zu interessieren. Jedoch habe er ihr schon mehrfach gesagt, dass zwei Lehrer ihn bei seinem alten Namen nennen und mit dem „sie" Pronomen ansprechen. Doch das hatte keine Wirkung. Er sage nichts mehr dazu, aber es gäbe Mitschüler*innen, die diese Lehrer auf ihr Fehlverhalten hinwiesen, auch das helfe nicht. Die Therapeutin schlägt vor, die Bezugsbetreuerin einzubeziehen und noch einmal mit der Vertrauenslehrerin oder der Schulleitung zu sprechen. Dafür schlägt sie auch vor, dass ein Gespräch gemeinsam mit der Bezugsbetreuerin stattfinden solle. Dem stimmt Nico zu. Hinsichtlich dieses Gespräches fragt sie Nico, ob das auch eine gute Idee wäre, über die Elternarbeit der Einrichtung zu sprechen. Das findet er nicht besonders interessant. Sie meint dazu, dass es eigentlich nicht ginge, dass seine Eltern einfach nur „Nö" zu seinen Themen wie dem Stress in der Schule oder einer Hormontherapie sagen und die Jugendhilfe auch nichts weiter dazu sage. Dem stimmt Nico zu. In der Wohngruppe gäbe es immer wieder neue Betreuer*innen, mit seiner jetzigen Bezugsbetreuerin käme er gut zurecht, aber sie sei häufig nicht da. Zu der Therapeutin in der Wohngruppe sagte er nicht viel. Er habe hin und wieder Gespräche, aber er wüsste nie genau, wann die seien. Häufig ginge es dann um Wohngruppendinge, Stress mit anderen Jugendlichen und Betreuer*innen. Mit den meisten anderen Bewohner*innen verstehe er sich ziemlich gut. Ein Mädchen habe ihn damals ermutigt, sich in der WG zu outen. Er fühle sich verstanden und finde auch jemanden zum Reden, wenn ihm danach wäre. Die Therapeutin fragt, wie die Mitbewohner*innen reagieren würden, wenn er eine Hormontherapie beginne und dann eine tiefere Stimme hätte und männlicher aussehen würde. Da meinte Nico, das wäre sicherlich kein Problem. Er würde es auch vorher erklären, damit niemand irritiert ist. Die Therapeutin fragt nun, ob ihm jemand von den Betreuer*innen beim Erklären unterstützen könne, aber er meint, dass könne er dann gut allein. Sie kommen darauf, wie es mit der Schule weitergeht. Nico ist nun in der zehnten Klasse und überlegt, einerseits die Schule zu verlassen und eine Ausbildung anzufangen. Diese Entscheidung hätte nicht so viel mit seinen Leistungen zu tun, sondern mit dem Klima in seiner Klasse. Jedoch werden wohl nach den MSA-Prüfungen einige Schüler von der Schule abgehen, die Nico derzeit besonders diskriminieren. Andererseits könne Nico es sich daher vorstellen, sein Abitur zu machen, um später zu studieren, vielleicht etwas mit Umwelttechnologie. Sie wägen ab, wie zuverlässig die Klimaveränderungen in der Klasse sein würden und wie die Akzeptanz in einer Berufsschule und an einem Ausbildungsplatz aussehen könnte und welche Outings, Aufklärung und Unterstützung eventuell nötig wären. Abschließend erwähnt die Therapeutin, dass es Studien gibt, die belegen, dass trans* Personen von Armut bedroht sind, auch weil sie häufig niedrigere Bildungsabschlüsse haben. Dabei lächelt sie aufmunternd.

Abschließend kommt die Therapeutin darauf, welche formalen Voraussetzungen Nico benötigen würde, um eine Hormontherapie zu beginnen. Neben der Zustimmung der sorgeberechtigten Eltern bräuchte er entsprechend der derzeitigen Versorgungsgewohnheiten zwei psychotherapeutische Stellungnahmen für die Indikation einer Hormontherapie und hierfür mit großer Wahrscheinlichkeit einen Platz bei einer*m niedergelassenen Psychotherapeutin*en. Ein Kontakt zur Psychotherapeutin der Jugendhilfeeinrichtung wäre dafür auch erforderlich. Dabei erklärt sie Nico auch etwas dazu, warum der Zugang zur medizinischen Versorgung so kompliziert ist und was dabei unfachlich ist.◀

Reflexion aus gesundheitsversorgender Perspektive zum dritten Gespräch

Der Therapeutin ist daran gelegen, Transparenz hinsichtlich der Versorgungszugänge und -hürden herzustellen und damit immer wieder zu verdeutlichen, dass nicht Nico kompliziert (oder unpassend, falsch) sei, sondern das System, mit dem er zu tun hat. Dieses Empowerment ist ein wichtiger Teil der Begleitung, damit Nico nicht an sich und möglichst auch nicht an den Versorgungshürden verzweifelt. Es ist bedrückend zu registrieren, wie viel Zeit es benötigt, um formale Wege zu erklären. Damit werden Beratungszeiten blockiert und wirklich persönliche Themen drohen, auf der Strecke zu bleiben. Für die weitere Begleitung geht es nun darum, das Sorge- und Betreuungssystem zu aktivieren. Das ist keine genuin therapeutische oder beraterische Aufgabe, aber die jugendliche Person ist in ihrer Situation so deprivilegiert, dass sie es vermutlich aus eigener Kraft nicht schaffen würde.

Aussagen der Leitlinie zur fachgerechten Versorgungspraxis bei Hormonindikationsstellung

In der aktuellen Situation sind trans* und nichtbinäre Minderjährige einer mehrfach widersprüchlichen Versorgungslogik ausgesetzt. So formuliert die wissenschaftliche medizinische Leitlinie (DGKJP 2024), dass unabhängig von einer starren Altersgrenze nach einer abgeschlossenen Diagnostik und einer integrierten Behandlungsplanung, welche gleichermaßen die psychopathologische Symptomatik und das geschlechtsdysphorische Erleben adressiert, **eine** Behandlungsempfehlung für den Beginn einer geschlechtsangleichenden Hormonbehandlung ausgestellt werden kann. Damit wäre nach Abklärung somatischer Kontraindikationen eine hormonelle Behandlung möglich. In der Versorgung hat sich jedoch eine Praxis etabliert, die regelhaft **zwei** psychotherapeutische/psychiatrische Indikationsstellungen verlangt. Diese „Doppelbegutachtung" ist vermutlich vom früheren Transsexuellengesetz angeregt, hat jedoch in der Praxis nur selten bei individuellen und unsicheren Konstellationen einen wirklichen Mehrwert. Für sehr viele behandlungssuchende Jugendliche und ihre Familie verkompliziert es den Zugang zur medizinischen Versorgung massiv. Zudem besteht in solch einer Konstellation evtl. die Gefahr, dass sich beide beteiligte Versorger*innen jeweils etwas zu sehr auf die Einschätzung der anderen Seite, beispielsweise hinsichtlich der Informiertheit verlassen.

Die Leitlinie betont, dass **eine** fachgerechte Indikationsstellung aus der Mental-Health-Perspektive neben der somatomedizinischen Indikation angemessen ist. Allerdings soll hier nicht infrage gestellt werden, dass im Falle von Unsicherheit und noch begrenzter Erfahrung eine Zweitsicht hilfreich ist.

Telefonat mit der Psychotherapeutin der Einrichtung

Beispiel

Vor dem nächsten Gespräch gibt es einen telefonischen Kontakt zur Psychotherapeutin innerhalb der Wohngruppe. Sie signalisiert Verständnis für Nicos Situation und interessiert sich für die Zugangsmöglichkeiten zu medizinischen Maßnahmen. Bei der Nachfrage bezüglich praktischer Unterstützung verweist sie darauf, dafür fachlich nicht geeignet zu sein. Allerdings unterstützt sie die Aktivierung und Einbeziehung der Mutter.◄

Aussagen der AWMF S2k-Leitlinie zur Qualifikation der Indikation ausstellenden Personen

Die Leitlinie (DGKJP 2024) äußert sich (1) im Kapitel zur Indikationsstellung für körpermodifizierende medizinische Interventionen zu der Frage, welche Expertise nötig sei, um verantwortungsvoll mit trans* und nichtbinären Jugendlichen zu arbeiten und dabei Empfehlungen für medizinische geschlechtsangleichende Behandlungen auszusprechen.

(1) Als formale Qualifikation soll in unserem Beispiel die Approbation zur Kinder- und Jugendlichen-Psychotherapeutin vorliegen. Weiterhin wird von einer vorhandenen Expertise in diesem Feld gesprochen. Jedoch gibt es keine spezielle formale Qualifikation, die vorhanden sein müsse. (An dieser Stelle sei darauf verwiesen, dass es diese spezifische formalisierte Qualifikation auch nicht gibt.) Um die noch nicht vorhandene spezifische Expertise auszugleichen, könnte sich die Therapeutin also für diesen Prozess supervidieren lassen und eine*n erfahrene Kolleg*in suchen und um eine Zweitsicht bitten. Für Nico wäre dieses Vorgehen zudem eine große Entlastung, da er so nicht selbst, vermutlich ohne tatkräftige Unterstützung der Eltern, nach geeigneten Therapeut*innen suchen müsste. Zudem wäre er dabei in einer recht delegitimierten Position, da er fremde Therapeut*innen von seiner trans* Geschlechtlichkeit „überzeugen“ müsste, eine Behandlungsempfehlung einfordern müsste und die Abwesenheit der Eltern dabei erklären müsste.

Ein Rollenkonflikt könnte sich daraus ergeben, dass sich die Therapeutin in die Wohngruppendynamik eingebettet sieht. Wenn sie aus dieser Positionierung ihre Aufgabe darin sieht, der trans* Person mithilfe ihrer Behandlungsempfehlung etwas zu erlauben, also sich selbst in einer machtvollen Position zu sehen, würde sie möglicherweise dies im Widerspruch zu ihrer begleitenden Rolle innerhalb der Wohngruppe sehen. Jedoch sollte sie die Sichtweise einnehmen, dass sie an dieser Stelle zwar Verantwortung dafür übernimmt, dass Nico den Zugang zu medizinischen Maßnahmen hat, er aber selbst für sich eine eigenständige Entscheidung treffen kann, welche seine Eltern im Rahmen eines Co-Konsens mittragen sollten. Das ist jedoch eine Abgrenzung, die in der Leitlinie nicht so klar gezogen wird. Dort wird die Verantwortung eher als eine geteilte Verantwortung so konzipiert, dass Behandler*in und Klient*in gemeinsam die Verantwortung für einen somatischen Behandlungsschritt übernehmen, die jugendliche Person „stimmt zu". Eine geteilte Verantwortung sollte aus unserer Sicht eher so verstanden werden, dass die behandelnde Person ihren Teil der Verantwortung übernimmt, nämlich den Zugang zu Informationen zu ermöglichen, selbst fachgerechtes Wissen zu vermitteln und insbesondere einen respektvollen, affirmativen und möglichst nichtnormativen Raum für Zweifel, Abwägungen und Exploration zur Verfügung zu stellen, der vor Einflussnahme Dritter und Instrumentalisierung schützt (Gutmann, 2023). Der Teil des Entscheidungsprozesses, in die Behandlung des eigenen Körpers einzuwilligen und die Veränderungen für das eigene Leben anzunehmen, liegt in der Verantwortung der trans* Person, da die Geschlechtsidentität eines Menschen höchstpersönlicher Natur ist, und diesbezüglich nur sie entscheidungsbefugt ist, wie es im Unterkapitel 3 „Recht auf Selbstbestimmung und höchstpersönlicher Kernbereich" (DGKJP 2024) ausgeführt wird. Solch eine Aussage kollidiert möglicherweise mit dem Selbstverständnis von Fürsorge und Schutz vor übereilten oder unzureichend abgewogenen Entscheidungen Minderjähriger. Für die Verflüssigung dieses Dilemmas hilft vielleicht die Perspektive, dass wir in der Begleitung heute jugendlicher Personen weder deren Potenzial geschlechtlicher Kompetenz noch die zukünftigen geschlechtlichen, medizinischen und gesellschaftlichen Möglichkeiten vorhersehen können, die unsere Klient*innen zur Verfügung haben werden, um ihre heute als nichtnormativ betrachtete Geschlechtsidentität zu leben. Zudem darf angesichts individueller Entwicklungsverläufe das Konstrukt, Menschen egalitär bis zu einem bestimmten kalendarischen Alter bestimmte Kompetenzen zu- oder abzusprechen, kritisch betrachtet werden.

3.5 Viertes Gespräch mit der jugendlichen trans* Person und der Mutter

Beispiel

Das Gespräch findet gemeinsam mit Nico und seiner Mutter statt. Diese wirkt anfänglich etwas unsicher, aber recht verständnisvoll. Im weiteren Verlauf, als es um die Möglichkeiten der medizinischen Behandlungen geht, verweist sie jedoch immer wieder darauf, dass das „Transgender-Sein" eine Phase sei und dass Nico immer, wenn ‚sie' für sich etwas wolle und nicht gleich bekäme, neue Krankheiten zeigen würde. So sei es mit dem Selbstverletzen gewesen und dann mit der Essstörung. Das Trans*sein sei wohl auch so etwas. Nico zeigt durch Versuche, sie zu unterbrechen, lautes Atmen und sich wegdrehen, dass er es kaum aushält, diese ihm offensichtlich sehr gut bekannte Erzählung und die darin enthaltenen Unterstellungen erneut anzuhören. Die Therapeutin nutzt eine kurze Gesprächslücke, um die Mutter auf die Signale ihres Kindes aufmerksam zu machen. Diese meint, sie würde es ja merken, aber sie wüsste nicht, was sie sonst sagen solle. Sie sei ja die Mutter und kenne ihr Kind. Die Therapeutin lädt Nico nun ein, die beiden ein wenig allein zu lassen, weil es vielleicht ganz gut sein könne, wenn die Mutter ihre Sorgen einmal in Ruhe erzählen könne. Nico nickt etwas erleichtert und verlässt den Raum. Es vermittelt sich eine gewisse Entspannung. Die Mutter wirkt etwas ruhiger und betont, dass sie ihr Kind ja sehr lieben würde und unterstützen wolle. Zudem verweist sie auf den Vater, der es ja sowieso nicht erlauben würde. Eine große Unsicherheit der Mutter wird sichtbar. Die Therapeutin überlegt, nach der Geschichte zu fragen, wie Nico in die Jugendhilfe gelangt sei. Das könnte ihr vielleicht die Unsicherheit, aber auch die Ablehnung der Mutter vielleicht etwas verständlicher machen. Sie entscheidet sich jedoch, die Mutter in ihrer Kompetenz zu stärken und vermittelt ihr Wissen über trans* Geschlechtlichkeit, diagnostische Veränderungen und Forschungswissen über die Lebenszufriedenheit von trans* Personen, welche die richtige Unterstützung, insbesondere die durch ihre Familie erhalten. Dabei geht es besonders um die gerade langsam sowohl im Gesundheitssystem als auch in der Gesamtgesellschaft wirksam werdende Entpsychopathologisierung. Sätze wie „Die Weltgesundheitsorganisation hat ein neues Verständnis von Trans*sein entwickelt und betrachtet es nicht mehr als Krankheit. Trotzdem gibt es weiterhin eine Diagnose, die absichert, dass trans* Jugendliche medizinische Unterstützung bekommen, wenn sie die brauchen…“ scheinen die Mutter etwas offener zu machen und sie hört sich weitere Informationen recht interessiert an. Es geht dann ein wenig um die reversiblen und nicht reversiblen Effekte einer Hormontherapie, auch die Fragen von Fertilität und Kinderwunsch und darum, dass viele trans* Personen nur einen Teil der geschlechtsangleichenden Maßnahmen in Anspruch nehmen. Nico kommt zum Abschluss des Gespräches wieder in den Raum, und die Therapeutin fasst nach Zustimmung der Mutter zusammen, über welche Dinge gesprochen wurde.◂

Reflexion aus gesundheitsversorgender Perspektive zum vierten Gespräch

Es ist aus therapeutischer und trans* Perspektive schwer auszuhalten mitzuerleben, wie die Mutter ihr Kind abwertet, dabei Macht ausüben will und versucht, ihre Verantwortung an eine abwesende Person, den Vater, zu delegieren. Dafür hilft es der Therapeutin zu würdigen, dass die Mutter überhaupt anwesend ist und sich am Gespräch beteiligt. Sie weiß nichts über sie und auch nicht, wie sehr sie vielleicht in ihrem Leben fremdbestimmt und abgewertet wurde und wie viel sie schon besser hinbekommt, als sie es selbst erfahren musste. Aus der Perspektive als Mit-Elternteil kann sie sich in etwa vorstellen, was für eine Herausforderung es sein könnte, ein trans* Kind zu haben. Aus professioneller Perspektive weiß sie, dass Unwissen verunsichert und zu Machtdemonstrationen verleitet. Aus trans* therapeutischer Perspektive weiß sie, dass die Präsenz einer therapeutisch tätigen trans* Person eine cis Personen verunsichern kann, aber auch, dass Elternteile in ihr ein Zukunftsbild eines möglichen Lebens als trans* Person sehen können und sie dies nach und nach beruhigt und letztlich auch die Geschlechtsidentität ihres Kindes validiert. Eine Trans*perspektive in Verbindung mit einer therapeutischen Perspektive kann helfen, die verletzte jugendliche Person Nico und deren überaus wichtige Anliegen nicht aus dem Blick zu verlieren. Die Therapeutin reflektiert, in der Sitzung viel gesprochen und weniger zugehört zu haben. Auch habe sie kein gutes Gefühl dafür, wie Nico die Erzählung seiner Mutter verkraftet hat. Ein wenig Gelassenheit gibt ihr der Eindruck, dass Nico sich das schon recht oft angehört und es ihn offensichtlich wenig überrascht hat.

Aussagen der AWMF S2k-Leitlinie zur Selbstreflexion der Therapeut*innen und zu Aspekten des Kindeswohls

Hier finden sich Empfehlungen zur (1) Selbstreflexion in der therapeutischen Position und (2) Aussagen, welche eine gute Orientierung bieten, mit Familien zu arbeiten, in denen Eltern(teilen) die Akzeptanz der trans* Geschlechtlichkeit ihres Kindes und dessen Versorgungsbedürfnisse schwer zugänglich sind.

(1) Im Abschn. 4.6 „Reflexion der therapeutischen Rolle und Selbsterfahrung" (DGKJP 2024) werden vielfältige Empfehlungen zur Selbstreflexion der therapeutischen Rolle hinsichtlich der Machtverhältnisse als auch der ganz persönlichen Involviertheit bezogen auf die Beschäftigung mit der eigenen Geschlechtlichkeit und deren Entwicklung gegeben. Solch eine Reflexionsebene ist unabdingbar für die fachgerechte Arbeit. Allerdings wird in der Leitlinie allein auf die Beziehung zwischen trans* Klient*in und cis Therapeut*in Bezug genommen. Der Aspekt einer trans* oder nichtbinären Positionierung der therapeutisch tätigen Person und die spezifischen Beziehungsdreiecke bei der Arbeit mit Familiensystemen wurden da nicht einbezogen.

(2) Eine konsensbasierte Empfehlung aus dem Kapitel zur Vorbereitung hormoneller Behandlungen besagt, dass in Fällen, in denen kein Co-Konsens zwischen Patient*in und Sorgeberechtigten besteht, eine intensive Prozessbegleitung des Familiensystems durch eine geeignete Fachperson mit familientherapeutischer Expertise angeboten werden solle mit dem Ziel, eine Unterstützung des*der Patient*in zu ermöglichen. Eine solche Prozessbegleitung wird nur empfohlen, wenn hierdurch keine schädlichen Auswirkungen auf das gesundheitliche/psychische Wohl des*der Patient*in zu erwarten sind. In solchen Fällen wäre eine Prüfung des Kindeswohls angezeigt.

In dieser recht komplexen Empfehlung finden sich mehrere wichtige Aussagen für die Begleitung Nicos und seines Familiensystems. Zuallererst wird der Familie sehr deutlich Unterstützung zugesprochen, um sich mit der trans* Geschlechtlichkeit des Kindes auseinanderzusetzen und zu Akzeptanz zu gelangen. Diese Aussage basiert auf dem Wissen um eine starke Evidenz: „Es gibt Belege, dass bei Kindern und Jugendlichen mit

Geschlechtsinkongruenz bzw. Geschlechtsdysphorie ein die empfundene Geschlechtsidentität akzeptierendes und unterstützendes familiäres Umfeld einen bedeutsamen protektiven Faktor für die psychische Gesundheit darstellt. (VI. E1.)“ (DGKJP 2024) Jedoch limitiert die konsensbasierte Empfehlung auch das Engagement. Wenn im Kontakt abzusehen wäre, dass eine häusliche Konfliktlage so zu eskalieren drohe, dass eine Gefährdung des Kindeswohls nicht mehr auszuschließen wäre – sei es beispielsweise durch Gewalt, Einsperren, Verwahrlosung, Exorzismen, Verbringen in ein anderes Land – und eben einer Verweigerung des Zugangs zu medizinischen Maßnahmen, dann müsste das Kindeswohl in den Mittelpunkt gestellt werden.

In unserem Falle würde bei einer anhaltenden Nichtakzeptanz der Eltern und eine Verweigerung der geschlechtlichen und körperlichen Selbstbestimmung für die schon involvierte Jugendhilfe daraus ein Auftrag entstehen, die Eltern mit der Alternative zu konfrontieren, über die Anregung eines Sorgerechtsverfahrens anstehende Entscheidungen der Gesundheitssorge einem Vormund zu übertragen. Eine Legitimation hätten die Fachkräfte der Jugendhilfe auch durch das Kinder- und Jugendstärkungsgesetz (KJSG) (Bundesgesetzblatt, 2021), das explizit trans*, inter und nichtbinäre Jugendliche als Adressat*innen der Jugendhilfe benennt. Allerdings würde solch ein Vorgehen die familiären Bande vermutlich so weit belasten, dass es für Nico ein hoher Preis wäre. Daher bildet in solch einer Situation das Wissen um die Aussagen der Leitlinie einen Hintergrund, der etwas Sicherheit oder Gelassenheit vermittelt. Jedoch sollte in den allermeisten Fällen der Anteil der mütterlichen Persönlichkeit, die ins Gespräch geht und an ihrem Kind interessiert ist, gestärkt werden, da es eben auch für ein Elternteil ein dramatisches Erleben wäre, das eigene Kind so ganz zu verlieren.

3.6 Fünftes Gespräch mit der Bezugsbetreuerin der jugendlichen trans* Person

Beispiel

Das Gespräch findet gemeinsam mit der Bezugsbetreuerin der Jugendwohngruppe statt. Es geht um die Frage nach der dortigen Elternarbeit und die Möglichkeit der Einbeziehung des Vaters in den Informations- und Aufklärungsprozess. Mit dem Verweis auf das Kinder- und Jugendstärkungsgesetz und die dort enthaltene explizite Erwähnung von trans*, inter und nichtbinären Kindern und Jugendlichen als Adressat*innen der Kinder- und Jugendhilfe sowie deren Anspruch auf Wahrung ihrer Interessen und einen expliziten Beratungsanspruch versucht die Therapeutin, die Jugendhilfeeinrichtung in ihrer Interessenvertretung für den ihr anvertrauten Jugendlichen zu stärken. Es geht auch darum, der Mitarbeiterin Argumentationshilfen anzubieten, welche für einen vermutlich auch intern zu führenden Diskurs bezüglich der Rolle und Funktion der Jugendhilfe bei trans* Jugendlichen geeignet sind. Zudem geht es um die Frage, ob vonseiten der Einrichtung auf die Schule eingewirkt werden könne, um die dortige Diskriminierung und das trans*feindliche Verhalten der erwähnten Lehrer zu kritisieren. Dabei konnte auch auf das Landesschulgesetz (in diesem Falle für das Land Brandenburg) verwiesen werden, in dem ein expliziter Diskriminierungsschutz aufgrund der sexuellen Identität im § 4 (4) enthalten ist (BbgSchulG, 2024) Für die Alltagsbegleitung geht es zudem um die Anschaffung eines Binders, damit Nico ein flaches, maskulin zu lesendes Brustprofil probieren könne. Die Anschaffung eines oder mehrerer Binder solle nicht aus dem Taschengeld finanziert werden, sondern aus dem Budget für Anschaffungen. Es geht eben nicht um ein „Hobby", eine freiwillige Entscheidung, trans* zu sein, sondern dieses so wenig wie möglich diskriminiert leben zu können. Die Betreuerin signalisierte zum Abschluss, dass ihr dieses Gespräch geholfen habe, ihre persönliche Sicht auf die Lebenssituation von Nico zu stärken und zu validieren. Zudem habe sie gute Argumente an die Hand bekommen, um in Teambesprechungen und Fallkonferenzen sicherer Nicos Bedürfnisse zu vertreten. Nico war am gesamten Gespräch beteiligt, und es hat ihm sichtlich gefallen zu hören, dass er vonseiten der Schule als auch der Wohngruppe mehr Akzeptanz und Unterstützung erwarten könne. Zudem konnte er seine Betreuerin als Verbündete wahrnehmen.◀

3.7 Sechstes Gespräch mit der jugendlichen trans* Person und der Mutter

Beispiel

Das Gespräch findet wieder mit Nico und seiner Mutter statt. Es soll um die aktuelle Situation in Wohngruppe und Schule gehen und auch um Fragen zur Wirkung und Nebenwirkungen einer Hormontherapie. Im Verlauf erzählen Nico und seine Mutter nun die Geschichte, wie es zur Aufnahme in die stationäre Kinder- und Jugendpsychiatrie gekommen war: Die Eltern hatten sich gerade getrennt, wobei der Vater noch nicht ausgezogen war, und die häusliche Situation sei für Nico recht belastend gewesen, weil viel gestritten wurde. Er habe damals nicht direkt sagen können, dass er trans* sei. Jedoch habe er sich schon ein wenig damit beschäftigt, ohne so richtig zu wissen, warum. Seinen Eltern konnte er sich nicht öffnen, einmal habe er es versucht, sei aber nicht ernstgenommen worden. Er habe in dieser Zeit häufig gedacht, mit ihm stimme etwas nicht, und irgendwie, dass sich auch deswegen seine Eltern nicht vertragen, sondern trennen wollten. Er habe angefangen sich zu schneiden, und das sei rausgekommen, weil der damalige Sportlehrer die Schnitte gesehen hatte und die Eltern informiert hat. Nach dem Gespräch mit den Eltern, die ihn mit ihren Sorgen unter Druck gesetzt hätten, habe Nico, als er allein war, mit dem Rasiermesser seines Vaters seinen Arm recht weit aufgeschnitten. Da er Panik bekam, rief er seine Mutter an. In der Notaufnahme hat er dann gesagt, dass er nicht mehr leben wolle.

Bei der anschließenden Aufnahme in die Kinder- und Jugendpsychiatrie habe Nico in der ersten Zeit nichts zu seiner geschlechtlichen Identität gesagt. Er habe noch einige Wochen versucht, sehr deutlich eine feminine Performance zu zeigen. Dann konnte er sich offenbaren, zuerst gegenüber einer Mitpatient*in, die sich nichtbinär positionierte, später auch gegenüber einer Therapeutin und bei einer Pflegekraft. Besonders diese habe ihm Mut gemacht, sich selbst ernst zu nehmen. Nico habe erzählen können und sich verstanden gefühlt. In der Psychotherapie war sein trans*geschlechtliches Erleben kaum ein Thema, aber es wurde zumindest im Abschlussbericht erwähnt. Eine direkte Ansprache und die Frage nach Unterstützung habe er nicht erlebt. Die Mutter erzählt dazu, dass sie eben immer noch denkt, wenn sie damals mehr auf das Kind geachtet hätten, dann wäre es nicht zu diesem Trans*sein gekommen. Die Therapeutin erklärt dazu, dass solche Gedanken Eltern recht häufig haben und dass sich auch die Forschung damit beschäftigt habe, jedoch keine Anhaltspunkte für solch einen Verdacht gefunden habe. Allerdings wisse man, dass Jugendliche ihre Eltern in solchen Situationen nicht noch mehr belasten wollen und ihre Themen zurückstellen und versuchen, allein zu lösen. Das kann dann sehr überfordernd sein, aber dies betrifft im Grunde alle Kinder und Jugendlichen in familiären Konflikten. Dann spricht die Therapeutin noch einmal an, dass sie sich diese Schuldgefühle dabei gut vorstellen könne. Die Mutter reagiert mit einem Nicken. Sie kommen zu den Nebenwirkungen einer möglichen Hormontherapie, der Frage des Kinderwunsches und der Bedeutung einer guten Gesundheitssorge in der Lebenszeit einer trans* Person. Hierbei zeigt die Mutter ein deutliches Interesse. Aus der Wohngruppe berichtet Nico, dass die Betreuer*innen ihn auf seine Situation und Wünsche ansprechen. Hinsichtlich der Schule vermitteln sie jedoch Skepsis, ob man da etwas bewirken könne.◀

Reflexion aus gesundheitsversorgender Perspektive zum sechsten Gespräch

Die Erzählung zu Nicos Entwicklung vermittelte der Therapeutin wichtige Informationen. So war es wichtig zu erfahren, seit wann sich Nico bewusst mit seinem trans*geschlechtlichen Erleben auseinandersetzt. Dieser Focus korrespondiert ein wenig mit der diagnostischen Frage, wie lange denn das geschlechtsinkongruente Erleben bestünde. Das halten wir im Grunde für die falsche Frage mit der falschen Haltung, weil es hier nicht um eine Symptomatik geht, sondern um einen Entwicklungsprozess des Selbstverstehens. Damit ist das Konzept, ein Symptom, also ein Erleben oder Verhalten als dauerhaft und anhaltend, als „stabil" verifizieren zu wollen, ungeeignet, um einen Selbstverstehensprozess in einer belastenden, teilweise feindlichen und hin und wieder affirmativ wirkenden, also unberechenbaren Umwelt respektvoll in seinen Verwerfungen und seiner Nichtlinearität zu verstehen. Wenn ein trans*geschlechtliches Erleben für eine Zeitlang nicht sichtbar oder gar spürbar ist, ist es nicht weg, sondern die Beschreibung verweist auf andere ähnlich existenzielle und in dem Moment raumfordernde Themen und auf die Kompetenz einer Person, sich flexibel auf die drängendste Aufgabenstellung zu fokussieren. Jedoch kann der Zeitraum, in dem sich eine trans* Person mit ihrem Selbsterleben, ihren Unsicherheiten und Zweifeln auseinandersetzen konnte, von Bedeutung sein für die Frage, ob sie eine informierte und abgewogene Entscheidung hinsichtlich geschlechtsangleichender Maßnahmen treffen kann. In unserem Fall konnte Nico zudem eine Zeitlang – sich seines maskulinen Erlebens schon recht bewusst – einen femininen Geschlechtsausdruck und Rolle performen und dabei eine „Gegenprobe" durchführen und sich damit seiner Geschlechtsidentität noch bewusster und sicherer werden. Bei der Beschreibung der familiären Dynamik wird die psychische Symptomatik als reaktiv verstehbar vor dem Hintergrund eines noch nicht kommunizierbaren inneren Konfliktes in einem als ablehnend erlebten Kontextes. An die Erzählung anknüpfend wird es für den weiteren Therapieverlauf wichtig sein, mit Nico gemeinsam ein ökologisch sinnvolles Störungsmodell zu entwickeln und daraus einen Behandlungsplan abzuleiten.

Die von der Mutter befürchtete Verknüpfung zwischen der Entwicklung ihres Kindes und elterlichen Konflikten ist nicht ungewöhnlich. Sie sollte nach Möglichkeit einen eigenen Raum haben, um ihre Schuldgefühle zu kontextualisieren und um sie vor dem Hintergrund einer patriarchalen Matrix einordnen zu können. Für die konstruktive Auseinandersetzung mit der trans* Geschlechtlichkeit ihres Kindes kann es bedeutsam sein, gelingende nichtnormative Lebensmodelle vorzustellen und so zur Perspektiventwicklung anzuregen. Letztlich ließe sich für ihre persönliche Perspektive anknüpfen, wie sie ihre jetzige weibliche und mütterliche Rolle sieht im Vergleich zu der Zeit, als sie sich aus der Beziehung löste und wie sie ihre weibliche geschlechtliche Identität weiterentwickelte und wie sie auch in Zukunft mit bestimmten Rollenzuschreibungen umgehen möchte.

Aussagen der AWMF-Leitlinie zu psychischen Belastungen und Indikationsstellungen

In den Kapiteln zu „Assoziierte psychische Auffälligkeiten und Gesundheitsprobleme…" und „Indikationsstellung für körpermodifizierende medizinische Interventionen" wird nach der Persistenz eines geschlechtsinkongruenten Erlebens als wichtiges diagnostisches Merkmal gefragt (DGKJP 2024). Dabei wird die Selbstauskunft als zentrales Erkenntnisinstrument betrachtet. So wird formuliert: dass es diagnostisch wegweisend sei, die reflektierte und authentische Selbstauskunft der Patient*innen zu deren nonkonformer Geschlechtsidentität sowie deren zeitlich anhaltender Persistenz im Jugendalter nach Eintritt der Pubertät zu erfassen. Die Anwendung spezieller Fragebögen führt zu keinem Mehrwert, im Gegenteil, die eher binär-normierten Fragestellungen bergen die Gefahr, eine individuelle Erzählung mit all ihren Belastungen und Ressourcen zu erschweren. Feste Zeitkriterien wie das im DSM-5 noch geforderte 6-monatige Bestehen einer Geschlechtsdysphorie werden zugunsten der Erfassung individueller Entwicklungen und Auseinandersetzungsprozesse aufgegeben (APA 2013). Allerdings fordert die konsensbasierte Empfehlung VII. K14. das Vorhandensein eines „mehrjährigen trans*geschlechtlichen Empfindens", womit jedoch nicht unbedingt ein geschlechtsdysphorischer oder geschlechtsinkongruenter Leidensdruck gemeint ist (DGKJP 2024). Es ist in erster Linie ein Wissen um sich selbst, ein Bewusstsein des trans*geschlechtlichen Erlebens gemeint. Die Haltung, hierdurch größere diagnostische Sicherheit erlangen zu wollen, ist aus einer Fürsorgeperspektive etwas verständlich. Doch kann diese eingeengte Sichtweise aus unserer Erfahrung Entwicklungsverläufe ausklammern, in denen Kinder und Jugendliche aufgrund von existenziellen Belastungen, einem sehr restriktiven familiären oder gesellschaftlichen Klima das trans*geschlechtliche Erleben so sehr von sich weisen müssen, dass es eine Zeitlang nicht bewusst und später nicht erinnerbar ist. Nichtlineare und fragmentierte Entwicklungen werden so zu wenig beachtet und ernstgenommen. Es sei aus entpathologisierender Perspektive daran erinnert, dass es sich bei einem trans*geschlechtlichen Erleben nicht um ein Symptom handelt, welches als ein durchgehend messbares Faktum konzeptualisiert ist, sondern um einen Lebenspfad, eine Identitätsentwicklung, die immer äußeren Einflüssen und inneren Verwerfungen ausgesetzt und gerade darin valide ist.

Im Kapitel „Assoziierte psychische Auffälligkeiten und Gesundheitsprobleme…" wird zudem neben der gleichzeitigen Adressierung des psychischen und geschlechtsdysphorischen Leidens für die begleitende Arbeit die gemeinsame Entwicklung eines Störungsmodells empfohlen (DGKJP 2024), allerdings wird die regelhafte Einbeziehung des Minderheiten-Stress-Modells (Meyer, 2003) nicht explizit benannt. Doch ist aus unserer Sicht eine ökologisch valide Erfassung aller relevanten Einflussfaktoren ohne ein Instrument, welches Marginalisierungseffekte sichtbar macht, kaum sinnvoll. So ist es gut vorstellbar, dass solch eine krisenhafte Zuspitzung wie in unserem Fall hätte vermieden werden können, wenn Nico in einer anderen zentralen Sozialisationsinstanz wie der Schule einen affirmativen Kontext hinsichtlich geschlechtlicher und sexueller Vielfalt zur Verfügung gehabt hätte. Aufgrund der eher gegenteiligen Realität sind auch für die Zukunft die Gefahren sozialer Isolation, Einsamkeit, Verschweigen-müssen, Gewalterfahrungen vorhanden, sodass in der therapeutischen Begleitung neben der Vermittlung spezifischer Skills die Bearbeitung internalisierter Trans*negativität, Anregung zur Vernetzung in Communities und Empowerment wichtige protektive Faktoren für die weitere Entwicklung und die Linderung von Minderheiten-Stress sind.

3.8 Letztes Gespräch vor Beginn der medizinischen Aufklärung in der endokrinologischen Praxis

Beispiel

Das letzte Beratungsgespräch findet mit Nico allein statt. Das Aufklärungsgespräch in der Endokrinologie gemeinsam mit der Mutter steht an. Auch der Vater habe zugesagt, dabei zu sein. Dem traut Nico nicht wirklich. Die Therapeutin fragt, was Nico machen würde, wenn der Vater nicht erschiene und es mit der Hormontherapie nicht weiterginge. Da meint Nico, er würde an seinem Vater dranbleiben und sagen, er müsse zu einem nächsten Termin kommen. Sie fragt, wie es gerade seinem depressiven Erleben ginge. Er meint, das wäre schon seit längerer Zeit kein Thema. Die Therapeutin kommt auf Nicos Untergewicht zu sprechen und er meint, dass sein Gewicht gerade stabil sei und er darauf achte, nicht weiter abzunehmen. Dann fragt sie nach seiner derzeitigen Suizidalität, auch weil sie davon ausgehe, dass er sich im ersten Gespräch eher sozial erwünscht dazu geäußert hat. Da meint Nico, das wäre manchmal unterschwellig schon noch da. Sie meint dazu, dass sie das gut verstehe. In seiner Situation brauche er gerade sehr viel Kraft und sei ziemlich allein dabei. Da könne so ein Suizidgedanke manchmal wie ein weiches warmes Kissen sein. „Endlich nicht mehr kämpfen und sich ausstrecken.“ Dazu nickt Nico. Die Therapeutin fragt, ob er noch andere „Kissen“ zum Ausruhen hätte. Er sagt, dass er manchmal aus seinem Fenster schaut und die Landschaft schön findet. Und es gäbe eine Person in der Schule, mit der er gern spricht. Die Therapeutin merkt an, dass sie es sehr schön finden würde, wenn er noch sehr lange lebt, weil ein Leben als trans* Person ziemlich aufregend sei und deswegen möglichst lange dauern sollte. Beide schauen viel, und es gibt viele Gesprächspausen.

Ein nächstes Gespräch wird vereinbart, wenn der Endokrinologie-Termin vorbei ist. Dann können offene Fragen, die Nico mitbringt, geklärt werden. Zudem bietet sie an, dann gemeinsam zu schauen, wie Nico gut in Kontakt mit anderen trans* und nichtbinären Jugendlichen kommen könne. Letztes findet Nico gerade nicht so spannend, aber es sei wohl ok.◄

Reflexion aus gesundheitsversorgender Perspektive zum letzten Gespräch

Bis Nico eine*n Therapeut*in gefunden hat und diese*r eine leider derzeit notwendige zweite Hormonindikation ausstellt, kann es ohne weiteres noch ein halbes Jahr dauern. Erfahrungsgemäß sind berufsbiografisch jüngere Psychotherapeut*innen zwar dem Thema trans* Geschlechtlichkeit gegenüber kaum noch pathologisierend und aufgeschlossen, sie trauen sich aber noch nicht so sehr zu, vermeintliche und formale Vorgaben infrage zu stellen. Natürlich kann die Therapeutin Unterstützung und Wissensvermittlung anbieten, doch weiß sie, dass eine Positionierung als trans* Person trotz systemisch-therapeutischer Expertise und langjähriger Erfahrung dazu führt, ihre Empfehlungen und Handreichungen erst einmal mit Skepsis zu betrachten und eher zögerlich umzusetzen. Das könnte im ungünstigsten Fall für Nico bedeuten, dass es mit dem Beginn seiner Hormontherapie noch länger dauern könnte, wenn sie ihre Anregungen und Empfehlungen zu drängend vorbringt. Daher ist es ihr wichtig, Nico für die Zeit bis zum Beginn der Hormontherapie ein affirmatives Umfeld und weitere produktive Auseinandersetzungen mit seiner Trans*identität zu ermöglichen. Sie möchte Nico ermuntern, andere trans* und nichtbinäre Jugendliche kennenzulernen und sich mit den ihm sympathischen jungen Menschen zu vernetzen. Der Austausch untereinander wird sich erfahrungsgemäß gar nicht so sehr explizit ums Trans*sein drehen, sondern viele Alltäglichkeiten beinhalten. Gerade dies kann dazu beitragen, dass Nico sich sozial eingebundener und weniger exotisiert fühlt. Fast schon nebenher kann er verschiedene trans* und nichtbinäre Lebensentwürfe kennenlernen und dabei vielleicht interessante Anregungen für sich finden. Auch für alltagspraktische Fragen wie das sachgerechte Tragen eines Binders kann er sich austauschen. Im Gespräch über Diskriminierungserfahrungen kann eine gegenseitige Verbundenheit und Stärkung erlebt werden. Da Nico bisher solch einem Kontakt eher skeptisch gegenübersteht, kann es sinnvoll sein, hier noch etwas Geduld zu haben. Manchmal wollen Jugendliche nicht so „frisch" und „unerfahren" wirken, wenn sie mit Peers in Kontakt gehen. Ein wichtiger Aspekt in diesem Zusammenhang kann der Effekt einer internalisierten Trans*negativität sein. Hier würde die Internalisierung sichtbar werden, wenn Nico das Gefühl hat: „Es reicht ja, wenn ich trans* bin. Da muss ich nicht auch noch andere kennenlernen, denen es so geht." Dann wäre es in der Begleitung wichtig, diese Gefühlslage zu explorieren und dabei zu vermitteln, dass solch ein Erleben sehr viele trans* Jugendliche plagt. Es ist eine Folge davon, immer wieder Erfahrungen von Abwertung, Verächtlich-machen, Ignorieren als trans* Person erlebt zu haben. Irgendwann glaube man, diese Stimmen aus sich selbst herauszuhören.

3.9 Empfehlungen für die weitere Begleitung des Transitionsprozesses

Aus der Perspektive der beratend tätigen Therapeutin werden hier Empfehlungen für die weitere Prozessbegleitung zusammengestellt. Eine Übergabe an eine weitere Fachkraft ist in jedem Falle wünschenswert. Für die psychotherapeutische Perspektive auf den möglichen Beginn einer maskulinisierenden Hormontherapie kann die endokrinologische Abklärung bedeutsam sein, ob das derzeitige Untergewicht dem Beginn einer Hormontherapie im Weg stünde. Unter Umständen müsste hier im Vorfeld an einer moderaten Gewichtszunahme gearbeitet werden.

In einem Folgegespräch mit den Eltern, einzeln oder gemeinsam, wird es wichtig sein zu vermitteln, dass der zukünftige Kontakt zu ihrem Kind jetzt gestaltet wird. Nico wird sich spätestens mit Volljährigkeit entscheiden, ob und wie er Kontakt zu seinen Eltern haben will. Dabei wird er sich die bisherigen Erfahrungen von Verständnis, Präsenz und Unterstützung zum Anhaltspunkt nehmen.

In der aktuellen Situation wird es auf der anderen Seite weiterhin bedeutsam sein, Nico zu motivieren, trotz bisheriger Erfahrungen immer wieder das Gespräch mit seinen Eltern zu suchen, da er nur so dafür sorgen kann, dass sie sich mit seinen Anliegen auseinandersetzen. Zudem kann er seinen Eltern vielleicht manche Dinge erklären, die sie noch nicht verstehen. Möglicherweise kann er für diese Anstrengung den Auftrag zur Elternarbeit seiner Jugendwohneinrichtung mitnutzen.

Die Jugendhilfeeinrichtung als auch die psychotherapeutisch tätige Person sollten sich der Frage stellen, wer in Zukunft Mitverantwortung für den Verlauf der weiteren Transition übernimmt. Erfahrungsgemäß scheuen sich alle professionell Beteiligten, den Prozess als Ganzes im Auge zu behalten und Verantwortung dafür zu tragen, dass Nico für sich gut informierte und abgewogene Entscheidungen treffen kann, nicht selten mit der Begründung einer „verantwortungsvollen" Neutralität gegenüber dem Wunsch nach Geschlechtsangleichung. Solch eine Vermeidung würde es Nico noch lange Zeit unmöglich machen, für sich reflektierte und selbstfürsorgliche Entscheidungen zu treffen, da er sich anhaltend an den nichtunterstützenden Erwachsenen abarbeiten und ihre Bedenken beruhigen müsste. Das Hilfesystem sollte die Verantwortung für eine affirmative Rahmensetzung übernehmen. Dabei gilt es auch, die schulische Situation einzubeziehen, da fortbestehende Diskriminierung vonseiten der Lehrkräfte ein bedeutsamer Faktor für die emotionale Belastung Nicos ist. Die Abwägung und Entscheidungsfindung für eine passgenaue medizinische Behandlung bei Geschlechtsinkongruenz ist für alle Minderjährigen eine große Herausforderung. Daher sind Gesundheitsprofessionelle aufgefordert, valides Fachwissen, einen geschützten Raum für alle Überlegungen und eine reflektierte Grundhaltung zur Verfügung zu stellen.

Literatur

American Psychiatric Association (APA)(2013): Diagnostic and Statistical Manual of Mental Disorders DSM-5 TM. Fifth Edition. American Psychiatric Association, Washington, DC/London, England.

Bayerische Staatskanzlei (2000): Bayerisches Gesetz über das Erziehungs- und Unterrichtswesen (BayEUG). Art. 2 (1). In https://www.gesetze-bayern.de/Content/Document/BayEUG-2.Zugegriffen: 27.Sept.2024.

BbgSchulG (2024): Gesetz über die Schulen im Land Brandenburg (Brandenburgisches Schulgesetz – BbgSchulG). In https://bravors.brandenburg.de/gesetze/bbgschulg. Zugegriffen: 27.Sept.2024.

Bundesärztekammer (2024): 128. Ärztetag. Beschlussprotokoll. Beschlüsse Nr: Ic – 48, Ic – 128. In https://www.bundesaerztekammer.de/fileadmin/user_upload/BAEK/Aerztetag/128.DAET/2024-05-10_Beschlussprotokoll_neu.pdf. Zugegriffen: 27.Sept.2024.

Bundesgesetzblatt (2021): Gesetz zur Stärkung von Kindern und Jugendlichen (Kinder- und Jugendstärkungsgesetz – KJSG) S 1446. In https://www.bgbl.de/xaver/bgbl/start.xav?startbk=Bundesanzeiger_BGBl&jumpTo=bgbl121s1444.pdf#__bgbl__%2F%2F*%5B%40attr_id%3D%27bgbl121s1444.pdf%27%5D__1726302707993. Zugegriffen: 27.Sept.2024.

Bundesministerium der Justiz (2024): Bürgerliches Gesetzbuch (BGB) § 1626 (2) Elterliche Sorge, Grundsätze. In https://www.gesetze-im-internet.de/bgb/__1626.html. Zugegriffen: 28.Sept.2024.

Bundesministerium der Justiz und Bundesamt für Justiz (2020): Gesetz zum Schutz vor Konversionsbehandlungen vom 12. Juni 2020 (BGBl. I S. 1285). KonvBehSchG. In https://www.gesetze-im-internet.de/konvbehschg/BJNR128500020.html Zugegriffen: 29.Sept.2024.

Bundesministerium der Justiz und Bundesamt für Justiz (1990): Sozialgesetzbuch (SGB) – Achtes Buch (VIII) – Kinder- und Jugendhilfe – (Artikel 1 des Gesetzes v. 26. Juni 1990, BGBl. I S. 1163) § 8 Beteiligung von Kindern und Jugendlichen. In https://www.gesetze-im-internet.de/sgb_8/__8.html, Zugegriffen: 27.Sept.2024.

Coleman, E., Radix, A. E., Bouman, W. P., et al. (2022). Standards of Care for the Health of Transgender and Gender Diverse People, Version 8. *International Journal of Transgender Health, 23*(sup1), S1–S259.

Datta, N. (2021): Die Spitze des Eisbergs. Religiös-extremistische Geldgeber gegen Menschenrechte auf Sexualität und reproduktive Gesundheit in Europa 2009 – 2018. EPF, Brüssel. In https://www.epfweb.org/sites/default/files/2022-02/EPF_EN_TOTI_9SEP%20DEF_%20DEU_FINAL.pdf, Zugegriffen: 27.Sept.2024.

Deutscher Ethikrat (2020): Trans-Identität bei Kindern und Jugendlichen: Therapeutische Kontroversen – ethische Orientierungen. Ad-hoc-Empfehlung. Deutscher Ethikrat, Berlin. In https://www.ethikrat.org/presse/mitteilungen/deutscher-ethikrat-veroeffentlicht-ad-hoc-empfehlung-zu-trans-identitaet-bei-kindern-und-jugendlichen/, Zugegriffen: 01.Sept.2024.

Deutsche Gesellschaft für Kinder- und Jugendpsychiatrie, Psychosomatik und Psychotherapie e.V. (DGKJP, 2024): S2k-Leitlinie: Geschlechtsinkongruenz und Geschlechtsdysphorie im Kindes- und Jugendalter: Diagnostik und Behandlung. In https://register.awmf.org/de/leitlinien/detail/028-014, Zugegriffen: 23.Sept.2024.

Ehrensaft, D. (2016). The gender creative child: Pathways for nurturing and supporting children who live outside gender boxes. *The Experiment, New York.* https://doi.org/10.13140/RG.2.2.30495.59047.

Agency and of Sweden (2019): Sexual and reproductive health and rights in Sweden 2017 – Results from the population-based survey SRHR2017., 2019 Folkhälsomyndigheten Public Health Agency of Sweden (2019): Sexual and reproductive health and rights in Sweden 2017 – Results from the population-based survey SRHR2017. In https://www.folkhalsomyndigheten.se/pubreader/pdfview/61789?browserprint=1, Zugegriffen: 28.Sept.2024.

Forcier, M., Van Schalkwyk, G., Turban, J.L. (Eds.). (2020): Pediatric gender identity: Gender-affirming care for transgender & gender diverse youth. Springer Nature

Günther, M., Teren, K., Bos, S., Müller-Rehberg, W.-G., Reiner, K. (2023): Familien mit trans* und nichtbinären Kindern. Orientierung für Eltern, Jugendliche und Fachkräfte. Psychosozial-Verlag, Gießen

Günther, M., Teren, K., & Wolf, G. (2021). *Psychotherapeutische Arbeit mit trans* Personen.* Handbuch für die Gesundheitsversorgung: Reinhardt-Verlag, München.

Gutmann, T. (2023): Rechtswissenschaftliches Gutachten zu den Erfordernissen einer rechtswirksamen Einwilligung in eine pubertätsunterdrückende oder geschlechtsangleichende somatomedizinische Behandlung von Minderjährigen mit Geschlechtsdysphorie. (Unveröffentlicht). Erstellt für das Universitätsklinikum Münster.

Hark, S., Villa, P.-I. (Hsg.) (2015): Anti-Genderismus – Sexualität und Geschlecht als Schauplätze aktueller politischer Auseinandersetzungen. (2. Auflage). transkript, Bielefeld

Korte, A. (2024 i.pr.): Hinter dem Regenbogen – Entwicklungspsychiatrische, sexual- und kulturwissenschaftliche Überlegungen zur Genderdebatte und zum Phänomen der Geschlechtsdysphorie bei Minderjährigen. Kohlhammer, Stuttgart

Meyer, I. H. (2003). Prejudice, Social Stress, and Mental Health in Lesbian, Gay, and Bisexual Populations: Conceptual Issues and Research Evidence. *Psychological Bulletin, 129*(5), 674–993.

Myat, S. M., Pattanittum, P., Sothornwit, J., Ngamjarus, C., Rattanakanokchai, S., Lwin Show, K., Jampathong, N., & Lumbiganon, P. (2024). BMC Women's Health 24, 137. *School-based comprehensive sexuality education for prevention of adolescent pregnancy: A scoping review.* https://doi.org/10.1186/s12905-024-02963-x.

Ohms, C. (2019): Wohnungslosigkeit und Geschlecht. Sexuelle Orientierung und Geschlechtsidentität als Risikofaktoren für und in Wohnungs- bzw. Obdachlosigkeit. In https://broken-rainbow.de/wp-content/uploads/2019/09/bruschuere_wohnsitzlose-fachtagung-2019.pdf. Zugegriffen:04.Aug.2024.

Rafferty, J., Yogman, M., Baum, R., Gambon, T. B., Lavin, A., Mattson, G., et al. & Committee on Psychosocial Aspects of Child and Family Health (2018): *Ensuring comprehensive care and support for transgender and gender-diverse children and adolescents. Pediatrics, 142*(4):E20182162. https://doi.org/10.1542/peds.2018-2162

Romer, G. R., & Lempp, T. (2022). Geschlechtsinkongruenz im Kindes-und Jugendalter. *Nervenheilkunde, 41*(5), 309–319. https://doi.org/10.1055/a-1796-5491.

Schulgesetz (SchulG) (2004): Schulgesetz für das Land Berlin. Vom 26. Januar 2004. Zuletzt geändert 10. Juli 2024. §2 (1). In https://www.schulgesetz-berlin.de/berlin/schulgesetz/teil-i-auftrag-der-schule-und-recht-auf-bildung-und-erziehung-anwendungsbereich/sect-2-recht-auf-bildung-und-erziehung.php Zugegriffen:27.Sept.2024

Schwarzer, A., Louis, C. (Hrsg.) (2022): Transsexualität. Was ist eine Frau? Was ist ein Mann? Eine Streitschrift. Kiepenheuer & Wisch, Köln

The Trevor Project (2020): National Survey on LGBTQ Youth Mental Health 2020. In https://www.thetrevorproject.org/wp-content/uploads/2020/07/The-Trevor-Project-National-Survey-Results-2020.pdf Zugegriffen:28.Sept.2024

Trans-Gesundheit (2024): Stellungnahme spezialisierter Behandler*innen zu den Beschlüssen Ic – 48 und Ic – 128 des 128. Deutschen Ärztetages 2024. In https://trans-gesundheit.de/brief-aerztetag-24/ Zugegriffen:27.Sept.2024.

Transteens-sorge-berechtigt. In https://transteens-sorge-berechtigt.net/ Zugegriffen:27.Sept.2024.

Turban, J. L., King, D., Carswell, J. M., & Keuroghlian, A. S. (2020). Pubertal Suppression for Transgender Youth and Risk of Suicidal Ideation. *Pediatrics, 145*(2), Article e20191725. https://doi.org/10.1542/peds.2019-1725

WMA (World Medical Association) (2015): WMA Statement on Transgender People. Adopted by the 66th General Assembly, Moscow, Russia, Octobre 2015. In https://www.wma.net/policies-post/wma-statement-on-transgender-people/ Zugegriffen:09.Aug.2024

Zepf, F.D., Bachmann, C., Banaschewski, T., Buchmann, J., Flechtner, H., Fleischhacker, C., Golub, Y., Häßler, F., Hohmann, S., Huss, M., Kratz, O., Brunner, R., Siniatchkin, M., Roessner, V. (2024): Gemeinsame Kommentierung des aktuellen Entwurfs der neuen S2k-Leitlinie „Geschlechtsinkongruenz und Geschlechtsdysphorie im Kindes- und Jugendalter". In https://www.zi-mannheim.de/fileadmin/user_upload/downloads/forschung/KJP_downloads/Gemeinsame_Kommentierung_Leitlinienentwurf_S2k-240521.pd Zugegriffen:28.Sept.2024.

Mari Günther (sie/ihr, trans*), systemische Therapeutin, Referentin für Beratungsarbeit und Gesundheitsversorgung beim Bundesverband Trans*, sie entwickelt systemische Beratungsansätze im geschlechtlich nichtnormativen Kontext und stärkt die Communityexpertise im medizinischen Diskurs zu Trans* und Nichtbinarität.

Herausforderungen für Pflegende und Angehörige weiterer Versorgungsberufe des Gesundheitswesens im Umgang mit trans* Kindern und Jugendlichen – Ergebnisse einer qualitativen Studie

Manuel Bolz und Sabine Wöhlke

► Der Beitrag stellt das Forschungsdesign und die Ergebnisse des Hamburger Teilprojektes TRANS*KIDS vor. In den Jahren 2021 und 2022 wurden mithilfe von leitfadengestützten Interviews 15 im Gesundheitswesen Tätige (Pflegende, medizinische Fach- und Verwaltungsangestellte) zu ihrem Arbeitsalltag und ihren Arbeitsroutinen mit dem Schwerpunkt im Umgang mit trans* Kindern und Jugendlichen befragt. Dabei zeigte sich ein vielschichtiges Bild an indirekten Diskriminierungen und Stigmatisierungen in stationären wie auch in ambulanten Settings, das von den Befragten selbst schwer zu deuten ist. Am Ende des Beitrages stellen wir didaktisches Lehr- und Lernmaterial zur Verfügung, das für Aus- und Fortbildungsveranstaltungen für Pflegende, medizinische Fach- sowie Verwaltungsangestellte zum Thema Geschlechtsidentität, trans* im Gesundheitswesen genutzt werden kann.

M. Bolz (✉)
Georg-August-Universität, Göttingen, Deutschland
E-Mail: manuel.bolz@uni-goettingen.de

S. Wöhlke
Hochschule für Angewandte Wissenschaften, Hamburg, Deutschland
E-Mail: Sabine.Woehlke@haw-hamburg.de

C. Wiesemann et al. (Hrsg.), *Trans* Geschlechtlichkeit bei Kindern und Jugendlichen*,
https://doi.org/10.1007/978-3-662-71496-6_9

1 Einführung: trans*[1] Identität zwischen Gesundheitssystem, Gleichstellungstendenzen und gesellschaftlichem Wandel

Aufgrund biomedizinisch dominierender Wissensordnungen im Gesundheitssystem und der Ressourcenabhängigkeit von gesundheitsfördernden und -erhaltenden Maßnahmen, haben nicht alle Akteur:innengruppen gleichermaßen Zugang zum Gesundheitssystem (Beck, 2007; Beck und Niewöhner, 2008; Rowe et al., 2019).[2] Seine Zugänge sind politisch, ökonomisch, sozial und kulturell reguliert, sodass Ein- bzw. Ausschlüsse produziert werden. Unsere pflegeethisch und medizinanthropologisch orientierte Perspektivierung des Beitrags versteht Gesundheit und Krankheit nicht als feste, sich gegenüberstehende Entitäten, sondern als historisch-variable und sozial hergestellte Leitkategorien gesellschaftlichen Zusammenlebens. Gesundheit ist also keinesfalls ein frei verfügbares Gut, sondern eine Ressource, die von Wissen und Netzwerken abhängig ist. Die Vorstellungen, Normierungen und Regulierungen von Gesundheit und Krankheit sind eng an gesellschaftliche Selbst- und Fremdverständnisse, Körperkonzepte und biomedizinische Technologieentwicklung gekoppelt. Die Förderung und Verbesserung von Gesundheit sind somit in institutionelle Machtbeziehungen und soziale Hierarchien eingebettet.

Die Pflege, Versorgung und Betreuung von Menschen mit Varianten der Geschlechtsentwicklung, speziell von Kindern und Jugendlichen, ist in Deutschland bisher wenig beforscht (Drevin, 2019). Auch in der Pflegeausbildung oder im Pflegestudium wird die Thematik – so zeigt es der Blick in die Forschungs- und Lehrbuchliteratur – bisher wenig erschlossen (Drevin, 2017; Weigand und Schönfeld, 2023, Wierz und Nürnberg, 2024).[3] Studien zur Pflege- und Versorgungssituation von Kindern und Jugendlichen verdeutlichen den Bedarf an weiteren Studien (Weiß, 2019). Pflegende und andere Akteur:innen des Gesundheitswesens, wie z. B. medizinische/zahnmedizinische Fachangestellte in Praxen und Kliniken verfügen über wenig Wissen, wie trans* Kindern und Jugendlichen angemessen begegnet werden kann und worauf geachtet werden sollte (Schneider und Wöhlke, 2022). Auch über die Perspektive von trans* Kindern und Jugendlichen selbst, wie beispielsweise diskriminierende Erfahrungen während des Klinikaufenthaltes und ambulanten Praxen, ist die Datenlage in Deutschland gering. Erst seit jüngster Zeit wird

[1] Wir verwenden die Zuschreibung trans* adjektivisch, wie es auch der Bundesverband trans* vorschlägt, um im Schriftbild und auch in der Semantik aufzuzeigen, dass trans* nur eine Facette der Identitätskonstruktionen darstellen (Bundesverband trans*, 2024).

[2] Um deutlich zu machen, dass das Gesundheitssystem das Produkt historisch gewachsener, gesellschaftlicher Aushandlungsprozesse und dem Zusammenwirken von machtvollen Politiken, Institutionen, Alltagspraktiken und (biomedizinischen) Wissensformen ist, wird in Kontexten von In- und Exklusionen von spezifischen Gruppen häufig von 'Gesundheitsregimen' gesprochen (Raacke, 2014).

[3] Neben der Ver- und Fürsorge durch Institutionen des Gesundheitswesens und staatlichen Akteur:innen spielen im Kontext von trans* Identitäten solidarisch-fürsorgliche Netzwerke eine entscheidende Rolle im Alltag (u. a. Seeck, 2021).

diesem Forschungsfeld größere wissenschaftliche Beachtung geschenkt und die Notwendigkeit einer tiefergehenden Auseinandersetzung aus machtkritischen Perspektiven sowie mit multimethodischen und partizipativen Forschungsdesigns erkannt (Güldenring, 2015; Nieder und Strauß, 2016; Amelung, 2019; Appenroth und Varela, 2019; Weiß, 2019),[4] die die Erfahrungen und Wahrnehmungen von trans* Kindern und Jugendlichen selbst sowie die Akteur:innen aus den medizinischen Kontexten in den Blick nehmen.[5]

Dieser Beitrag widmet sich dem Spannungsfeld zwischen der Anerkennung von Geschlechtsidentität und dem Recht auf eine angemessene Gesundheitsversorgung und nimmt dabei die Perspektive von Pflegenden und medizinischen Fachangestellten ein. Unsere empirischen Ergebnisse verdeutlichen die Einstellungen und Erfahrungen von Pflegenden und weiteren Akteur:innen des Gesundheitswesens in ihrer Berufspraxis. Ausgehend von den pflegerischen Selbstverständnissen und dem biografischen Erfahrungswissen geben die Gespräche Einblicke in die gelebte Pflegepraxis und damit in subjektive Bewertungen, Deutungen und Handlungsstrategien. Kennzeichnend ist hierbei, dass ein unzureichendes Fachwissen und fehlende pflegerische Leitlinien der gesellschaftlichen Realität gegenüberstehen, die trans* Menschen seit einigen Jahren rechtlich stärkt. Ein Beispiel dafür ist das aktuell in Deutschland verabschiedete Selbstbestimmungsgesetz, das das als pathologisierend kritisierte „Transsexuellengesetz" (TSG) von 1981 ablöst.[6] Die rechtlichen Gleichstellungstendenzen sollen letztlich ähnlich wie die Aktualisierung der diagnostischen Manuale in der Medizin, zu einer breiteren Entstigmatisierung und Depathologisierung führen. Die Geschlechterwissenschaftler:innen Sauer und Nieder (2019) beschreiben zahlreiche Hürden, mit denen sich trans* Personen im Rahmen von pflegerischen und gesundheitlichen Versorgungsleistungen (Care-Arbeit) auseinandersetzen müssen, wie bspw. stigmatisierende (psycho-)therapeutische Behandlungen oder eine Über-Pathologisierung, aber auch Probleme seitens der Krankenkassen bei der Kostenübernahme von transitionsbedingten/geschlechtsangleichenden Leistungen oder eine gänzliche Ablehnung von medizinischen Maßnahmen (Bundesverband Trans*/Dehler/Reinhardt/Hümpfner 2019). Dies trifft im Besonderen auf Kinder und Jugendliche mit aus Sicht der medizinischen Akteur:innen uneindeutiger Geschlechtsidentität zu, was in dem auf Eindeutigkeiten fußenden Gesundheitssystem zu Irritationen, Exklusion, Ablehnungen und der Absprache von Selbstbestimmung führt (Schneider, 2014, Schorrlepp, 2022).

Das hier präsentierte Teilprojekt (TRANS*KIDS) nutzt pflegeethische Prinzipien als Diskussionsgrundlage, da diese für die professionelle Haltung von Pflegenden einen

[4] Siehe die Beiträge der Projektpartner:innen aus Münster in diesem Band (Brokmeier et al).

[5] Auch im US-amerikanischen Raum sind eine ganze Bandbreite an Studien zu Geschlechtsidentität und ihrer Wahrnehmung und Rolle in der Pflegeausbildung/-studium entstanden (Jenner, 2010; Keepnews, 2011; Beagen und Goldberg, 2012; Fidelindo et al., 2013; McDowell und Bower, 2016; Kellett und Fitton, 2017; Rosa et al., 2019).

[6] Nichtsdestotrotz sind Anti-trans*-Gesetze und Anti-trans*-Politiken in anderen Ländern verstärkt wahrnehmbar wie z.B. in Teilen der USA und Europa.

Orientierungsrahmen bilden. Für Pflegende stellen Vertrauen, Verantwortung, Autonomie, Fürsorge, Gerechtigkeit und Dialog leitende berufsethische Prinzipien dar. Diese Handlungsprinzipien zentrieren sich um den Würdebegriff, der im Zusammenhang mit Stigmatisierung und Diskriminierung relevant wird. Pflegeethische Reflexion zielt darauf ab, für die eigenen moralischen Grundorientierungen zu sensibilisieren. Darüber kann das eigene pflegerische Handeln überprüft werden, um eine professionelle Haltung einzunehmen (Monteverde, 2013). Ethische Reflexionen sind dabei keineswegs nur als zusätzliche *soft skills* in den Tätigkeitsfeldern des Gesundheitswesen anzusehen, sondern stellen vielmehr einen zentralen Bestandteil professioneller Pflege dar (Riedel et al., 2023).

Es ist unser Anliegen, die ethische Kompetenz der Mitarbeitenden als eine praxisorientierte Fähigkeit im Arbeitsalltag zu fördern und zu implementieren: Eine

> *„Ethische Kompetenz beinhaltet die Fähigkeit zur Reflexion, Formulierung und Begründung der eigenen moralischen Orientierungen, die Fähigkeit zum Erkennen moralischer Probleme in der eigenen Praxis, Urteilsfähigkeit, Diskursfähigkeit, Konflikt- und Kompromissfähigkeit und schließlich die Wachheit und den Mut, auch tatsächlich moralisch zu handeln"* (Rabe, 2006: 380).

Konkret bedeutet dies die kritische Einordnung des eigenen pflegerischen Planens, der Beziehung zu sowie Interaktions- und Kommunikationsweisen mit Patient:innen und Angehörigen sowie die Berücksichtigung der institutionellen, organisatorischen und gesundheitssystemischen Rahmenbedingungen, die eigene Arbeitsroutinen und Arbeitsweisen beeinflussen. Pflegeethik stellt somit einen spezifischen Forschungs- und Arbeitsbereich dar, der eben nicht konzeptionell-theoretisch bleibt, sondern sich gerade in der Praxis verortet (Gabard/Martin 2003). In diesem Sinne werden Veränderungspotenziale nicht an andere Expert:innen delegiert und ausgelagert, sondern vor dem Hintergrund der praktischer Selbstwirksamkeit und Eigenverantwortung geprüft (Körtner, 2017: 40).

Ausgangspunkt stellt der Würdebegriff dar, in den die Endlichkeit und damit auch die Verletzlichkeit (Vulnerabilität) menschlicher Existenz eingeschrieben ist. Die Handlungsprinzipien, die auf dem Würdebegriff beruhen, werden demnach weniger als nur in wenigen Kontexten gültige, sondern als universal gültige Moralprinzipien angesehen. Diese bieten keine klaren Anweisungen für „richtiges" Handeln, sondern dienen durch ihre didaktische Funktion eher als moralischer Kompass, der Orientierung und Unterstützung in Entscheidungsfindungsprozessen bietet. In unserem vorgeschlagenen Lehrformat können sie daher ein geeignetes Instrument darstellen, die pflegeethische Reflexion zu strukturieren.

Die Studie fragt auf einer Mikroebene – der Fokus liegt auf einzelnen Erfahrungen, Deutungen und Wahrnehmungen – danach, wie spezifische Normen- und Werteverständnisse (potenziell) stigmatisierendes und diskriminierendes Pflege-, Versorgungs- und Betreuungshandeln im Umgang mit trans* Kindern und Jugendlichen hervorbringen, festigen und transformieren. Die Perspektive der Pflegenden stellt eine wichtige Ergänzung zu den Erfahrungen, Wahrnehmungen und Deutungen von trans* Patient:innen sowie der Perspektive der Medizin dar. Dieses durch das Projekt sichtbar gemachte Wissen, das primär durch cis-heteronormative Werte geprägt ist, verdeutlicht, die komplexen im Gesundheitssystem wirkmächtigen und machtvollen vergeschlechtlichten Praktiken, hilft Policies besser zu verstehen und cis-heteronormativ geprägte Werte und Normen, die das Gesundheitssystem prägen, kritisch einzuordnen und schließlich zu überwinden.[7] Diskriminierungs- und Stigmatisierungspraktiken auf den Stationen in Krankenhäusern und den ambulanten Praxen treten sowohl in/direkt, institutionell, strukturell und individuell auf. Diskriminierung und Stigmatisierung können dabei verstanden werden als alltägliche durch konkrete Praktiken im Alltag performierte Herstellungsleistung. Stresserfahrungen aufgrund von spezifischen Minderheiten- und Gruppenzugehörigkeiten (Rood et al., 2016; Hunter et al., 2021; Toomey, 2021) können sich je nach Überlagerungen von Diskriminierungsformen (Mehrfachdiskriminierung) gegenseitig bedingen oder aber auch verstärken. Sie sind intersektional, also als miteinander verflochten zu betrachten, da Geschlechtsidentität mit anderen Differenzkategorien wie Alter, Herkünfte/Ethnizität, Klasse, Körperlichkeit, Religiösität/Weltanschauungen oder der Situiertheit in bzw. der medizinischen Infrastrukturierung von ländlichen oder urbanen Räumen verschränkt ist. Aufgrund gegenwärtiger historisch-gewachsener gesellschaftlicher Machtverhältnisse verstärken und verschärfen sich so Ausschlüsse derjenigen, die abseits der Normierungen existieren.

Nachdem nun das Forschungsfeld skizziert wurde, gehen wir im folgenden Abschnitt auf den theoretischen Hintergrund näher ein, stellen das methodische Vorgehen sowie unsere Ergebnisse von Diskriminierung und Stigmatisierung im Gesundheitswesen vor. Nach einer Diskussion der Ergebnisse und dem Ausblick, folgen Workshopkonzepte und didaktisches Material für Dozierende, die das Thema trans* Geschlechtlichkeit in ihre Lehr-Lern-Kontexte aufnehmen möchten.

2 Theoretischer Hintergrund

Trans* Personen werden im Gesundheitswesen und im Versorgungsystem marginalisiert. Studien zu gelebten Erfahrungen von trans* Personen sind dabei nach wie vor rar (siehe die Beiträge in Appenroth/Varela, 2019). Sorge (im Sinne von Care Work) tritt in ganz unterschiedlichen Formen auf – als Selbstsorge, Fürsorge und Versorgung. Sie begründet Handlungsoptionen, soziale Netzwerke sowie pflegerische, medizinische und therapeutische Maßnahmen. Das folgende Kapitel widmet sich daher Pflegenden und weiteren Akteur:innen des Gesundheitswesens und ihren Erfahrungen im Umgang mit trans* Kindern und Jugendlichen aus einer ethischen Perspektive, indem wir die

[7] Auch wir als Autor:innen sprechen und schreiben aus einer cis-Perspektive.

impliziten und expliziten Stigmatisierungs- und Diskriminierungslogiken im Arbeitsalltag nachzeichnen.[8]

Pflegethische Prinzipien werden besonders in alltäglichen Konfliktsituationen deutlich und in Momenten, in denen Irritationen, Widersprüche und Reibungen entstehen können. Sie stellen oftmals ein Entgegenhandeln pflegeethischer Prinzipien dar, die auf moralischen Stress oder aber auf moralische Defizite hindeuten. Dieser moralische Stress, so zeigt es auch unser empirisches Material, wird durch persönliche Haltungen, sowie durch institutionelle, politische, rechtliche, soziale, kulturelle oder ökonomische Rahmenbedingungen hervorgerufen und stellen nicht selten Grenzsituationen dar (Rabe, 2017: 85 f.) Im Kontext unseres Projektes, zu den Umgangsweisen mit trans* Kindern und Jugendlichen im Gesundheitswesen, konkretisieren sich die Reibungen zwischen zwei normativen Handlungsorientierungen: Autonomie (die durch eine Antinomie Pflegender stark eingeschränkt wird (vgl. Giese, 2019)) und Fürsorge. Es erscheint notwendig, die Akteur:innenperspektive der trans* Kinder und Jugendlichen stärker zu berücksichtigen, damit die Aushandlungen von Autonomie und Fürsorge keine unvereinbaren Konflikte bleiben. Reibungsmomente und Spannungen über ethischen Prinzipien als analytischen Ausgangspunkt zu nehmen, kann demnach ein produktiver(er) Zugriff sein und bietet neben der Beschreibungsebene auch erkenntnistheoretische Potentiale.

Professionelle Pflegearbeit unterscheidet sich im Aufgabenspektrum von anderen Berufsfeldern im Gesundheitssystem wie beispielsweise der Medizin, denn im Gegensatz zu punktuellen Interaktions- und Kommunikationsformen stellt das Versorgungs- und Betreuungshandeln der Pflege eine spezifische Beziehungsform dar, bei der Vertrauen und Nähe ein grundlegendes Element darstellen. Um das Thema für den Ethikunterricht fruchtbar zu machen, ist eine Reflexion von Sorgearbeit für uns zentral: Wie kann eine gelingende Sorgearbeit aussehen, an welchen Stellen braucht es differenzierte Perspektiven? Und – sind Pflegende bereit, Vorstellungen binärer Geschlechtergrenzen zu überwinden, gerade auch im Rahmen ihrer professionellen Sorgearbeit, in der eine empathisch-zugewandte Haltung Grundvoraussetzung sein sollte?

Unser empirisches Material zeigt, wie es abseits des strukturellen Defizits durch einen Personalmangel und Stellenvakanzen vor allem mangelndes Fachwissen für die Reflexion des eigenen Erfahrungswissen im Umgang mit trans* Kindern und Jugendlichen sowie Unsicherheiten sind, die Arbeitsroutinen prägen und eine Neugierde entstehen lassen. Das Ausfragen oder der unsensible Umgang ist eine grenzüberschreitende Praxis, die verletzend wirken kann und eine Markierung der trans* Kinder und Jugendlichen als „besonders" vorantreibt (siehe auch Cicero und Black, 2015). Trans* Kinder und Jugendliche, so zeigt es auch unser Projekt, reagieren selbstschützend und verweigern nicht selten die Pflege-, Versorgungs- und Betreuungsarbeit, gerade auch, um möglichen Demütigungen und Stigmatisierungen auszuweichen.

---

[8] Siehe den Beitrag von den Projektpartner:innen aus Göttingen in diesem Band (Hädicke und Wiesemann) sowie die Operationalisierung des Diskriminierungsbegriff für die Medizinethik bei Hädicke und Wiesemann, 2021; Hädicke, 2022.

Daneben lassen sich Diskrepanzen in den Arbeitswelten und Arbeitsroutinen von Pflegenden sowie medizinischen Fach- und Verwaltungsangestellten als ein exemplarisches gesellschaftliches Feld identifizieren. So werden mit Deutungen und Haltungen, die trans* Geschlechtlichkeit sichtbar machen, nach wie vor psychopathologisierende, biologisierende und essenzialisierende Konzepte von Geschlecht reproduziert, die dazu führen, die Selbstbestimmung von trans* Patient:innen einzuschränken. Es sind Arbeitspraktiken, Organisationsroutinen und Dokumentenverwaltungsprozesse, die eine verletzende Ansprache durch die Nennung mit dem bei Geburt zugewiesenen Geschlecht und der Pronomen und nicht den selbst gewählten fördern. Räumliche Arrangements und die Frage nach der Bettenverteilung auf Station oder Machthierarchien sowie umkämpfte medizinische Deutungshoheiten wirken diskriminierend und stigmatisierend auf die Kinder und Jugendlichen ein. Ein mangelndes Fachwissen um geschlechts- und diversitätssensible Pflege fördert daher weiterhin Ausgrenzungen und Demütigungen, d. h. Erfahrungs-, Gewalt- und Unrechtsdimensionen, denen im Sinne einer demokratischen Teilhabe aller Menschen an Maßnahmen im Gesundheitssystem entgegengewirkt werden muss (Appenroth/Varela, 2019).

Notwendig sind neben einer bedürfnisorientierten Gesundheitsversorgung von trans* Personen, vor allem kompetenz- und wissensbasierte Handlungsweisen im Arbeitsalltag der Pflegenden im Gesundheitswesen, die im Rahmen ihres professionellen Selbstverständnisses Formen einer kommunikativen Verantwortungsübernahme für trans* Patient:innen übernehmen sollten. Diese Haltung beinhaltet Wissen über trans*spezifische Bedürfnisse und Bedarfe. Dies stellt bis dato eine Leerstelle in der Praxisliteratur und in der Ausbildung von Berufsgruppen im Gesundheitssektor dar, da Diversität häufig mit religiöser und ethnischer Vielfalt, aber nicht mit Geschlechtsidentität verknüpft wird (siehe auch Merryfeather und Bruce, 2014; Carabez et al., 2015; Böhm und Voß, 2022; Voß und Böhm, 2022).

Unsere Studie umfasste neben der empirischen Erhebung, auch die Konzeption von Lern- und Lehrmaterial, um den Leerstellen in der Wissensvermittlung entgegenzuwirken. Wir führten während unserer Projektlaufzeit mehrere Workshops für Pflegende und weitere Angehörige des Gesundheitswesens durch, die auf sehr große Resonanz seitens der Pflegenden gestoßen sind. Den Teilnehmenden war bewusst, dass ihnen aktuelles Fachwissen fehlt, um diversitätssensible Kompetenzen aufbauen zu können (siehe dazu auch u. a. van Keuk et al., 2011; Peters et al., 2014; Sherman et al., 2021).

3 Methodisches Vorgehen

Um verschiedene Dimensionen potenzieller Diskriminierung und Stigmatisierung im Pflegesetting sowie in den Alltagen von medizinischen Praxen zu ermitteln, wurden 15 leitfadengestützte Interviews mit im Gesundheitswesen Tätigen geführt[9] (Hopf, 2019; für eine Reflexion der Forschungspraxis in diesem sensiblen Feld siehe Bolz und Wöhlke, 2022). Der Zugang zu den lebensweltlichen Erfahrungen der Akteur:innen aus dem Gesundheitswesen erfolgte über die individuellen Selbstverständnisse der im Gesundheitswesen Tätigen, den biografischen Arbeitserfahrungen (Erfahrungswissen) sowie den Versorgungsinfrastrukturen und Arbeitsbedingungen (z. B. institutionelle Strukturen, wie der Fachkräftemangel und strenge Zeitregime, Machthierarchien im Team, Gesetzeslagen und gesellschaftspolitische Rahmenbedingungen). Unser Projekt war noch stark durch die Folgen der globalen Corona-Pandemie geprägt, was nicht nur Auswirkungen auf die empirische Forschungspraxis hatte, sondern auch in den Interviews bei der Beschreibung der Arbeitsalltage der im Gesundheitswesen Tätigen präsent war.

Unsere Interviewpartner:innen berichteten über ihre alltäglichen Umgangsweisen, persönlichen und institutionellen Herausforderungen sowie Arbeitsroutinen im Umgang mit minderjährigen trans* Kindern und Jugendlichen auf Stationen in Kliniken und ambulanten Praxen mit unterschiedlichen Schwerpunktsetzungen wie z. B. in der Endokrinologie, Kinder- und Jugendpsychiatrie, und -psychosomatik, Logopädie, Kunsttherapie, Innere Medizin und der Kindernotaufnahme. Unsere Perspektive ergänzt damit Perspektiven weiterer Akteur:innen, wie den Erfahrungen von trans* Kindern und Jugendlichen und ihren Sorgeberechtigten sowie Ärzt:innen und Psychotherapeut:innen (siehe Siebald et al sowie Hädicke und Wiesemann in diesem Band). Limitierend war uns bei der empirischen Untersuchung bewusst, dass ein "Über-Diskriminierung-Sprechen" bereits moralisch gerahmt ist, sodass bei der Auswertung der Interviewdaten Fremd- und Selbstregulierungen bedacht werden müssen, die die jeweiligen Modi des Erzählens sowie die Erzählinhalte der Personen im Gesundheitswesen prägen.

Alle Interviewten haben sich freiwillig auf unseren Interviewaufruf gemeldet, den wir über projektspezifische Netzwerke gestreut haben, d. h. wir haben nicht mit einzelnen Stationen, Praxen usw. zusammengearbeitet. Unser Forschungsansatz beinhaltet die Grundannahme, dass die in unserem Untersuchungssample vertretenen Berufsgruppen nicht intentional diskriminieren oder stigmatisieren. Diskriminierende und stigmatisierende Praktiken treten in der alltäglichen Arbeitspraxis jedoch sowohl implizit als auch explizit auf. Die im Gesundheitswesen Tätigen, die wir in unser Sample einschließen konnten, nehmen eine professionelle Grundhaltung einer patientenzentrierten, engagierten

[9] In das Sample wurden Pflegefachkräfte aus unterschiedlichen Fachrichtungen, medizinische Fach- und Verwaltungsangestellte sowie Akteur:innen aus der Logopädie und Kunsttherapie eingeschlossen.

und empathisch-zugewandten Pflege ein, die sich in ihrem professionellen Berufsverständnis an Pflegeleitlinien des Berufsfeldes orientiert.[10] Ihr Arbeitsalltag stellt sie jedoch vor enorme institutionelle und interdisziplinäre wie auch persönliche Herausforderungen, die sich auf die Interaktion mit Patient:innen auswirken.

Das empirische Datenmaterial wurde transkribiert, pseudonymisiert und mit Unterstützung der Software MAXQDA inhaltsanalytisch ausgewertet (Mayring, 2022). Die Codes – biografische Berufswege; Institutionskontexte, Versorgungsinfrastrukturen und Arbeitsbedingungen; Geschlechtsidentität und Berufsausbildung; Arbeitserfahrungen im Umgang mit trans* Kindern und Jugendlichen; räumliche Arrangements und Bettenverteilung; körpernahe Arbeit; Kommunikations- und Interaktionsformen; Teamdynamiken; Lösungs- bzw. Gegenstrategien sowie Visionen – wurden induktiv aus dem empirischen Material herausgearbeitet, bis eine Sättigung eintrat.

Im Folgenden stellen wir die von uns identifizierten Dimensionen von Diskriminierung und Stigmatisierung von trans* Patient:innen durch Berufe im Gesundheitssektor vor.

4 Ergebnisse: Facetten von Diskriminierung und Stigmatisierung im Gesundheitswesen

Unsere Gesprächspartner:innen wurden explizit zu ihren Erfahrungen im Umgang mit stigmatisierendem und diskriminierendem Verhalten in ihrem professionellen Berufsalltag im Umgang mit trans* Kindern und Jugendlichen gefragt. Unsere Ergebniszusammenfassung fokussiert sich daher auch nur auf diese Interviewpassagen, in denen ambivalente Äußerungen und Herausforderungen im Umgang mit trans* Kindern und Jugendlichen in ihrem Arbeitsalltag beschrieben wurden. Allerdings finden sich im empirischen Material Beispiele für Bemühungen, Unterstützungs- und Umgangsstrategien der im Gesundheitswesen Tätigen. So sahen sich einige der befragten Akteur:innen als Lots:innen/ Advokat:innen. Sie setzten sich in ihren Arbeitskontexten besonders für die trans* Kinder und Jugendlichen ein, entwickelten Lösungsstrategien für entstandene Probleme und vermittelten zwischen Akteur:innen innerhalb der Institutionen, wenn Wissenslücken auftraten und professionelles Erfahrungswissen fehlte. So wurde sich Wissen im Privaten angeeignet z. B. über Social Media oder aufgrund von sozialen Beziehungen wie z. B.

[10] An dieser Stelle verweisen wir darauf, dass Handlungsprinzipien der Pflege historisch gewachsen sind und sich in der Gegenwart unterschiedlich ausdrücken. Vgl. z.B. der Nightingal'sche Eid, benannt nach der britischen Krankenschwester, Statistikerin sowie Reformerin des Sanitätswesens und der Gesundheitsfürsorge Florence Nightingale (1820-1910). Sie entwickelte erste patient:innenorientierte Konzepte für die Pflege, Versorgung und Betreuung an der Schnittstelle zwischen Wissenschaft und Praxis; der im Jahr 1899 gegründete International Council of Nurses (ICN) mit seinem Ethikkodex für Pflegende sowie die Charta der Rechte hilfs- und pflegebedürftiger Menschen (kurz: Pflege-Charta) aus dem Jahr 2005, formuliert von Ministerien der Deutschen Bundesregierung gemeinsam mit Berufsverbänden aus dem Gesundheitswesen.. Sie stellen Handlungsempfehlungen für Pflegereformen.

im Familien- und Freund:innenkreis. Diese Dimension betraf die Kommunikations- und Wissensarbeit mit Sorgeberechtigten der trans* Patient:innen, Kolleg:innen aus dem Team oder von anderen Stationen und Fachgebieten in der Institution (Krankenhaus, Praxis). Die skizzierte Erfahrungsdimension im klinischen Setting oder dem Praxisalltag verdeutlicht, dass ein Bewusstsein für die Gefahr von Diskriminierung und Stigmatisierung dieser als vulnerabel wahrgenommenen Gruppen besteht.

Unsere Ergebnisse lassen sich in vier Themen untergliedern: Anredeformen und Dokumentenverwaltung; Geschlechterzuweisungen und räumliche Arrangements; Teamdynamiken – Wissensweitergabe, Handlungsroutinen, Generationenkonflikte sowie körpernahe Arbeit – körperliche Nähe. Die von uns herausgearbeiteten Dimensionen illustrieren wir über Zitate aus dem empirischen Material, d. h. Äußerungen und Umschreibungen der Gesprächspartner:innen, die teilweise gewalt- und machtvoll sind. Im Sinne eines medizinanthropologischen Ansatzes präsentieren wir das empirische Material sowie unsere Interpretation in einem inhaltlich nach Themen zusammengefassten Kapitel, und ergänzen diese um eine direkt am Material kritische Einordnung und Kontextualisierung.

4.1 Anredeformen und Dokumentenverwaltung

Die Interviews mit den verschiedenen Berufsgruppen im Gesundheitswesen zeigen, dass die korrekte Anrede bei der Anmeldung, beim Aufruf im Wartezimmer oder bei der Untersuchung mit dem Wunsch- bzw. Rufnamen und nicht mit dem bei der Geburt zugewiesenen Namen (auch Deadnaming genannt) oder Pronomen (auch Misgendering genannt), ein Instrument für Anerkennung, den Abbau von Hierarchien und gegen Diskriminierung darstellen kann. Alle Interviewpartner:innen berichteten von Begegnungen mit trans* Kindern oder Jugendlichen. So spricht Raphaela,[11] eine 35-jährige Pflegefachkraft einer Station für Innere Medizin davon, dass sie

> “immer in’s ‘er’ gerutscht [ist, Anm. MB] und dann war sie natürlich damals total sauer (...) und es war auch einfach total das komische Gefühl weil (...) ich war grad frisch ausgelernt, natürlich den Zeitdruck auf Station und dann muss man halt immer wieder aufpassen, was man halt auch sagt.“ (Interview 01)

[11] Die Namen der Personen wurden pseudonymisiert.

Das Gespräch mit Raphaela fiel dadurch auf, dass sie im Gesprächsinhalt zwar eine trans*befürwortende Haltung in ihrer alltäglichen Arbeitspraxis betonte, in der Gesprächsform und in der Sprache aber trans*ablehnend handelte: So nutzte sie im Gespräch zwar den selbstgewählten Namen der Patientin, nicht aber die selbstgewählte Geschlechtsbezeichnung oder die Pronomen, da ‚der Wechsel‘ für sie zu viele kognitive und zeitliche Ressourcen verbrauchen würde. Das diese Haltung diskriminierend wirken kann, war Raphaela nicht bewusst.

Auch Andrea, eine 35-jährige Pflegefachkraft mit dem Schwerpunkt auf der stationären Kinder- und Jugendpsychiatrie, Psychotherapie und Psychosomatik, beschreibt ihre Erfahrungen wie folgt:

> „Also manchmal gehst du einfach so ins Zimmer (...), achtest vielleicht nicht unbedingt mehr auf das Pronomen und den Namen und (...) sagst vielleicht ‚sie' statt ‚er', was aber auch dem manchmal geschuldet ist, dass ja viele bei uns im System noch mit ihrem ursprünglichen Namen stehen (...)." (Interview 02)

Stefanie, eine 50-jährige Verwaltungsangestellte einer kinderpsychiatrischen ambulanten Praxis beschreibt die Relevanz der richtigen Ansprache und welche Lösungen sie an ihrem Arbeitsort entwickelt haben:

> „Wenn die trans* Kinder und Jugendlichen gegenüber den Ärzten im Gespräch äußern, dass die so und so angesprochen werden wollen, also anders als es die Krankenkassenkarte vorgibt, (...) dann vermerkt das der Arzt und wir wissen es dann, weil wir es dann im Aktendeckel stehen haben." (...) Und bei Menschen, wo wir es nicht genau wissen, (...) die spricht man dann eben (...) neutral an." (Interview 13)

Vor allem die alltägliche Kommunikation und Informationsweitergabe mit Krankenkassen läuft über Identifikationsdokumente wie dem Personalausweis/Reisepass oder der Krankenkassenkarte, die das Geschlecht und den Geburtsnamen beinhalten. Hier kann es zu Irritationen und Konflikten kommen, wenn Dokumente noch nicht angepasst, Informationen nicht in allen Computer- und Verwaltungssystemen aktualisiert wurden, oder keine Möglichkeit besteht, in der digitalen Patientenakte Anredeinformationen zu hinterlegen. Dies kann zu Fehlern in der Kommunikation und Interaktion mit Patient:innen führen, etwas, das als verletzend aufgenommen wird. Unsere Interviews verdeutlichen, dass es nicht die einmalige falsche Anrede, sondern die sich wiederholende unkorrekte Anrede (aus Unwissenheit über die Wirkmacht von vergeschlechtlichten Anredeformen oder auch intentional) von den Betroffenen als respektlos empfunden wird. Keiner der Befragten wusste um die sog. Ergänzungsausweise für trans* Personen. Diese erweitern andere Dokumente wie den Personalausweis oder den Reisepass, und können im Stations- und Praxisalltag konfliktreiche Situationen entschärfen.

Arbeitsroutinen, in denen sowohl handgeschriebene Dokumentationen als auch digitale Aktensysteme genutzt werden, bieten häufig nur begrenzte Möglichkeiten für Anpassungen und bedürfen daher oft kreativer Lösungsstrategien. In einigen Gesprächen wurden weitere Dokumentationstechniken wie Bettzettel, Türschilder (mit Namen und Pronomen) sowie stationsinterne Informationstafeln erwähnt, um die Bedürfnisse von Patient:innen festzuhalten. Raphaela beschreibt, wie sie eine plötzliche Systemanpassung überraschte und erklärt:

> „Also, jetzt kann man das. Ich glaube seit einem Jahr oder so. Aber damals noch nicht. Jetzt ist es wirklich so, dass man da divers angeben kann und dann sind (...) im System also die

> Frauen sind immer rosa und die Männer blau und divers ist dann in so einer gelben Farbe." (Interview 01)

Das Zitat verdeutlicht, wie Diversität und Inklusivität auf der technischen Seite zwar mitgedacht wird, aber beispielsweise trans* Personen als das dritte „Andere" markiert und die Geschlechtszuweisung insgesamt mit stereotypen Zuschreibungen (Rosa wird weiblich, blau wird männlich konnotiert.) versehen werden. In die technische Neuerung, welche eine dritte Geschlechteroption berücksichtigt, schreiben sich durch die farbliche Kodierung demnach Vorstellungen von Geschlecht ein.

4.2 Geschlechterzuweisungen und räumliche Arrangements

Vorstellungen von Geschlecht und Geschlechtsidentität strukturieren darüber hinaus die gebaute Umwelt, architektonische Gegebenheiten und räumliche Arrangements in Kliniken und Praxen. Dies betrifft zum einen die Frage, für wen welche Toiletten, Umkleiden und Behandlungszimmer zugänglich sind, aber – und das wird in den Gesprächen auch deutlich – dieses Wissen bestimmt häufig die stationäre Bettenbelegung der Zimmer. Viele unserer Gesprächspartner:innen beschreiben, dass sie sich bei der Zimmerzuteilung von trans* Patient:innen an ihrem bei Geburt zugewiesenen Geschlecht orientieren, weil dies rechtlich so vorgeschrieben sei und sich die im Gesundheitswesen Tätigen daher an diesen Regelungen orientieren. Rechtliche Rahmenbedingungen sind ein wirkmächtiges Handlungsprinzip im Gesundheitsbereich, das Orientierung bietet. Patient:innen mit „verschiedenen" Geschlechtern dürfen in dieser Logik nicht in ein Zimmer gelegt werden, da in diesem Szenario enthalten ist, Patient:innen könnten miteinander intim werden. Konsequenzen, die Ängste schüren, wären z. B. Schwangerschaften oder sexueller Missbrauch. Diese hypothetischen Deutungen führen in einigen Teams regelmäßig zu Unstimmigkeiten. Die Frage nach Geschlechterzuweisungen und räumlichen Arrangements werden auf den Stationen diskutiert. Eine in diesem Zuge häufige Lösungsstrategie sieht vor, trans* Patient:innen Einzelzimmer zuzuweisen. Diese Handlung reproduziert sie auf der einen Seite als Besonderheit, auf der anderen Seite werden die Betroffenen dadurch sozial isoliert, was Einsamkeit fördern kann, indem soziale Beziehungen kontrolliert, gehemmt oder sogar verhindert werden. Gleichzeitig werden durch diese Praxis bestimmte Erzählmuster und die synonyme Verwendung von Geschlechtsidentität und sexueller Orientierung (re)produziert.

Manuela, eine 60-jährige Pflegefachkraft und Stationsleitung berichtet, dass die Bettenzuteilung von biologistisch-geschlechtlichen, sexualisierten und rechtlichen Zuschreibungen beeinflusst ist. Die soziale Dimension wird dieser untergeordnet:

> „Es gibt Absprachen, gestern hatte ich eine Situation (...) ein trans* Junge wollte mit jemandem, den er gut leiden mag, die auch gut miteinander zurechtkommen, aufs Zimmer (...) das geht einfach nicht von den rechtlichen Rahmenbedingungen her. Das muss ich dann auch

> erklären, also wenn, kann er auf ein Mädchenzimmer mit (...) aber nicht mit einem Jungen zusammen auf ein Zimmer (...), fand er doof (...) kann ich auch nachvollziehen, aber rechtlich sind mir da einfach ein Stück weit die Hände gebunden, das hab ich ihm dann auch so gesagt. Das ist wenn dann mal wirklich was passiert oder er hätte wirklich Sex und die verhüten halt auch nicht, (...) ne (...) zahl ich nachher Alimente, das wollte ich nicht (lacht)." (Interview 05)

Bedeutsam ist, dass sich Manuela wie auch viele andere Interviewpartner:innen auf rechtliche Rahmenbedingen beziehen, die – begibt man sich auf die Suche – nicht zu finden sind. Es gibt kein Gesetz bzw. keine Ordnung, die einer Lösungsfindung in Fragen der Bettenbelegung (und damit die geschlechtliche Zuweisung in den Patient:innenzimmern) im Sinne einer Selbstbestimmung und Autonomie von Patient:innen egal welcher Geschlechteridentität entgegensteht.

Im Gegenteil, in vielen klinischen Bereichen sind gemischtgeschlechtliche Zimmer kein Problem. Durchaus wirkmächtiger sind hingegen geschlechtliche, sexualmoralische und soziale Konventionen, die dazu führen, dass die Bettenzuteilung aufgrund von biologistischen, binär-orientierten und oftmals genitalen Entscheidungen getroffen wird. Deuten lässt sich diese vermeintliche Schutzpraxis als Ergebnis internalisierten und unangefochten gültigen Gefühlswissens, das auf cis-heteronormativen und verkürzten Annahmen, Spekulationen und Vorstellungen von Sexualität beruht (und z. B. mit Ängsten vor ungewollten Schwangerschaften oder sexualisierten Übergriffen spielt, ohne konkrete Erfahrungen vorzuweisen).

Im empirischen Material zeigen sich aber noch weitere Deutungen: Die Geschlechtsidentität von trans* Kindern und Jugendlichen wird nur dann nicht anerkannt, wenn die „Besonderung" durch ein Einzelzimmer nicht realisiert werden kann. Manuela führt aus:

> „Wir versuchen, dass die trans* Kinder und Jugendlichen ein Einzelzimmer bekommen und ansonsten kommen sie in ein Zimmer des Ursprungsgeschlechts. (...) Aber es funktioniert halt nicht immer (...). Wir wollen die eigentlich mit anderen in ein Zimmer, weil es mehr Spaß macht und alleine ist doof. (...) Wenn wir Übergaben haben und die müssen in ihr Zimmer oder so, alleine sein, ist halt nicht so schön, man kann sich halt nicht unterhalten." (Ebd.)

Auch Andrea, eine 35-jährige Pflegefachkraft mit dem Schwerpunkt auf Kinder und Jugendliche, die auf einer Station für Kinder- und Jugendpsychiatrie, Psychotherapie und Psychosomatik arbeitet, erzählt, dass die "meisten trans* Kinder und Jugendlichen (...) in Einzelzimmern" liegen und ihr und ihren Kolleg:innen gegenüber äußern, dass sie diese Aufteilung "ziemlich kacke" finden, weil "sie auch lieber mit anderen zusammenliegen wollen würden" (Interview 02). Das Team sei sich "uneinig (...), weil das dann irgendwie ja doch schwierig werden könnte, sag ich jetzt mal (...)" (Ebd.). Über Lösungsansätze wurde in den Interviews nur wenig berichtet. und zeigt, dass es hier seitens der Pflegenden keine Handlungsstrategie für ein professionell begründetes Vorgehen gibt.

4.3 Teamdynamiken – Wissensweitergabe, Handlungsroutinen, Generationenkonflikte

Variierende Priorisierungen zwischen den Professionen

In den Gesundheitsberufen wird Wissen im praktischen Arbeitsalltag erlernt und weitergegeben. Dieses beinhaltet auch ein grundlegendes Werteverständnis, das als strukturierende Ordnungsinstanz im Arbeitsalltag auf Stationen gelebt wird. Einige Gesprächspartner:innen teilen die Beobachtung, dass Berufsgruppen wie z. B. die Medizin sich aufgrund ihrer Aufgaben, wie z. B. die individuelle Diagnosestellung und Therapiefestlegung weniger auf die sozialen, kulturellen und emotionalen Bedürfnisse der Patient:innen fokussieren. Entsprechend nehmen sich andere Berufsgruppen dieser Themen an. Raphaela erzählt von einer trans* Patientin, die wegen Nierenversagen behandelt wird. Das ärztliche Personal ging der Aufgabe der Diagnosestellung und für die Patientin einen medizinischen Behandlungsplan zu erstellen, nach, die soziale Dimension und die Transidentität wurden eher vernachlässigt. Sie führt aus:

> "Es war halt wirklich eher so die Ärzte das Problem. (...) Also die haben nur ihre Niere im Kopf gehabt und den ganzen anderen Kram war denen eigentlich egal. (...) Was ja dann echt schade war." (Interview 01)

Diese Aussage verdeutlicht vorhandene stereotype Grundannahmen der jeweils anderen Professionen, die nur wenig hinterfragt werden. Aufgrund fehlender Erfahrungen im Umgang mit trans* Kindern und Jugendlichen verfügen auch Ärzt:innen kaum über praxisnahe Erfahrungswerte.

Allerdings wird die ärztliche Expertise in Bezug auf trans* Geschlechtlichkeit von den Berufsgruppen im Gesundheitswesen oft vorausgesetzt, was vor dem Hintergrund einer ausgeprägten fachärztlichen Spezialisierung jedoch häufig nicht zutreffend ist. Zudem wird das eigene praxisnahe Erfahrungswissen der im Gesundheitswesen Tätigen im Umgang mit trans* Kindern und Jugendlichen entlang der ärztlichen Diagnosestellung oftmals als weniger relevant abgetan. Es bildet sich auf diese Weise eine Wissenshierarchie zwischen ärztlichem Wissen als gültiges Wissen und dem biografischen Erfahrungswissen der Betreuenden als weniger relevante Wissensform. Erklären lässt sich dies durch die Verantwortungshierarchien im Gesundheitswesen, so sind beispielsweise Ärzt:innen gegenüber den medizinischen Fachangestellten weisungsbefugt. Melanie, eine 32-jährige medizinische Fachangestellte aus einem endokrinologischen Zentrum, erklärt: „Also bei mir ist es persönlich noch nicht vorgekommen, dass ich offene Fragen zu dem Thema trans* habe, weil der Doktor mir das immer alles schön beantworten konnte (lacht)" (Interview 03). An andere Stelle betont sie: „Also, wenn jetzt auch Fragen aufkommen, dann gehen wir meistens eigentlich zum Arzt und fragen den" (Ebd.). Ob diese Deutung aus einer (unhinterfragten) Anerkennung oder der Auslagerung von Verantwortung resultiert, lässt sich an dieser Stelle nicht beantworten.

Normiertes Wissen: zum Stellenwert von trans* in der Aus-, Weiter- und Fortbildung

Die Relevanz und die Notwendigkeit von Weiter- und Fortbildungen für Berufsgruppen im Gesundheitswesen werden hier deutlich. Sich zu sozialen/emotionalen Themen fort-/weiterzubilden, die für das ganzheitliche Verstehen eines:r Patient:in relevant sind, ist zunächst eine individuelle Entscheidung. Allerdings, und das zeigen unsere eigenen Weiterbildungsangebote, die wir im Rahmen des Forschungsprojektes konzipiert haben, ist es hilfreich, wenn die Einrichtung z. B. das Krankenhaus oder die Praxis selbst, Weiterbildungen zu aktuellen Themen wie Diversität oder Geschlechtersensibilität anbietet. Gerade vor dem Hintergrund des Bedarfs an einer Wissenserweiterung zu gesellschaftsrelevanten Themen der Gegenwart wie Geschlechtsidentität, ist es wichtig, dass sich Institutionen positionieren und Raum zur Wissensvermittlung schaffen.

Auch in den aktuellen schulischen Ausbildungsplänen ist dieses Thema bisher kaum angenommen. So beschreibt Raphaela, dass aus ihrer Sicht Geschlechtsidentität in den Lehrbüchern und "in der Ausbildung (...) gar nicht" (Interview 01) thematisiert wurde. Es wurde "darüber irgendwie nie (...) gesprochen und dementsprechend war das für mich auch total ungewohnt" (Ebd.). Das mangelnde Wissen zeigte sich auch prompt: Raphaela habe beispielsweise eine Patientin betreut. Sie "wusste (...) gar nicht, dass sie trans* ist, das war eine Frau, und ich sollte einen Katheter legen und auf einmal war da aber ein männlicher Genitalbereich. So und ich hab total unpassend reagiert" (Ebd.). Sie berichtet:

> "Ich habe nur geguckt und meinte: 'Oh Gott!' (..) und dann hab ich mich total erschrocken in dem Moment, und sie hat halt natürlich damals gelacht, weil sie schon älter war und sie kam damit schon zurecht aber, mir war das so unangenehm im Nachhinein, weil ich einfach gerne irgendwie anders reagiert hätte (..) irgendwie passender." (Ebd.)

Raphaela ist irritiert darüber, dass das Thema zwar alltäglich ist, aber nicht in "unseren Fortbildungskatalogen" (Ebd.) abgedeckt wird. Geschlechtsidentität scheint ein Tabuthema zu sein. Wünschenswert wären neben Weiter- und Fortbildungen auch Supervisionen", also soziale Räume des Dialogs und des Austauschs, in denen "man darüber sprechen kann oder mehr Personal hat (...), um auf die Leute auch besser eingehen zu können (...) am wichtigsten wäre es (...) in der Lehre gewesen" (Ebd.). Auch Oliver, eine 45-jährige Pflegefachkraft, der auf einer Station für Kinder- und Jugendpsychiatrie, Psychotherapie und Psychosomatik arbeitet, beschreibt, dass während seiner Ausbildung zwar "bestimmte Vorlieben, was die Essensversorgung angeht, von unterschiedlichen Religionskulturkreisen" gelehrt wurden, "aber im geschlechtlichen Bereich, im trans* Bereich, nicht" (Interview 06). Transkulturalität in der Pflege bedeutet demnach, verschiedene Differenzerfahrungen und -kategorien anzuerkennen und sie in ihrer Verwobenheit zu verstehen.

Generationskonflikte

Neben der Frage nach Deutungshoheiten und Wissensregimen in der Medizin wurde die Generationenfrage im Umgang mit trans* Geschlechtlichkeit thematisiert. Jüngere Mitarbeitende, die bereits im privaten Umfeld, in der Populärkultur oder auf Social Media mit dem Thema in Berührung gekommen sind, stehen trans* Geschlechtlichkeit offener gegenüber. So führt Raphaela aus:

> „Die Jüngeren, die kamen eher gut damit klar, aber die Älteren, die haben dann auch gesagt, so 'Was soll'n der Scheiß jetzt, wenn die Niere jetzt kaputt ist, dann soll er einfach seine Tabletten absetzen und einfach ein Mann bleiben!' Also die hatten dafür irgendwie überhaupt gar keine Empathie und (...) die Jüngeren, die haben dann eher versucht, ein bisschen, sie halt zu verstehen. So, was hat sie jetzt dazu gebracht, und wie könnte das ganze jetzt weiterlaufen und die Älteren haben immer so nach dem Motto ‚Reiß dich jetzt zusammen, du bist halt jetzt nun mal als Junge geboren worden, also musst du auch als Junge weiterleben. Hauptsache du lebst!' Und haben dann auch wirklich so Sachen zu ihr gesagt wie ‚Freu dich doch mal, dass du überhaupt noch lebst!' Also die ältere Generation irgendwie kam damit überhaupt nicht klar." (Interview 01)

Die Äußerung legt nahe, dass ältere Kolleg:innen – ähnlich wie einige der Ärzt:innen – im Umgang mit trans* Patient:innen medizinische Aspekte über die sozialen Aspekte stellen würden. In unserer Lesart liegt es aber weniger am Alter als Differenz- und Strukturkategorie. Vielmehr sind die älteren Mitglieder des Kollegiums durch ihre Arbeitserfahrungen als Pflegende durch die angespannten Arbeitsbedingungen im Gesundheitssystem demoralisiert, bzw. moralisch desensibilisiert und gestresst (auch als *cool down* bezeichnet). Das empirische Material verweist auch auf Beispiele, in denen gerade älteren Kolleg:innen aufgrund der Dichte an Arbeitserfahrungen eine stärkere Reflexionsfähigkeit zugeschrieben wird. In der Pflegepraxis könnte dies genutzt werden, die gegenwärtigen Forderungen nach mehr Sichtbarkeit für Minderheiten relational zu denken und einer „Besonderung" von trans* Geschlechtlichkeit entgegenzuwirken, Umgangsweisen für betroffene Kinder und Jugendliche zu verändern und dem Thema mit mehr Akzeptanz zu begegnen.

Zwischen Biologisierung und Psychopathologisierung: Narrative von „Trend" und „Hype"

Eine sich im Material überlagernde Argumentation sieht dabei trans* Geschlechtlichkeit weniger als individuellen Ausdruck einer auf einem breiten Spektrum angesiedelten Geschlechtsidentität, sondern viel mehr als einen in der Gegenwart dominanten Ausdruck von gesellschaftlichen „Trends" und „Hypes".

Petra, eine 26-jährige medizinische Fachangestellte sagt:

> „Es kommt einem manchmal ein bisschen vor wie so ein Trend (...) einfach dadurch, dass es jetzt wirklich extrem viele geworden sind (...) und es die Schwierigkeit ist, natürlich dann zu unterscheiden, fühlt das Kind sich wirklich im falschen Körper oder befindet sich das Kind in der Pubertät, wo wir ja alle manchmal nicht wissen." (Interview 14)

In diesem Sinne sei die gegenwärtige Geschlechtsidentität nur ein gesellschaftliches Phänomen der Nachahmung oder jugendliches pubertäres Ausprobieren und daher immer auf ihre Authentizität hin zu prüfen. Petras Erzählung (und auch die Erzählungen anderer Gesprächspartner:innen) verweisen auf Narrative und die damit verbundenen Diskriminierungspotenziale. Das Narrativ begründet eine kritische Haltung gegenüber geschlechtsangleichenden Maßnahmen. Es reproduziert synonyme Verwendungsweisen von Geschlechtsidentität und sexueller Orientierung. Minderjährigen trans* Kindern und Jugendlichen werden in dieser Rahmung Selbstbestimmung abgesprochen, mögliche Konsequenzen von Behandlungsroutinen einzuordnen und zu bewerten. Die Zugehörigkeit zur Gruppe der Kinder wird einzig mit Schutzpflichten assoziiert und die Selbstbestimmung und kindliche Autonomie außer Acht gelassen, d. h. dass Kinder auch das Recht haben, an Entscheidungen beteiligt zu werden sowie eine eigene Geschlechtsidentität zu entfalten (siehe auch Hädicke et al., 2022).

Die Frage nach Authentizität und einem „wahren" Ich greift auch Andrea auf und verknüpft diese Haltung mit dem in medialen Diskursen und auf politischen Bühnen wirkmächtigen Trend-Narrativ:

> "Also bei einigen würde ich sagen ist man vielleicht sich noch nicht so ganz sicher, wie ernsthaft das gemeint ist, also (...) wir hatten mal so eine Phase, wo wir so dachten, ob das vielleicht gerade auch so ein bisschen (...) In ist (...) ob das wirklich gerade einfach Hip ist sozusagen, anders zu sein, also ob man gerade anders sein muss, um gesehen zu werden auch (...) aber da hatten wir auch einmal wirklich ganz viele, die sozusagen als sie gekommen sind, also ganz normal mit ihren normalen Namen da waren und dann so im Laufe der Zeit gesagt haben ‚Nee, ich möchte jetzt doch lieber Jacqueline genannt werden oder keine Ahnung. Und ja das hatten wir so eine Phase wo wir dachten ‚Mensch, das kann doch jetzt nicht sein, dass die halbe Station jetzt auf einmal trans* ist'". (Interview 02)

Prägnant sind die Zuschreibungen und Konstruktionen einer gesellschaftlichen Normalität und einer Abweichung. An einer anderen Stelle ergänzt Andrea: „Aber es gab eine Phase, da war es wirklich einfach ja so ein bisschen der Trend (lacht)" (Ebd.). Die Deutung von trans* Geschlechtlichkeit als pubertäre Phase, die synonyme Verwendung von Geschlechtsidentität und sexueller Orientierung und die Prägung der Arbeitspraktiken durch die Vorstellungen sind verbreitete Erzähl- und Rechtfertigungsstrategien. Die Frage nach Akzeptanz der kindlichen bzw. jugendlichen trans* Identität greift ebenso Manuela auf:

> „wie gehen wir damit um, was machen wir mit denen, welche Rahmenbedingungen gibt es wann (...) wann kann ich das offiziell akzeptieren also (...) weil gerade in der Pubertät ist das ja ein sehr schwieriger Prozess (...) es gehört ja auch diese sexuelle Orientierung gehört ja mit in die Pubertät rein (...) und da dann abzuwägen ist es wirklich so in Richtung Transgender oder ist es einfach (...) ein pubertäres Ausprobieren (...) also da muss man wirklich genau hingucken." (Interview 05)

Wie psychopathologisierende Deutungen von trans* Identität und Überprüfungsrolle (ob denn die trans* Identität temporär sei) zusammenwirken, zeigen wiederum die Äußerungen von Andrea:

> "weil natürlich das schwierig ist, manchmal bei denen zu unterscheiden, ist das jetzt sozusagen, (...) ist derjenige wirklich trans* oder ist es eine Form einer Identitätsstörung, also ist es sozusagen etwas temporäres (...). Deshalb fängst du bei Jugendlichen auch nicht so schnell mit so einer Hormonbehandlung an (...), also das ist schwierig weil manchmal hast du auch welche, die sind den einen Tag sind die dann Junge und nächste Woche wollen sie wieder Mädchen sein (...)." (Interview 02)

Die Äußerung verweist zum einen auf Vorstellungen binärer „Geschlechterwechsel", zum anderen auf grenzüberschreitende Deutungen, die den trans* Kindern und Jugendlichen Defizite zuschreiben. Auch Stefanie, eine 50-jährige medizinische Verwaltungsangestellte, artikuliert dieses Narrativ. Sie vergleicht trans* Identitäten mit Krankheitsbildern/ Diagnosen:

> „Also, das ist so, ich bin jetzt erst 7 Jahre da, aber ich kann schon beobachten, dass es immer Trends gibt, also wo dann plötzlich alle das haben, (...), das kann ja nicht sein, wo waren sie denn vorher. (...) Also Bulimie (...) oder auch (...) Depression, (...) das Sich-Ritzen (...). Das hängt immer ein bisschen zusammen, in welchen Gruppierungen die sich bewegen (...). Ich glaube, dass die diese Transgenderfrage auch gerade ein ziemlicher Hype ist, weil das in den Medien wahnsinnig aufgepusht wird zu einem Thema, das alle betrifft, aber es betrifft in Wirklichkeit überhaupt gar nicht alle, sondern nur so einen kleinen Bruchteil." (Interview 13)

Jürgen artikuliert eine andere Deutung: Für ihn gibt es neben Konzepten wie die

> "Durchgangshomosexualität (...) im Jugendalter (..) so eine Durchgangstranssexualität und es gehört auch zur Identitätsfindung. Ich bin immer ein bisschen vorsichtig, wenn jetzt zum Beispiel Kinder und Jugendliche mit 13, 14, plötzlich anfangen, auf die Idee zu kommen, jetzt will ich mich dafür entscheiden, ich möchte jetzt transsexuell sein. Das ist für mich oft nicht so ganz stimmig und für mich ist das ganz schwierig zu unterscheiden dann auch, wie ernst ist es gemeint, will man da einfach einer Subkultur unbedingt dazugehören, will man – was im Jugendalter auch üblich – provozieren ein bisschen damit, will man Aufmerksamkeit erwecken, aber diese Gruppe unterscheidet sich eben durch die echten, sag ich jetzt mal, trans* Kinder weil diese sagen: ‚Nee, nee, das ist bei uns kein Modetrend, das ist so, seitdem wir Kinder sind'". (Interview 09)

Zum einen werden hier erneut die synonyme Verwendung von Geschlechtsidentität und sexueller Orientierung und das Selbstverständnis als überprüfende Person deutlich, zum anderen zieht der Interviewpartner Verbindungen zwischen Identitäts- und Gemeinschaftskonstruktionen in (pubertären) Subkulturen.

Wie sich „das" vermeintliche trans*-Sein verdichtet, eine spezifische Vorstellung von trans* Personen dominant zu sein scheint, das eindeutig und weniger als Spektrum gedacht wird, zeigen die Ausführungen von Melanie, einer 32-jährigen medizinischen Fachangestellten eines endokrinologischen Zentrums. Sie erweitert die psychopathologisierenden Erklärungsversuche mit Aspekten subkultureller Praxis:

> "Also der Umgang ist schon anders, wenn ich jetzt die trans* Patienten habe (...), das ist schon so, dass viele trans* Patienten sind doch sehr zurückhaltend, sehr in sich gekehrt, das Erscheinungsbild ist schon ein ganz anderes, also die haben ja meist so einen eigenen Lebensstil, was sich ja schon an der am Kleidungsstil schon widerspiegelt (...), manche sind da total offen, andere die reden kaum (...), also sie sind immer so sehr verschlossen und (...) man sieht auch denen an wenn es denen gut geht als trans*, aber ich finde das hab ich mal beobachtet man sieht, auch den von vielen trans* Personen, die dann herkommen (...) und da merkt das halt dann auch, dass der Leidensdruck sehr hoch ist und das zeigt sich halt auch nach außen (...), wenn man sich dann auch so teilweise die Arme anguckt (...) ein Borderline-Syndrom (...) oder dieser schlürfende Gang durch das Wartezimmer (...), dann in die Blutentnahme (...) ist schon, ist schon sehr auffällig, dass man dann sagt 'Okay, da ist ganz schön viel im Argen, was halt aufgearbeitet werden muss'." (Interview 03)

Trans* Personen erscheinen in dieser Perspektive als Akteur:innen ohne Handlungsmacht (agency). Sie werden in den Umschreibungen sehr einseitig und homogenisierend gezeichnet. Die Beschreibung individueller Merkmale fehlt. Die strukturelle Dimension von gesellschaftlichen Verhältnisse wird von Melanie nicht explizit benannt, z. B. wirkmächtige Geschlechternormen und vergeschlechtlichten Lebensstilen, die gewaltvoll wirken und Menschen verletzen können. In ihrem Blickfeld sind vor allem die Effekte bzw. die Konsequenzen.

Rechtfertigungsnarrative der sexualisierten Gewalt

Einige unserer Gesprächspartner:innen stellen eine direkte Kausalität zwischen der Erfahrung sexualisierter Gewalt in der Kindheit und einer aufgrund von Traumata ausgeprägten Geschlechtsidentität in der Gegenwart her. Trans* Geschlechtlichkeit wird darüber hinaus für einige Interviewpartner:innen mit Selbstverletzung und Depression gleichgesetzt, eine Person bezeichnet trans* Geschlechtlichkeit als „Identitätsstörung".

So führt Petra aus:

> „Ich denke, es ist schon öfter als man als man denkt, so dass es da zum Beispiel eine Vergewaltigung oder halt ein sexueller Übergriff oder irgendwie so was in der Richtung vielleicht auch mit eine Rolle spielen kann". (Interview 14)

Auch Astrid, eine 45-jährige Kunsttherapeutin greift auf diese Argumentation zurück:

> „Dass der Körper schlecht wahrgenommen wird, wenig wahrgenommen wird, auch (...) eine Übergriffigkeit vielleicht in einer Geschichte liegt, die man gar nicht weiß, weil das Trauma eben nicht zugänglich ist und da damit kann man mit Jugendlichen nicht arbeiten das ist was was erst mit dem 25. Lebensjahr beginnt." (Interview 12)

Und weiter an einer anderen Gesprächsstelle im Interview gibt Astrid an: „man dann nicht genau weiß was ist eigentlich die Ursache (...) was ist eigentlich das Ursächliche es gibt oft so additive Traumata“ (Ebd.). Diese Traumadeutungen begründen ihre Skepsis: “Ich glaub das beschäftigt mich am allermeisten, (...) weil ich auch die größte Gefahr darin sehe, zu schnell sich zu entscheiden, zu schnell (...) die körperliche Unversehrtheit zu nehmen“ (Ebd.). Auch Manuela sieht sich ebenfalls in einer überprüfenden Rolle. Sie sagt: “ist der schon so weit im Prozess oder nicht (...) ist es eher eine pubertäre Geschichte oder kann man anhand seiner Lebensgeschichte schon sehen, dass es wirklich so (...) sein Weg ist“ (Interview 05).

4.4 Körpernahe Arbeit - körperliche Nähe in Arbeitsroutinen

Neben der Kommunikation und Interaktion über Sprache und die räumlichen Arrangements benennen die Gesprächspartner:innen den Stellenwert von körpernaher Arbeit bzw. der körperlichen Nähe im Arbeitsalltag als herausfordernd. Gelingende Strategien stellen hier zum einen der offene und bedürfnisorientierte Umgang mit den Patient:innen dar, die nach ihren Präferenzen, Positionierungen und Prioritäten gefragt werden. Zum anderen werden Maßnahmen getroffen, wie z. B. eine geschlossene Tür oder die Sensibilität bei besonderen Praktiken, wie z. B. den Katheter legen oder dem Anlegen von EKG-Elektroden. Ein geschärfter Blick beinhaltet darüber hinaus die Rücksichtnahme auf z. B. die Nutzung von Trans-Tape-Rollen/ Bindematerialien für den Oberkörper sowie Packern (oftmals ‘Silikon-Gegenstände’) für den Genitalbereich.

Welche Schlüsselrolle eine angemessene Kommunikation mit den Patient:innen spielen kann, schildert Andrea:

> „Es wird natürlich komplizierter (..) und jemand soll zum Beispiel ein EKG schreiben, dann gucken wir, dass es vielleicht ein männlicher Kollege macht oder genauso, wenn wir jetzt ein Mädchen haben (...), dann macht das natürlich eher eine Frau. So wenn du jetzt ein trans* Kind hast, dann ist es ein bisschen so eine Zwickmühle (...) ist vielleicht geschlechtlich ein Junge, aber möchte eigentlich eine Frau sein, ja ist die Frage, wer macht denn jetzt das EKG, Mann oder Frau. Dann musst du das halt einfach gut besprechen und (...) gucken wie ist jetzt der richtige Umgang damit, ohne das dass Jugendliche sich dann irgendwie ja peinlich berührt fühlen (...) also meistens fragen wir dann einfach nach. Also (...), weil die können am ehesten entscheiden was jetzt für die am besten ist (...) Das besprechen wir dann, mit denen persönlich. Und die entscheiden das dann.“ (Interview 02)

Auch Oliver spricht davon, die Untersuchungspraktiken und Maßnahmen klar zu benennen und so transparent zu machen:

> “das ist mir schon wichtig, wenn ich die Frage stelle und (...) dann sage (...) ‘Du weißt ja, was wir was wir jetzt machen, also müssen wir hier jetzt einmal diese Routinegeschichten machen und (...) ist es dir recht dass ich hier stehe oder soll eine Kollegin reinkommen?’ zum

> Beispiel und (...) wenn die Kinder oder Jugendlichen dann sagen 'Mir wär es lieber, wenn das eine weibliche Pflegekraft macht, dann nehme ich da Rücksicht drauf." (Interview 06)

Ebenso beschreibt Melanie eine Situation, in der die Absprachen im Kollegium eine zentrale Rolle in der Strukturierung von Arbeitsabläufen spielen, in der sie

> "eine Injektion (...) also sprich die Hormonblocker spritzt (...) machen meine Kollegin und ich das so dass wir den Raum abschließen, (...) dass wir nur mit der trans* Person alleine im Raum sind, weil ich sag mal so dann kommt eine Kollegin rein und die sieht dann den nackten Po, wo wir halt reinspritzen und (...) sieht (lacht) das vielleicht (...) dass es eigentlich, ja ein Mädchen ist, aber irgendwie ein Junge oder die Kleidung (...) aber das versuchen wir dadurch halt zu vermeiden." (Interview 03)

Auch Raphaela schildert ihre Erfahrung in der täglichen pflegerischen Körperarbeit:

> "Und bei ihr war's halt auch damals so, sie hat sich halt auch total für ihren Körper geschämt und wenn man dann irgendwie so Pflegemaßnahmen hatte zum Beispiel mussten wir ihr (...) damals einen Katheter legen und das war natürlich 'ne richtig blöde Situation und ja dadurch dass das halt in der Lehre irgendwie nie so großartig Thema war, wussten wir halt auch alle irgendwie damit überhaupt nicht umzugehen. Also ich glaube wirklich die ganze Station hat das irgendwie so'n bisschen belastet." (Interview 01)

Abschießend soll noch auf die Beschreibung einer Pflegesituation Jürgen, eine 45-jährige Pflegefachkraft, eingegangen werden, in der er ohne eine diversitäts- und körpersensible professionelle Pflegehaltung alltägliche Praktiken der Körperhygiene durchführte, die Interaktion und Kommunikation also von mangelndem Wissen über die Bedürfnisse von trans* Personen geprägt war:

> „Auf der Nachbarstation, weil die Kinder da ja auch mal über Nacht sind, da gibt es ja zum Beispiel auch Duschen (...) mit Jonas (...) das ist gescheitert und er ist nach 5 Minuten rausgekommen (...) und das Problem ist, er wollte sich seinen Oberkörper nicht freimachen, weil man dann gesehen hätte, dass er sein Oberkörper abgeklebt ist (...) und er musste zu einem EKG (...), weil ihm das peinlich war (...) und da sollte man ihn das nächste Mal drauf vorbereiten, und die Mitarbeiter im EKG drauf vorbereitet und dann hat es auch funktioniert, aber da das alles so spontan lief und der da reingeschubst worden ist in die Situation (...) alle kurz mal völlig überfordert." (Interview 09)

5 Zwischenfazit

In den Erfahrungsberichten der Interviewpartner:innen wird deutlich, dass diese mal explizite Äußerungen tätigen und Praktiken durchführen, mal implizite (moralische) Wertvorstellungen von Körper, Gesundheit und Geschlecht artikulieren, die von trans* Personen psychisch, physisch, sozial oder emotional verletzend erfahren werden. Die

Frage nach Absichten bzw. nach einem potenziell intentionalen Handeln ist hierbei hintergründig, da es um die Effekte des Handelns geht (Verletzung) (Gerritse et al., 2018; Vrouenraets et al., 2020; Zunner und Grace, 2012). Praktiken der Sorge (Care) als Handlungsrahmen von Pflegenden für den Umgang mit trans* Kindern und Jugendlichen beschreibt eine Anteilnahme und die Verantwortungsübernahme (Sauer und Nieder, 2019). Unsere empirischen Befunde verweisen gerade in diesem Zusammenhang auf ein wesentliches Spannungsverhältnis zwischen der Anerkennung und Förderung der kindlichen Autonomie sowie der Fürsorge.

Sorge übersetzt sich in dem professionellen Setting der Tätigkeiten im Gesundheitswesen in ein Sich-Sorgen-um, ein Befördern-Wollen des Wohlergehens von trans* Personen, aber auch in eine paternalistische Sorge um die „Patient:innen" aufgrund eines ihnen zugeschriebenen psychopathologischen Wertes. Das Patient:innen-, Kind- und trans*-Sein bedingt daher ein Ausloten der Fremd- und Selbstbestimmung im Gesundheitswesen und begründet die unterschiedlichen Erfahrungen, Wahrnehmungen, Deutungen und Haltungen.

Die empirischen Einblicke verdeutlichen, dass ein Wissensdefizit präsent ist und die Hierarchisierung von Wissen durch Akteur:innen und Institutionen sowohl in klinischen wie auch ambulanten Teams zu verletzenden, nicht geschlechtersensiblen Umgangsformen einschließlich der Verwendung von Sprache (Namen, Pronomen u. a) führen kann. Ferner benannten die Gesprächspartner:innen hierarchische Dynamiken in ihren Teams (siehe auch Reeves et al., 2010), indem erfahrene Pflegende sich häufiger mit der Anerkennung (fluider) offener Geschlechterkonzepte schwertun, bzw. demgegenüber eher junge Pflegende in ihrem Pflegeengagement gehindert werden.

▶ **Kernaussagen**

1. In den alltäglichen Arbeitsroutinen von Personen aus dem Gesundheitsbereich können das Kind-Sein und das trans*-Sein zwei nur schwer miteinander vereinbare Zuschreibungen und Identifikationskategorien darstellen, welche die Handlungsroutinen und die sozialen Beziehungen zwischen dem Personal des Gesundheitswesens und die:der Patient:in beeinflussen.
2. Minderjährige trans* Kinder und Jugendliche haben einen Anspruch auf Schutz, einen würdevollen Umgang, Fürsorge und Respekt, Selbstbestimmung und Gleichstellung bei/in Behandlungsroutinen und Maßnahmen im Gesundheitswesen.
3. Minderjährigen trans* Kindern und Jugendlichen werden von verschiedenen Akteur:innen im Gesundheitswesen soziale, emotionale, biologisierte,

psychologisierte und physische Defizite und damit verbunden eine spezifische Vulnerabilität zugeschrieben. Sie sollen vor nachhaltigen und zukünftigen Konsequenzen ihres gegenwärtigen Handelns und Fehlentscheidungen geschützt werden. Durch die Konstruktion einer Schutzbedürftigkeit kann die Selbstbestimmung/Autonomie gemindert werden.
4. Zwischen trans* Identität und Diagnose wird häufig eine konkrete Kausalität hergestellt, obwohl die sozialen Anliegen und Bedarfe der Patient:innen trans*unabhängig auftreten.
5. Diskriminierung, Stigmatisierung und trans* Feindlichkeit nehmen vielfältige Formen, Formate und Funktionen an: in/direkt, un/sichtbarer, institutionell, individuell und gesellschaftsstrukturell. Sie sind häufig die Effekte von mangelndem Wissen, politisch mobilisierten Ängsten und Irritationen in Bezug auf eigene sinnstiftende Entwürfe von vergeschlechtlichten Menschen- und Weltbildern.

6 Geschlechtsidentitäten anerkennen, Selbstbestimmung fördern. Diskussion und Ausblick

Die Ergebnisse unseres Teilprojektes schaffen auf der einen Seite eine Sichtbarkeit für die multiplen Diskriminierungs- und Stigmatisierungspraktiken, die trans* Kinder und Jugendliche im Krankenhaus und in ambulanten Praxen in der Behandlung, Versorgung und Betreuung begegnen können. Auf der anderen Seite wird deutlich, wie breit das Spektrum von Unrechtsdimensionen gegenüber trans* Kindern und Jugendlichen ausfallen kann: un/sichtbar, in/direkt, institutionalisiert, gesellschaftlich und individuell. Darüber hinaus sind damit verschiedene Gewaltformen/Verletzungen verbunden: psychisch, emotional, sozial, epistemisch und symbolisch.

In professionellen Berufsbildern des Gesundheitsbereichs bedarf es einer Selbstreflexion über die Wirkmacht von Geschlechtervorstellungen und vergeschlechtlichten Normen- und Wertvorstellungen auf eigene Handlungsroutinen und Umgangsweisen mit Patient:innen. Jede Profession birgt eigene Diskriminierungsrisiken, z. B. durch mangelnde Anpassungen von Organisationsstrukturen und Handlungsroutinen oder den Missbrauch von Deutungsmacht. Auch wenn es Leitlinien für Professionen im Gesundheitsbereich gibt, bedarf es einer Übersetzungsleistung des Hinterfragens normativer Setzungen in alltägliche Wirk- und Tätigkeitsbereiche, insbesondere von medizinischem Wissen, was oftmals als das einzige gültige Wissen gelesen wird: Ansprache und Dokumentenverwaltung (analog/digital), Zimmerbelegung und Raumarrangements, körpernahe Arbeit, Hierarchien im Team und unterschiedliche Wissensformen. Fort- und Weiterbildungen können neben einer curricularen Verankerung des Themas Geschlechtsidentität in Ausbildungsberufen des Gesundheitswesens dabei helfen, Wissen über trans* Geschlechtlichkeit systematischer und institutionalisierter zu vermitteln. Fragen nach Vertrauen,

Wahrhaftigkeit, Empathie, Respekt, Fürsorge, Gerechtigkeit, Dialogfähigkeit und Verantwortung, stellen – so zeigte es das empirische Material eindrücklich –, leitende berufsethische Prinzipien der Pflege dar.

Geschlechtliche Identität fluid und nicht binär zu denken und demnach trans* Geschlechtlichkeit (ebenso wie inter* und non-binäre-Perspektiven, die nach wie vor unsichtbar sind) als sehr vielfältig anzuerkennen, stellen Lösungsstrategien dar, um Diskriminierungen und Stigmatisierungen entgegen zu wirken und ein trans*sensibles Gesundheitssystem zu fördern. Dies betrifft zum einen den Mangel an Wissen in Lehr- und Praxisliteratur. Zum anderen sind aber auch schulische Vermittlungsangebote und Wissensarbeit notwendig. Neben weiterer interdisziplinärer Forschung braucht es praxisorientierte Projekte, die zu einem Abbau von Diskriminierung und Stigmatisierung beitragen und zielgruppenspezifische Zugänge zu gesundheitserhaltenen und -fördernden Maßnahmen vorantreiben. Produktiv könnten sich vergleichende Perspektiven zwischen Berufsfeldern erweisen, die Gemeinsamkeiten und Unterschiede im Umgang mit trans* in diversen gesellschaftlichen Feldern zeigen.

Die Grundlage für eine würdige und respektvolle Kommunikation und Interaktion mit minderjährigen trans* Kindern und Jugendlichen basiert auf dem Grundrecht auf Selbstbestimmung in der empfundenen geschlechtlichen Identität, das einen unantastbaren Kernbereich der Persönlichkeit schützt. Die subjektive Sicht von Minderjährigen muss bei der Bestimmung und dem Ausloten des Kindeswohls daher berücksichtigt werden.

Oberste Priorität sollte dabei die Anerkennung und der Respekt geschlechtlicher Selbstwahrnehmung und -zuordnung sowie die Berücksichtigung sensitiver Maßnahmen für transgeschlechtliche Kinder und Jugendliche sein. Dazu zählen im Praxisalltag folgende Dimensionen, die auch in Lehr-Lernkontexten berücksichtigt werden sollten:

1. Offenheit gegenüber dem Pluralismus an Geschlechtsidentitäten
2. eigene (teilweise grenzüberschreitende) Neugierde zurücknehmen
3. Handlungsroutinen verständlich erklären und Ziele transparent machen
4. Verwendung des selbst gewählten Namens und der Pronomen
5. eine bedürfnisorientierte und angemessene Umsetzung formaler Vorgaben und Verwaltungsprozesse (z. B. Anmeldebögen)
6. persönliche Ansprache (z. B. gendersensible Sprache)
7. weitere Maßnahmen eruieren (z. B. Zimmerwahl)
8. Wissen in Bezug setzen zum eigenen Aufgabenspektrum der S3-Leitlinie Geschlechterinkongruenz, Geschlechtsdysphorie und trans* Gesundheit
9. Vermittlung von rechtlichem Grundwissen
10. rechtliche Fragen müssen über das Allgemeine Gleichbehandlungsgesetz (AGG) und das Selbstbestimmungsgesetz (SBGG) (insbesondere §5 Offenbarungsverbot) (z. B. Namensschilder und Dokumente) vermittelt werden

11. allgemeine Persönlichkeitsrechte und das Recht auf Privatsphäre sind relevant, da sie den Umgang mit dem Vornamen/Personenstand und Fragen der Krankenversicherung betreffen
12. Information über und Relevanz von Peer-Beratung zur Unterstützung von Ratsuchenden

7 Wie Wissen vermitteln? Didaktisches Konzept für einen Workshop zu trans*sensitiver Pflege, Versorgung und Betreuung

Hier finden Dozierende ein Workshopkonzept sowie Arbeitsblätter für das Workshop-Lehrformat. Die Materialien wurden im Rahmen von Projektworkshops überarbeitet und stehen frei zur Verfügung.

1. **Didaktisches Konzept für einen Workshop (DOI:** https://doi.org/10.48441/4427.1960)
2. **Read me, before use (DOI:** https://doi.org/10.48441/4427.1960)
3. **Workshop Pflegeweiterbildung I (DOI:** https://doi.org/10.48441/4427.1960)
4. **Workshop Pflegeweiterbildung II (DOI:** https://doi.org/10.48441/4427.1960)
5. **Workshop medizinische Fachweiterbildung (DOI:** https://doi.org/10.48441/4427.1960)

Danksagung Wir danken allen Interviewpartner:innen für den Mut und die Offenheit, sich zu diesem Thema zu äußern. Unser Dank geht an Felix Schäper und Né Fink für die hilfreichen Informationen, Diskussionen und die professionelle Unterstützung im Rahmen unserer Workshops sowie Stefanie Lins für die Gestaltung der Lehrmaterialien.

Des Weiteren danken wir der Beruflichen Schule für medizinische Fachberufe Hamburg, der Ärztekammer Westfalen-Lippe, dem Fort- und Weiterbildungszentrum der Universitätsmedizin Göttingen, dem Deutschen Berufsverband für Pflegeberufe, dem Verband medizinischer Fachberufe e. V. sowie dem breiten Netzwerk des Verbundprojektes TRANS*KIDS.

Literatur

Amelung, T. R. (2019). Mehr Gesundheit für trans*-Menschen. Wo ist Handlungsbedarf? In A. Naß, S. Rentzsch, J. Rödenbeck, M. Deinbeck, & M. Hartmann (Hrsg.), *Empowerment und Selbstwirksamkeit von trans* und intergeschlechtlichen Menschen.Geschlechtliche Vielfalt (er)leben* (Bd. 2, S. 81–91). Psychosozial-Verlag.

Appenroth, M. N., & Varela, M. d. M. C. (2019). Einleitung. Trans & Care: Das Recht auf eine gute Gesundheitsversorgung, Pflege und Sorgearbeit. In M. N. Appenroth, & M. d. M. C. Varela

(Hrsg.), *Trans & Care. Trans Personen zwischen Selbstsorge, Fürsorge und Versorgung* (S. 19–33). Transcript.

Beagen, B., & Goldberg, L. (2012). Nurses' Work With LGBTQ Patients. „They're Just Like Everybody Else, So What's the Difference?" *The Canadian Journal of Nursing Research, 44*(3), 44–63.

Beck, S. (2007). Medicalizing Culture(s) or Culturalizing Medicine(s)? In R. V. Burri, & J. Dumit (Hrsg), *Medicine as Culture. Instrumental Practices, Technoscientific Knowledge, and New Modes of Life* (S. 17–33). Routledge.

Beck, S., Niewöhner, J., & Kehl, C. (2008). Wie geht Kultur unter die Haut? Emergente Praxen an der Schnittstelle von Medizin, Lebens- und Sozialwissenschaft. Transcript.

Bolz, M., & Wöhlke, S. (2022). Forschungspraxis, Diskriminierungsformen und Handlungsmöglichkeiten in der Pflege, Versorgung und Betreuung von trans*-Kindern und -Jugendlichen. *Ein Forschungsbericht. Curare. Zeitschrift für Medizinethnologie, 45*(2), 83–101.

Böhm, M., & Voß, H.-J. (2022). Zur Thematisierung von Trans- und Intergeschlechtlichkeit in medizinisch-therapeutischen, gesundheitsbezogenen und pädagogischen Studiengängen und Berufsausbildungen. *Zeitschrift für Sexualforschung, 35*(1), 5–19.

Brokmeier, T., Mucha, S., Siebald, M., & Föcker, M. (2025). Erfahrungen von trans* Kindern, Jugendlichen und ihren Sorgeberechtigten im Gesundheitswesen. In C. Wiesemann, M. Hädicke, M. Günther, M. Föcker, M. Siebald & G. Romer (Hrsg.). *Trans* Geschlechtlichkeit bei Kindern und Jugendlichen. Einführung in eine professionelle und diskriminierungssensible Gesundheitsversorgung.* (S. 87–100). Springer.

Bundesverband trans* (2024). Über die Verwendung von geschlechtergerechter Sprache im Bundesverband Trans*. Retrieved October 11, 2024, from https://www.bundesverband-trans.de/geschlechtergerechte_sprache/#:~:text=Trans*%20als%20Adjektiv%2C%20wenn%20%C3%BCber%20Personen%20geschrieben%20wird&text=Der%20Bundesverband%20Trans*%20schreibt%20trans,br%C3%BCnette%20Frau%2C%20ein%20kleiner%20Mann.

Carabez, R., Pellegrini, M., Mankovitz, A., Eliason, M. J., & Dariotis, W. M. (2015). Nursing students' perceptions of their knowledge of lesbian, gay, bisexual, and transgender issues: effectiveness of a multi-purpose assignment in a public health nursing class. *The Journal of Nursing Education, 54*(1), 50–53.

Cicero, E. C., & Black, B. P. (2015). „I Was a Spectacle... A Freak Show at the Circus". A Transgender Person's ED Experience and Implications for Nursing Practice. *Journal of Emergency Nursing, 42*(1), 25–30.

Dehler, S. B., Reinhardt, T. T., & Hümpfner, K. (2022). *Trans*Gesundheit. Empfehlungen für die Stärkung der transitionsspezifischen und allgemeinen Gesundheitsversorgung.* Eigenverlag Bundesverband Trans*.

Drevin, K. (2017). Transgeschlechtlichkeit. Frau? Mann? Mensch. *Die Schwester der Pfleger, 1*(1), 40–41.

Drevin, K. (2019). Und die andere Seite? Die Pflege und Betreuung von trans Personen aus der Pflegeperspektive. In M. N. Appenroth, & M. d. M. C. (Hrsg.), *Trans & Care. Trans Personen zwischen Selbstsorge, Fürsorge und Versorgung.* (S. 271–287). Transcript.

Fidelindo, A. L., Brown Jr., D. V., & Jones, H. (2013). Lesbian, Gay, Bisexual, and Transgender Health. Fundamentals for Nursing Education. *Journal of Nursing Education, 52*(4), 198–203.

Gabard, D. L. & Martin, M. W. (2003). *Physical Therapy Ethics.* Davis Company F.A.

Gerritse, K., Hartman, L., Antonides, M. F., Wensing-Kruger, A., de Vries, A. L. C., & Molewijk, B. C. (2018). Moral challenges in transgender care. A thematic analysis based of a focused ethnography. *Archives of Sexual Behavior, 47*(8), 2319–2333.

Giese, C. (2019). Antinomie statt Autonomie. Iris Marion Youngs Theorie der „Fünf Formen der Unterdrückung" als Beitrag zum Verständnis der Widersprüche der Pflege- und Pflegebildungspolitik. *Ethik in der Medizin, 31*(4), S. 305–323.

Güldenring, A. (2015). Zur Rolle der Medizin und aktuellen Trans*-Transgesundheitsversorgung in Deutschland. In A. T. Sauer, & Bundesministerium für Familie, Senioren, Frauen und Jugend (Hrsg.), *Gutachten: Begrifflichkeiten, Definitionen und disziplinäre Zugänge zu Trans- und Intergeschlechtlichkeiten* (Bd. 1, S. 31–41). BMFSFJ.

Hädicke, M., & Wiesemann, C. (2021). Was kann das Konzept der Diskriminierung für die Medizinethik leisten? *Eine Analyse. Ethik in der Medizin, 33*(3), 369–386.

Hädicke, M. (2022). Von Kinderrechten, sozialen Gruppenzugehörigkeiten und Diskriminierungsrisiken in der Medizin. *Frühe Kindheit, 22*(2), 28–34.

Hädicke, M., Föcker, M., Romer, G., & Wiesemann, C. (2022). Healthcare Professionals' Conflicts when Treating Transgender Youth: Is It Necessary to Prioritize Protection Over Respect? *Cambridge Quarterly of Healthcare Ethics, 22*(4), 1–9.

Hädicke, M., Wisemann, C. (2025). Geschlechtsinkongruenz und Geschlechtsdysphorie bei Minderjährigen: Ethische und praktische Herausforderungen aus der Perspektive von Ärzt*innen und Psychotherapeut*innen. In C. Wiesemann, M. Hädicke, M. Günther, M. Föcker, M. Siebald & G. Romer (Hrsg.). *Trans* Geschlechtlichkeit bei Kindern und Jugendlichen. Einführung in eine professionelle und diskriminierungssensible Gesundheitsversorgung.* (S. 101–117). Springer

Hopf, C. (2019). Qualitative Interviews. Ein Überblick. In Flick, U., von Kardorff, E., & Steinke, I. (Hrsg.), *Qualitative Sozialforschung. Ein Handbuch* (13. Aufl., S. 349–360). Rowohlt.

Hunter, J., Butler, C., & Cooper, K. (2021). Gender minority stress in trans and gender diverse adolescents and young people. *Clinical Child Psychology and Psychiatry, 26*(4), 1182–1195.

Jenner, C. O. (2010). Transsexual primary care. *Journal of the American Academy of Nurse Practicioners, 22*(8), 403–408.

Keepnews, D. M. (2011). Lesbian, gay, bisexual, and transgender health issues and nursing. Moving toward an agenda. *ANS. Advances in Nursing Science, 3*(2), 163–170.

Kellett, P., & Fitton, C. (2017). Supporting transvisibility and gender diversity in nursing practice and education. *Embracing cultural safety. Nursing Inquiry, 24*(1), 1–7.

Körtner, U. J. (2017): *Grundkurs Pflegeethik*. 3. aktualisierte Auflage. Facultas.

Mayring, P. (2022). *Qualitative Inhaltsanalyse. Grundlagen und Techniken* (13. Aufl.). Beltz.

McDowell, A., & Bower, K. M. (2016). Transgender Health Care for Nurses. An Innovative Approach to Diversifying Nursing Curricula to Address Health Inequities. *The Journal of Nursing Education, 55*(8), 476–479.

Merryfeather, L., & Bruce, A. (2014). The Invisibility of Gender Diversity: Understanding Transgender and Transsexuality in Nursing Literature. Nursing Forum. *An Independent Voice for Nursing, 49*(2), 110–123.

Monteverde, S. (2013). Pflegeethik und die Sorge um den Zugang zu Pflege. *Pflege, 26*(4), 271–280.

Nieder, T. O., & Strauß, B. (2016). Leitlinienentwicklung in der Transgender-Gesundheitsversorgung. Partizipative Ansätze zwischen Wunsch und Wirklichkeit. In M. Schochow, S. Gehrmann, & F. Steger (Hrsg.), *Inter* und Trans*identitäten. Ethische, soziale und juristische Aspekte* (S. 349–364). Psychosozial-Verlag.

Peters, T., Grützmann, T., Bruchhausen, W., Coors, M., Jacobs, F., Kaelin, L., Knipper, M., Kressing, F., & Neitzke, G. (2014). Grundsätze zum Umgang mit Interkulturalität in Einrichtungen des Gesundheitswesens. Positionspapier der Arbeitsgruppe Interkulturalität in der medizinischen Praxis in der Akademie für Ethik in der Medizin. *Ethik in der Medizin, 26*(1), 65–75.

Raacke, G. (2014). „Wer früher stirbt, ist selbst schuld!" – Ein kritischer Blick auf das aktuelle Gesundheitsregime. *Haushalt in Bildung und Forschung, 3*(4), 69–80.

Rabe, M. (2006). Ethik in der Pflegeausbildung. *Ethik in der Medizin in Aus- und Weiterbildung, 18*(1), 379–384.

Rabe, M. (2017). *Ethik in der Pflegeausbildung*. Beiträge zu Theorie und Didaktik: Hogrefe.

Reeves, S., Lewin, S., Espin, S., & Zwarenstein, M. (2010). *Interprofessional teamwork for health and social care*. Blackwell-Wiley.

Riedel, A., Goldbach, M., Lehmeyer, S., (2023). Moralisches Belastungserleben und moralische Resilienz. In Riedel, A., Goldbach, M., Lehmeyer, S. (Hrsg.). Moralische Belastung von Pflegefachpersonen. (S. 3–35). Springer.

Rood, B. A., Reisner, S. L., Surace, F. I.,Puckett, J. A., Maroney, M. R., & Pantalone, D. W. (2016). Expecting Rejection. Understanding the Minority Stress Experiences of Transgender and Gender-Nonconfirming Individuals. *Transgender Health, 1*(1), 151–164.

Rosa, D. F., Carvalho, M. V. d. F., Pereira, N. R., Rocha, N. T., Neves, V. R., & Rosa, A. d. S. (2019). Nursing Care for the transgender population. Genders from the perspective of professional practice. *Revista Brasileira De Enfermagem, 72*(1), 299–306.

Rowe, D., Chye, Y., & O'Keefe, L. C. (2019). Addressing transgender patients' barriers to access care. *The Nurse Practioner, 44*(6), 30–38.

Sauer, A. T., & Nieder, T. O. (2019). We care. Überlegungen zu einer bedarfsgerechten, transitionsunterstützenden Gesundheitsversorgung. In M. N. Appenroth, & M. d. M. C. Varela (Hrsg.), *Trans & Care. Trans Personen zwischen Selbstsorge, Fürsorge und Versorgung* (S. 75–103). Transcript.

Schneider, E. (2014). Trans'-Kinder zwischen Definitionsmacht und Selbstbestimmung. In E. Schneider, & C. Baltes-Löhr (Hrsg.), *Normierte Kinder. Effekte der Geschlechternormativität auf Kindheit und Adoleszenz* (S. 181–205). Transcript.

Schneider, E., & Wöhlke, S. (2022). *Würde und Einzigartigkeit respektieren. Pflegezeitschrift, 75*(6), 48–51.

Schorrlepp, M. (2022). Trans* Personen fühlen sich in Arztpraxen oft diskriminiert. *MMW. Fortschritte der Medizin, 164*(14), 22–23.

Seeck, F. (2021). Care trans_formieren. Eine ethnographische Studie zu trans und nicht-binärer Sorgearbeit. Transcript.

Sherman, A. D., McDowell, A., Clark, K. D., Balthazar, M., Klepper, M., & Bower, K. (2021). Transgender and gender diverse health education for future nurses. Students' knowledge and attitudes. *Nurse Education Today, 97*(1), 1–15.

Toomey, R. B. (2021). Advancing Research on Minority Stress and Resilience in Trans Children and Adolescents in the 21st Century. *Child Development Perspectives, 15*(2), 96–102.

van Keuk, L., Joksimovic, C., & Ghaderi, L. (2011). Diversity im klinischen und sozialen Alltag. Kompetenter Umgang mit kultureller Vielfalt. In E. van Keuk, C. Ghaderi, L. Joksimovic, & D. M. David (Hrsg.), *Diversity. Transkulturelle Kompetenz in klinischen und sozialen Arbeitsfeldern* (S. 83–103). Kohlhammer.

Voß, H.-J., & Böhm, M. (2022). Trans*- und Intergeschlechtlichkeit in der Ausbildung. *Pflegezeitschrift, 75*(6), 44–47.

Vrouenraets, L. J. J., Hartman, L. A., Hein, I. M., de Vries, A. L. C., & Molewijk, B. A. C. (2020). Dealing with moral challenges in treatment of transgender children and adolescents. Evaluating the role of moral case deliberation. *Archives of Sexual Behavior, 49*(7), 2619–2634.

Weigand, P., & Schönfeld, A. (2023). Transidente und intersexuelle Patient*innen im Pflegeprozess. *Heilberufe, 27*(7–8), 12–15.

Wierz, V., & Nürnberg, M. (2024). *LSBTI* in Pflege und Medizin*. Grundlagen und Handlungsempfehlungen zur Versorgung queerer Menschen: Georg Thieme Verlag.

Weiß, I. C. (2019). Umgang mit Trans* in der Pflege. In A. Naß, S. Rentzsch, J. Rödenbeck, M. Deinbeck, & M. Hartmann (Hrsg.), Empowerment und Selbstwirksamkeit von trans* *und intergeschlechtlichen Menschen. Geschlechtliche Vielfalt (er)leben* (Bd. 2, S. 63–81). Psychosozial-Verlag.

Zunner, B., & Grace, P. J. (2012). The Ethical Nursing Care of Transgender Patients. *American Journal of Nursing, 112*(12), 61–64.

Empirisches Material

Interview mit Raphaela (01) am 02.12.2021.
Interview mit Andrea (02) am 28.01.2022.
Interview mit Melanie (03) am 04.03.2022.
Interview mit Manuela (05) am 15.03.2022.
Interview mit Oliver (06) am 21.03.2022.
Interview mit Jürgen (09) am 28.03.2022.
Interview mit Astrid (12) am 25.04.2022.
Interview mit Stefanie (13) am 05.05.2022.
Interview mit Petra (14) am 06.06.2022.
Die Tonaufnahmen und die Transkriptionen der Interviews liegen bei den Autor:innen.

Manuel Bolz (er/sein/ihm, cis*) ist Kulturanthropologe. Er ist gegenwärtig am Institut für Kulturanthropologie/Europäische Ethnologie der Georg-August-Universität Göttingen als wissenschaftlicher Mitarbeiter tätig. Er forscht und lehrt zur ethnografischen und historisch-anthropologischen Alltagskulturforschung, zu Körper, Sexualitäten, Geschlecht, Recht und Politik und dem breiten Feld der Dark Anthropology. Web: https://manuelbolz.com/

Sabine Wöhlke (sie/ihr, cis*) ist Pflege- und Medizinethikerin, Medizinanthropologin und Professorin für Ethik und Gesundheitswissenschaften an der Hochschule für Angewandte Wissenschaften in Hamburg. Zu ihren Forschungsinteressen gehören die systematische, theoretische und praktische Erforschung ethischer Fragen in den Gesundheitswissenschaften; Partizipation in der Gesundheitsforschung, ethische Fragen einer digitalen Transformation im Gesundheitswesen sowie Fragen der personalisierten Medizin

III. Diskriminierungsprävention und Teilhabe: Grundlagen und Herausforderungen in Forschung und Praxis

Warum Partizipation in Forschung und Versorgung?

Mirjam Faissner und Mari Günther

▶ „Nothing about us without us" – dieses Motto wird seit Jahrzehnten von sozialen Bewegungen genutzt, um der politischen Forderung Nachdruck zu verleihen, dass von Entscheidungen betroffene Personen in die Entscheidungsfindungsprozesse eingebunden werden sollen. Auch trans* Kinder und Jugendliche werden zunehmend als ‚Expert*innen aus Erfahrung' anerkannt, deren Wissen sich aus unterschiedlichen Erfahrungsbereichen speist, vom eigenen persönlichen Geschlechtserleben bis hin zum Navigieren herausfordernder oder transfeindlicher sozialer Umgebungen. Gleichzeitig bestehen viele Unsicherheiten und Zweifel, wie trans* Kinder und Jugendliche im Bereich Gesundheit in die Versorgung und Forschung eingebunden werden können. Dieses Kapitel leistet einen Beitrag zu ihrem Abbau. Es gibt zunächst einen Überblick darüber, warum Partizipation sowohl ethisch geboten, als auch aus erkenntnistheoretischer Perspektive sinnvoll ist. Anschließend erklären wir mithilfe eines ausführlichen Fallbeispiels aus der Beratungspraxis, wie Partizipation in der Versorgung eines trans* Jugendlichen aussehen kann. Schließlich führen wir in das Feld der partizipativen Gesundheitsforschung ein und reflektieren anhand von Beispielen aus der Literatur, wie Beteiligung in

M. Faissner (✉)
Charité, Universitätsmedizin Berlin, Berlin, Deutschland
E-Mail: mirjam.faissner@charite.de

M. Günther
Bundesverband Trans, Berlin, Deutschland
E-Mail: info@mari-guenther.de

C. Wiesemann et al. (Hrsg.), *Trans* Geschlechtlichkeit bei Kindern und Jugendlichen*,
https://doi.org/10.1007/978-3-662-71496-6_10

der Forschung gelingen kann und besprechen existierende Hürden. Das Kapitel kann Behandler*innen und Forschenden wichtige Impulse für Ihre Arbeit geben.[1]

1 Warum Partizipation in Forschung und Versorgung?

Weltweit sind trans* Personen von struktureller Gewalt und Diskriminierung betroffen, die sich negativ auf die Gesundheit der Betroffenen auswirkt (Connell, 2021; Reisner et al., 2016). Dies betrifft auch trans* Kinder und Jugendliche, die durch strukturelle, gesellschaftliche und politische Prozesse vulnerabel gemacht werden (siehe Kapitel „Geschlecht als Diskriminierungsursache" in diesem Band). Wie der Abschlussbericht der jüngst erschienen Studie „Zwischen Fremd- und Selbstbestimmung. Zur Lebenssituation von trans* und nichtbinären Jugendlichen und jungen Erwachsenen in Deutschland" zeigt, sind trans* Kinder und Jugendliche auch in Deutschland alltäglich zahlreichen sozialen Belastungen ausgesetzt (Stemmer et al., 2024). Studienteilnehmer*innen schildern eindrücklich Erfahrungen von Diskriminierung, sozialem Ausschluss, Mobbing, bis zu Gewalterfahrungen in Familie, Schule oder in der Öffentlichkeit. Darüber hinaus fürchten die Interviewten, dass in Zukunft die Rechte von trans* und nichtbinären Personen auch in Deutschland zunehmend eingeschränkt werden könnten, etwa was den Zugang zu medizinischen Maßnahmen oder die rechtliche Anerkennung der Geschlechtsidentität betrifft. Im Mai 2024 forderte der Deutsche Ärztetag in einem Beschluss stärkere Zugangsbeschränkungen für geschlechtsaffirmative medizinische Maßnahmen bei trans* Kindern und Jugendlichen (Bundesärztekammer, 2024). In einem weiteren Beschluss aus dem Mai 2025 betonte der Ärztetag hingegen die ärztliche Verantwortung, Patient*innen evidenzbasiert bei der Umsetzung trans*affirmativer Maßnahmen zu begleiten, und wies zugleich auf das Risiko einer möglichen politischen Instrumentalisierung in Zeiten von Desinformation hin (Bundesärztekammer, 2025). Besonders die Tatsache, dass der erste Beschluss keinen Bezug auf die mittlerweile erschienene S2k-Leitlinie „Geschlechtsinkongruenz und Geschlechtsdysphorie im Kindes- und Jugendalter – Diagnostik und Behandlung" (Deutsche Gesellschaft für Kinder- und Jugendpsychiatrie, Psychosomatik und Psychotherapie (DGKJP), 2025) und damit auf die schon damals verfügbare wissenschaftliche Evidenz nahm, führt deutlich vor Augen, dass die Gesundheitsversorgung von trans* Kindern und Jugendlichen Gegenstand gesellschaftlicher und politischer Verhandlungsprozesse ist und besonders unter dem Risiko der Instrumentalisierung steht.

▶ Das Motto „Nothing about us without us" wird seit Jahrzehnten von sozialen Bewegungen genutzt, um der politischen Forderung Nachdruck zu verleihen,

[1] Dieses Kapitel aktualisiert und erweitert die Darstellung in den Forschungsartikeln von Myerscough et al. (2024) sowie Faissner et al., (2025).

dass von Entscheidungen betroffene Personen in die Entscheidungsfindungsprozesse eingebunden werden müssen (Charlton, 2004).

Insbesondere von struktureller Marginalisierung betroffene und damit ohnehin gesellschaftlich benachteiligte Personengruppen sollten einbezogen werden, um sicherzustellen, dass ihre Situation adäquat berücksichtigt und bestehende Benachteiligungen nicht verstärkt werden. Partizipative Ansätze in der Gesundheitsforschung und -versorgung zielen darauf ab, den Stimmen betroffener Personen eine zentrale Rolle in diesen Verhandlungsprozessen zukommen zu lassen. ‚Partizipation' bedeutet dabei die aktive Teilhabe und Beteiligung von Personen an den sie betreffenden Entscheidungsprozessen und kann in unterschiedlichen Bereichen umgesetzt werden. In der medizinischen Versorgung können betroffene Personen zunächst auf der individuellen Behandlungsebene in medizinische Entscheidungsprozesse aktiv und gleichberechtigt einbezogen werden (siehe Kapitel „Partizipation als Schlüssel zur erfolgreichen Behandlung von genderqueeren Jugendlichen" in diesem Band). Darüber hinaus können Personen auf der Organisationsebene in die Gestaltung von Behandlungsprozessen und -angeboten einbezogen werden, zum Beispiel in Form von Patient*innenbeiräten. Schließlich können Personen auch auf struktureller Ebene in die Produktion und Umsetzung neuer Erkenntnisse einbezogen werden, etwa durch den Einbezug in die Entwicklung von medizinischen Leitlinien, oder durch die Mitgestaltung von Forschung durch partizipative Methoden in der Forschung (siehe Kapitel „Chancen und Herausforderungen der partizipativen Forschung am Beispiel des TRANS*KIDS-Projekts " in diesem Band).

Aus einer wissenschaftstheoretischen Perspektive bezieht sich ein wichtiges Argument für die aktive Beteiligung von betroffenen Personen auf die Relevanz von Erfahrungswissen. Insbesondere in der feministischen Wissenschaftsphilosophie hat sich die Einsicht durchgesetzt, dass Wissen *sozial situiert* ist (Haraway, 1988; Harding, 2004; Pohlhaus, 2012). Einfacher gesagt: was eine Person wissen kann, hängt davon ab, auf welche Erfahrungen sie zurückgreifen kann. Welche Erfahrungen eine Person macht, hängt wiederum von ihrer sozialen Position innerhalb einer Gesellschaft ab, die gleichzeitig durch zahlreiche Diversitätsmarker bedingt ist, zum Beispiel ihrem Geschlecht, ihrer sexuellen Orientierung, ihrem Alter, ihrer Rassifizierung, ob sie chronisch erkrankt oder behindert ist, ihrer Religion, Bildungshintergrund oder dem sozioökonomischen Status. Standpunkttheorie beruht auf der Idee, dass Mitglieder sozial marginalisierter Gruppen sogar einen *besseren* Zugang zu Wissensbereichen erlangen können, die mit ihrer Unterdrückung zusammenhängen (Anderson, 2024).

- Folglich werden trans* Personen als Expert*innen über ihr eigenes Leben verstanden, die Wissen beitragen können, das cis Personen nicht auf dieselbe Weise – aus der ersten Person oder Erfahrungsperspektive – zugänglich ist (Fricker & Jenkins, 2017; Radi, 2019).

Zum Beispiel verfügen trans* Jugendliche, wie die eingangs zitierte Studie zeigt, über sehr differenziertes Wissen über Geschlechtserleben, Erfahrungen struktureller Diskriminierung und Selbstermächtigung (Stemmer et al., 2024). So werden verschiedene Erfahrungen von Bewusstwerdungsprozessen über die eigene Geschlechtsidentität geschildert, die mit einer differenzierten Reflexion vorherrschender geschlechtlicher Normen sowie der Suche nach für das eigene Erleben passende Labels einhergehen (Stemmer et al., 2024).

Es ist daher nicht überraschend, dass es innerhalb von trans* Communities eine lange Tradition von Auseinandersetzungen mit Erfahrungen von trans* Geschlechtlichkeit und Cis-Heteronormativität gibt (Myerscough et al., 2024). Wie Stryker (2008) nachzeichnet, führten insbesondere die Bemühungen sowie die Wissensproduktion innerhalb von trans* Communities zu einer Veränderung in der öffentlichen Darstellung von trans* Leben, beispielsweise in den Medien, im Recht, in der Psychiatrie und im Gesundheitswesen. Community-basierte Forschung hat sich zunehmend einen Platz im akademischen Bereich erstritten. Dies hat zur Etablierung von Trans Studies als einer eigenen Disziplin geführt (z. B. Bettcher, 2017, 2019; Namaste, 2009; Stone, 1992; Timmons, 2020). Darüber hinaus wurden auch Bücher von und für trans* Communities geschrieben, in denen Erfahrungen und Empfehlungen zum Navigieren einer cis-normativen Gesellschaft gesammelt werden (Erickson-Schroth, 2022)

Sowohl aus der Perspektive sozialer Gerechtigkeit als auch aus wissenschaftstheoretischer Perspektive gibt es damit sehr gute Argumente, warum trans* Kinder und Jugendliche aktiv in Forschung und Versorgung miteinbezogen werden sollten. In diesem Beitrag zeigen wir, wie Partizipation praktisch umgesetzt werden kann, diskutieren bestehende Hürden und zeigen Wege auf, wie diese adressiert werden können.

2 Wie gelingt Partizipation in der Versorgung?

Für die Darstellung eines partizipativen Prozesses wird hier ein aus der Versorgungspraxis entlehntes Beispiel genutzt, um die unterschiedlichen Entscheidungen und die jeweiligen Kontextbedingungen, in denen diese getroffen werden, zu verdeutlichen. Die Schilderung wechselt zwischen Gesprächssequenzen und Beschreibungen.

Es geht um die Versorgungsentscheidungen für GnRH-Analoga, geschlechtsangleichende Hormontherapie, Fertilitätsprotektion und längerfristige Gesundheitssorge.

Nico, 15 Jahre kommt in die Community-basierte Beratung, gemeinsam mit seiner Mutter. Nico beschreibt sich selbst als trans*männlich und auch nichtbinär, das Pronomen „er“ findet er für sich passend.

Beispiel

Im Erstgespräch schildert Nico, dass er sich im Netz schon zu geschlechtsangleichenden Hormontherapien informiert habe. Er zählt auf, welche körperlichen Veränderungen durch eine Testosteronbehandlung eintreten würden, und dass er sie alle begrüßen würde, außer vielleicht den Haarausfall. Nun möchte Nico gern wissen, wie es dazu kommen kann. Die Mutter hat ihn begleitet und möchte gern wissen, welche Gesundheitsbelastungen dabei entstehen können. Sie habe sich bisher sehr schwer mit dem Thema getan und berichtet, dass sie bis vor kurzem noch gehofft habe, dass „es" sich noch verwächst. Sie würde gut finden, wenn es erst einmal Pubertätsblocker für Nico geben sollte.◄

Aus Sicht der Berater*in stehen unterschiedliche Beratungsanliegen im Raum, was sie der Familie gegenüber nun deutlich macht. Sie benennt, dass sie den Wunsch nach einer Aufklärung über die Anwendung pubertätsblockierender Wirkstoffe und einer Testosteronbehandlung gehört hat. Zudem scheint es wichtig zu sein, den Vorstellungen der Mutter Raum zu geben, ob sich das trans*geschlechtliche Erleben Nicos noch verändern oder „weggehen" könne. Weiterhin scheint die Frage nach der zukünftigen Gesundheitsbelastung von Nico wichtig, die mit der Frage nach einem zukünftigen Kinderwunsch Nicos verknüpft ist. Hier geht es auch um die Frage nach Nicos Fertilität. Die Berater*in bittet die Familie zu überlegen, welches Thema als erstes besprochen werden sollte, wobei sie verdeutlicht, dass all diese Themen ineinandergreifen. Da nicht alles in der jetzigen Sitzung Raum haben wird, müssten sie zum Ende gemeinsam schauen, ob es weitere Gesprächstermine geben soll.

Beispiel

Nico und seine Mutter einigen sich darauf, sich zuerst über eine Behandlung mit GnRH-Analoga zu informieren. Die Berater*in schildert die Verwendungsbereiche dieses Wirkstoffs, die dabei gesammelten Erfahrungen und erläutert die Wirkung beim Vorhandensein einer Geschlechtsinkongruenz sowie die möglichen Nebenwirkungen. Die Mutter meint dazu, dass sie sich solch eine Behandlung gut vorstellen könne, weil es für eine begrenzte Zeit sei und damit noch keine körperlichen Veränderungen geschehen, die dann nicht mehr umkehrbar sind. Ein Aufhalten der Pubertät wäre für sie der richtige Schritt, damit Nico mehr Zeit hätte, sich sicherer zu werden, ob er wirklich den Weg der hormonellen Geschlechtsangleichung gehen will. Im weiteren Gespräch erwähnt die Berater*in hinsichtlich Nicos individueller Situation, dass er ja schon einige Zeit in der Pubertät sei und damit der Einsatz von GnRH-Analoga möglicherweise zu wechseljahresähnlichen Beschwerden führen könne, da ein schon recht ausgeprägter Östrogenspiegel rapide abgesenkt werden würde. Er würde von der Behandlung mit GnRH-Analoga vermutlich nur wenig profitieren. Als Alternative gäbe es ein Gestagen-Präparat, welches die Regel unterdrücken würde, aber nicht so viele

Nebenwirkungen habe. Nico hört viel zu und will verstehen, wie die Wirkstoffe funktionieren würden. Als seine Mutter wiederholt, dass es doch gut wäre, wenn er mehr Zeit habe, widerspricht er und meint, die brauche er nicht und er möchte recht bald mit einer Testosteronbehandlung beginnen. Am Ende des ersten Gesprächs wirken Nico und seine Mutter unzufrieden mit dem bisherigen Ergebnis.◄

Anhand dieser Gesprächskonstellation wird deutlich, wie der Impuls der Mutter, ihr Kind vor zu frühen Entscheidungen zu bewahren, mit dem Wunsch nach Selbstbestimmung, dem Wunsch nach einer für sich als richtig eingeschätzten maskulinen Pubertät, kollidiert. Beide, Mutter und Kind, haben ihre Vorstellungen von Zukunft. Die Mutter hat sich vermutlich das Aufwachsen eines Mädchens und einer jungen Frau vorgestellt, dies mit ihren eigenen Bildern eines guten und glücklichen Aufwachsens verknüpft und vielleicht auch einige Wünsche an die Zukunft hineingewoben, die ihr nicht erfüllt wurden. Nico hat sich in den bisherigen Jahren seines Lebens damit beschäftigt und vermutlich zunehmend bemerkt, dass er zu diesen Vorstellungen kein bejahendes Gefühl entwickeln konnte. Er hat sich wohl alternative Bilder und Modelle gesucht und dabei festgestellt, dass es zu trans*maskulinen und nichtbinären Lebenswegen nur wenige sichtbare Informationen und Narrative gibt, an denen er sich orientieren kann. Nico muss sich also mit wenig Orientierung zurechtfinden und seinen Gefühlen und Sehnsüchten nach Stimmigkeit mit sich und seiner Umwelt folgen. Die Mutter muss einen Teil ihrer Zukunftsvorstellungen loslassen, ohne auf gesellschaftlich verfügbare Vorstellungen über eine alternative Entwicklung ihres Kindes zurückgreifen zu können.

Nico steht vor mehreren Herausforderungen. Er muss sich mit den Folgen, Risiken und Nebenwirkungen der von ihm gewünschten Hormontherapie auseinandersetzen, um eine gute und umfänglich informierte Entscheidung für sich treffen zu können. Dabei wird er auch darauf achten müssen, wie er seine Mutter einbeziehen kann, ihre Sorgen beruhigen und ihr für die Zukunft das Bild einer gelingenden Entwicklung vermitteln.

Beispiel

Da Nico die Behandlung mit GnRH-Analoga für sich nicht mehr als hilfreich versteht, konzentriert er sich auf die Effekte einer Hormontherapie mit Testosteron. Er interessiert sich sehr für die Effekte, die recht bald dazu führen würden, dass er in seiner Umwelt maskulin gelesen wird, den Stimmbruch, den Bartwuchs, maskulinere Gesichtszüge und Muskelzuwachs. Im Aufklärungsgespräch geht es darum, wann diese Merkmale vermutlich sichtbar werden und ein sicheres „Gelesen werden" ermöglichen. Bis dahin, also einige Monate, kann es Nico passieren, dass er in verschiedenen Situationen mal feminin und mal maskulin gelesen wird. Dies könne ihn verunsichern, da es manchmal schwer vorhersehbar ist, je nach Situation, Auftreten, Lichtverhältnissen, Akustik, etc. Auch müsse er überlegen, an welchen Stellen er sich noch in seiner männlichen Identität vorstellen wolle, oder ob er dies seinem Körper überlassen würde, was vielleicht Irritationen erzeugen könnte. Für Situationen auf der Straße merkt die Berater*in an, dass ein männliches Gelesen werden die Hemmschwelle senkt, von anderen Jugendlichen aggressiv belästigt zu werden. Dazu meint Nico, dass er damit schon Erfahrung habe, insbesondere mit den Irritationen, wenn diese Jugendlichen ihn bisher nicht einordnen konnten; das habe auch nicht zur Deeskalation beigetragen.◂

An dieser Stelle wird deutlich, dass Nicos Entscheidungsfindung für einen trans*männlichen Lebensweg mit schon vorhandener Lebenserfahrung unterlegt ist.

Beispiel

Im weiteren Verlauf legt die Berater*in Wert darauf, die Konsequenzen eines denkbaren Irrtums zu beleuchten. Sie möchte die hormonell bedingten Veränderungen thematisieren, die nicht oder nicht ganz reversibel wären. Es geht um den Stimmbruch, den Bartwuchs, den möglichen Haarausfall und das Wachstum des Clit. Nico hatte diese Effekte schon bedacht, nur dass er einen größeren Clit bekommen und dieser bei einem Absetzen der Hormontherapie nicht wieder so klein wie vorher werden würde, war ihm nicht bewusst. Nachdem Nico erst einmal betonte, dass er sich natürlich auf keinen Fall damit irren würde, meint er, dass er sich im Zweifelsfalle ja rasieren oder epilieren könne und dass es ja auch nicht wenige cis Frauen mit tiefer Stimme gäbe. Bei dem Gedanken an einen nicht mehr reversiblen Haarausfall sei ihm allerdings nicht wohl, das wäre wirklich sehr unangenehm. Einen größeren Clit hingegen würde er auch bei einer femininen Lebensweise interessant finden.◂

Diese Sequenz illustriert, dass sich trans* und nichtbinäre Jugendliche teilweise nur ungern damit auseinandersetzen, ob sie sich mit ihrer Entscheidung zu einer geschlechtsangleichenden Hormontherapie irren könnten. Dies kann auch daran liegen, dass solche Gedanken von manchen Eltern und Versorger*innen als Zweifel interpretiert werden, die eine Behandlung verbieten, solange bei der heranwachsenden Person noch keine absolute Sicherheit bestünde. Solch eine Sichtweise etabliert sich vor dem Hintergrund eines dichotomen Verständnisses von Zweigeschlechtlichkeit. Im direkten Gespräch wird oft deutlich, dass die Antizipation eines Irrtums selbstverständlich ist und dessen Reflexion nicht mithilfe eines dichotomen ganz-oder-gar-nicht oder falsch-oder-richtig Denkens erfolgt. Trans* und nichtbinäre Jugendliche müssen sich in der Auseinandersetzung mit der Vorstellung einer körperlichen Geschlechtsangleichung von vornherein mit der Vielgestaltigkeit oder Nichtbinarität ihres Körpers auseinandersetzen. Damit entsteht eine Ambiguitätstoleranz, die die Integration von körperlichen Angleichungsschritten, die sich als nicht dauerhaft hilfreich erweisen, in eine konsistente Lebenserzählung ermöglicht. Im Rahmen einer fachgerechten Begleitung sollten internalisierte und von außen einwirkende cis- und binaritätsnormative Narrative markiert und in ihrem möglichen Störungswert für eine individuelle Entscheidungsfindung problematisiert werden.

Für die Diskussion eines später möglichen Kinder- und Enkelwunsches und der Thematisierung von Nicos Gesundheit kommt Nico gemeinsam mit seiner Mutter.

Beispiel

Die Mutter erzählt, wie sie bisher über ihren Wunsch nach Enkeln reflektiert hat; sie möchte ihr Kind nicht unter Druck setzen und habe sich damit abgefunden, dass sie wohl nicht mit leiblichen Kindern ihres Kindes rechnen könne. Dabei klingt sie etwas traurig, aber auch stolz, da sie so Nico in seiner Entscheidungsfindung entlasten möchte. Nico selbst meint, dass er auch schon darüber nachgedacht habe und es sich nicht vorstellen könne, dass in seinem Körper ein Kind heranwachse. Allerdings könne er sich auch vorstellen, dass er später anders über seinen Kinderwunsch denken könne und das ja auch durch eine Adoption möglich sei. Die Berater*in stellt nun die Möglichkeiten vor, die für Nico später zu einem Kind führen könnten. Sie erwähnt die Möglichkeit der Kryokonservierung, welche auch die Krankenkasse bezahlen würde. Sie erklärt Einschränkungen der Umsetzung, wie die notwendige Behandlung zur Reifung mehrerer Eizellen, welche Zeit benötige, und eine gewisse Feminisierung beinhalte, die nicht ganz unkomplizierte Entnahme der Eizellen und die bisher in Deutschland nicht mögliche Leihmutterschaft, sodass nach dem aktuellen Stand die entnommenen Eizellen wieder in Nicos Uterus transferiert werden müssten. Daneben gäbe es Erfahrungsberichten zufolge die Möglichkeit, dass nach einigen Jahren der Testosteronbehandlung ein Wiedereinsetzen des Zyklus möglich sei, wenn das Testosteron einige Monate abgesetzt wird. So wäre später eine direkte Schwangerschaft oder eine Eizellentnahme möglich, wenn Nico beispielsweise eine Partnerin hätte, die Nicos Eizelle austragen möchte oder wenn Nico einen Partner hat und mit diesem per Leihmutterschaft ein gemeinsames Kind haben wolle, wenn bis dahin der rechtliche Rahmen in Deutschland geregelt wäre. Diese zumindest hypothetischen Möglichkeiten finden Nico und seine Mutter interessant, auch wenn Nico bekräftigt, keinen Kinderwunsch zu haben. Die Mutter fügt hinzu, dass sie bisher davon ausging, dass so eine Hormontherapie zu dauerhafter Unfruchtbarkeit führe. Abschließend weißt die Berater*in darauf hin, dass queere Personen bei Fremdadoptionen noch immer diskriminiert werden.◄

In dieser Beratungssequenz wird deutlich, dass manches Wissen innerhalb von trans* Communities entsteht und nicht allgemein verfügbar ist. Mithilfe der Information, dass später unter Umständen ein biologischer Kinderwunsch möglich wäre, bekommt die Entscheidung für eine geschlechtsangleichende Hormontherapie eine etwas andere Bedeutung. Sie beinhaltet weniger Nichtumkehrbares als vermutet. Allerdings sind es bisher allein Erfahrungswerte von trans*maskulinen Personen, auf die Nico und seine Mutter zurückgreifen können. Wie groß die Wahrscheinlichkeit für Nico wäre, dass bei

Unterbrechung seiner Testosteronbehandlung für ihn eine Empfängnis möglich wäre, kann niemand einschätzen, da die entsprechende Forschung dazu noch fehlt.

Hinsichtlich der möglichen Nebenwirkungen wie einem wahrscheinlich erhöhten Risiko für eine Polyzytämie, Gewichtszunahme, Akne und einem erhöhten kardiovaskulären Risiko beim Vorliegen weiterer Risikofaktoren und einer Hyperlipidämie (Coleman et al., 2022) ist eine Abklärung des aktuellen Gesundheitszustandes verpflichtend. Für Nicos zukünftige Gesundheit wird es von Bedeutung sein, dass er in einem guten Kontakt zu kompetenten Gesundheitsversorger*innen ist, regelmäßig untersucht wird, seine Beschwerden benennen möchte, Vorsorgeuntersuchungen angeboten bekommt und insbesondere Ärzt*innen reflektieren, dass die Referenzwerte bei Laborbefunden cis basiert sind und entsprechend der aktuellen Sozialversicherungsnummer angegeben werden. Nico wird eine hohe (soziale) Kompetenz im Umgang mit medizinischen Versorger*innen entwickeln müssen, um jederzeit eine passgenaue und diskriminierungssensible Versorgung zu bekommen. Da insbesondere das erhöhte kardiovaskuläre Risiko von weiteren Belastungsfaktoren abhängig ist, sind der Schutz vor Diskriminierung und die Kompetenz im Umgang mit deren Folgen von Bedeutung. Hier können ein stabiles soziales Netzwerk, die Sensibilität von Arbeitgeber*innen und der Zugang zu Psychotherapie protektive Faktoren sein.

Beispiel

Nico hört sich die entsprechenden Schilderungen an und spiegelt, dass er es gut findet, wenn es schon so viel Wissen und auch Sorge gibt, was in seiner Zukunft wichtig sein könnte. Doch meint Nico, dass er sich das alles gar nicht merken könne. Die Mutter spricht noch einmal ihre Angst um Nicos Zukunft an, insbesondere die Angst, dass er diskriminiert werden könnte und unglücklich sein würde. Darauf antwortet Nico, dass er jetzt ‚save' unglücklich sei, wenn er sein Leben nicht mit einer Hormontherapie leben könne und dass er später ja gut für sich sorgen könne. Schon jetzt erlebe er seine Freund*innen als unterstützend und stärkend. Dies bestätigt die Mutter.◀

Mutter und Kind kommen in Austausch über ihre Zukunftssorgen und tauschen ihre unterschiedlichen Perspektiven dazu aus. Die Mutter erlebt mit, dass Nico nicht leichtfertig auf Entscheidungen zugeht, sondern auch auf das blickt, was danach kommt. Nico kann erleben, dass seine Mutter nicht unbegründet etwas verweigert, sondern sich berechtigte Sorgen um ihn macht.

Möglicherweise sind Nico und seine Mutter an dieser Stelle des Beratungsverlaufs noch nicht so weit, dass Nico für sich und sein zukünftiges Leben eine Entscheidung treffen kann, die seine Mutter schon mittragen kann. Und doch ist ein Prozess in Gang gesetzt, der medizinisches Wissen verknüpft mit Erfahrungswissen vermittelt, der einer jugendlichen Person einen vor normativen Erwartungen geschützten Reflexionsraum zur Verfügung stellt und die Kommunikation innerhalb des familiären Systems anregt.

▶ Dies sind einige Empfehlungen für die Stärkung der Partizipation in Beratung und Psychotherapie:

1. Offenheit: Bereitschaft, Community-basiertes Wissen und Wissen aus der akademischen Forschung als gleichrangige und sich ergänzende Quellen zu betrachten
2. Epistemische Demut: Hinterfragen von bisher Gelerntem, Suche nach neuen Konzepten, Ablehnung von pathologisierenden Konzepten und Strukturen
3. Machtkritik: Sichtbarmachen und benennen von Machtverhältnissen, sich selbst dazu positionieren
4. Affirmation: Akzeptanz der Selbstauskunft zur geschlechtlichen Identität, Unterstützung bei allen Suchbewegungen
5. Fluidität/Queerness: Offenheit gegenüber fluiden Konzepten und aktives Einbringen queerer, nichtbinärer Ideen, Lebensmodelle, Vermeidung von cis-, hetero- und trans*normativen Narrativen
6. Selbstreflexion: Auseinandersetzung mit der eigenen Entwicklung der Geschlechtsidentität, Unsicherheiten und Ängste als eigenes (biografisches) Thema verstehen
7. Netzwerke: Vernetzung mit Peers zu Inter- und Supervision sowie Qualitätsentwicklung

Es wird deutlich, dass für eine gute Beratung verlässliches Wissen notwendig ist, das die Perspektiven von trans* Kindern und Jugendlichen angemessen einbezieht. Wie in der Einleitung angedeutet, können insbesondere *partizipative Ansätze* in der Forschung dazu beitragen, ein solches Wissen zu generieren. Im Folgenden gehen wir darauf ein, was partizipative Forschung ist und wie sie mit trans* Kindern und Jugendlichen gelingen kann.

3 Wie gelingt Partizipation in der Forschung?

3.1 Grundlagen partizipativer Gesundheitsforschung

Partizipative Gesundheitsforschung bezieht sich auf die gemeinsame Erforschung wissenschaftlicher und praktischer Fragen im Zusammenhang mit Gesundheit und Gesundheitsversorgung in der kollaborativen Zusammenarbeit zwischen unterschiedlich positionierten Forscher*innen (International Collaboration for Participatory Health Research [ICPHR], 2022). Dabei werden insbesondere die Personen, die praktisch von der Forschung betroffen sind, als Co-Forschende in den Forschungsprozess einbezogen. Partizipative Gesundheitsforschung wurzelt in verschiedenen Forschungstraditionen, wie der Aktionsforschung oder der Gemeinschaftsforschung (Hartung et al., 2020b; von Unger, 2014). Dabei waren insbesondere soziale Bewegungen und Graswurzelorganisationen maßgeblich an der Entwicklung partizipativer Ansätze beteiligt, beispielsweise in Brasilien und

Kolumbien, wo Aktivist*innen einen starken Fokus auf Aktionen, Emanzipation und Empowerment legten (Breda, 2015). In ihrem Positionspapier schreibt das ICPHR (2022):

> "For [participatory health research] the primary underlying assumption is that participation on the part of those whose lives or work are the subject of the study fundamentally affects all aspects of the research. The engagement of these people in the study is an end in itself and is the hallmark of [participatory health research], recognizing the value of each person's contribution to the co-creation of knowledge in a process that is not only practical, but also collaborative and empowering." (p. 5)

In den letzten Jahrzehnten wurden partizipative Methoden zunehmend in die akademische Forschung eingebracht. Im deutschsprachigen Raum hat sich mittlerweile ein wachsendes Netz an Forschungsprojekten gebildet, die dem Paradigma der partizipativen Gesundheitsforschung folgen.[2] Relevante Meilensteine waren in diesem Kontext 2007 die Bildung des Netzwerks für Partizipative Gesundheitsforschung (PartNet[3]), sowie das von 2015–2020 durch das Bundesministerium für Bildung und Forschung geförderte Projekt „PartKommPlus – Forschungsverbund für gesunde Kommunen",[4] das Möglichkeiten der partizipativen Gesundheitsforschung spezifisch im Kontext der deutschen Wissenschaftslandschaft und -strukturen untersuchte. Somit sind im deutschsprachigen Raum mittlerweile gute Wissens- und Erfahrungsschätze vorhanden, auf die bei der Planung partizipativer Projekte zurückgegriffen werden kann.

Um verschiedene partizipative Forschungsmethoden und -ansätze zu beschreiben, bietet sich das Stufenmodell der Partizipation nach Wright et al. (2010) an. Es unterscheidet auf Basis der Entscheidungsmacht, die Co-Forschende erhalten, neun Ebenen der Partizipation (Hartung et al., 2020b; Wright et al., 2010). Das Modell benennt zunächst eine Stufe der Nicht-Partizipation, die die Level ‚Instrumentalisierung' und ‚Anweisung' beinhalten. Bei der Instrumentalisierung werden Menschen nur augenscheinlich einbezogen, ohne dass sie die Möglichkeit erhalten, die Forschung tatsächlich zu beeinflussen, beispielsweise um ein Projekt zu legitimieren oder um den Vorgaben eines Förderers zu entsprechen. Viele Forscher*innen sind sich sowohl der Risiken als auch der ethischen Unzulässigkeit solcher Formen der Instrumentalisierung bewusst. So wurde in einer Übersichtsarbeit *tokenism,* d. h. die instrumentalisierende Beteiligung marginalisierter Personen, als übergreifende Sorge der Forscher*innen in verschiedenen partizipativen Projekten identifiziert (Domecq et al., 2014).

Das Modell identifiziert anschließend verschiedene Vorstufen der Beteiligung, bei denen die Perspektive von Menschen mit Erfahrungswissen zunehmend miteinbezogen wird, zum Beispiel durch Beratungen mit Betroffenenorganisationen, die auch wiederholt den Forschungsprozess begleiten können. So kann beispielsweise das Forschungsdesign

---

[2] Zum Beispiel Frahsa et al. (2014), Rütten et al. (2008), Schaefer et al. (2019), Schnute et al. (2015), von Unger und Gangarova (2011). Für einen Überblick siehe Hartung et al. (2020b).

[3] https://www.partnet-gesundheit.de.

[4] http://partkommplus.de/.

besser auf die Bedarfe und Lebensrealität Betroffener angepasst werden. Entscheidungen über das Forschungsdesign werden dabei jedoch von den hauptberuflich Forschenden getroffen.

Die Stufe der Partizipation bezeichnet verschiedene Formen der Beteiligung an Entscheidungen an dem Forschungsprozess, zum Beispiel durch ‚Mitbestimmung', ‚teilweise Entscheidungskompetenz' und ‚Entscheidungsmacht'. Bei Formen der teilweisen Entscheidungskompetenz erhalten Co-Forschende die Möglichkeit, definierte Teile des Forschungsprozesses zu planen und umzusetzen, zum Beispiel die Rekrutierung oder die Auswertung. Bei Formen der Entscheidungsmacht sind Co-Forschende gleichberechtigte Partner*innen im Forschungsprozess, zum Beispiel, indem sie Teil des Forschungsteams werden (Hartung et al., 2020b). Schließlich beschreibt das Modell eine Stufe, die über die Beteiligung hinausgeht und durch die ‚Selbstorganisation' von Menschen mit Erfahrungswissen gekennzeichnet ist. Auf diese Weise durchgeführte Projekte können als ‚betroffenen-kontrollierte Forschung' bezeichnet werden.

Wichtig ist, dass diese verschiedenen Beteiligungsebenen innerhalb eines Projekts gleichzeitig auftreten können, z. B. in verschiedenen Phasen eines Projekts oder innerhalb von Teilprojekten eines Projekts (Clar & Wright, 2020). Die passende Ebene der Partizipation sollte für jedes Forschungsprojekt individuell festgelegt werden und durch eine geeignete Methode umgesetzt werden. Dabei sind sowohl klassische quantitative (z. B. Fragebögen) und qualitative Designs (z. B. Fokusgruppen), als auch innovative und mehr auf Austausch (z. B., Dialog Café, siehe Halås (2021)) oder visuelle Darstellung (z. B. Photovoice bei Warne et al. (2013), body mapping bei Furman et al. (2019)) ausgelegte Formate möglich.[5]

Ausführliche Empfehlungen für die Planung partizipativer Projekte finden sich online z. B. auf den Websites der ICPHR und Part-Net, sowie bei Rosenbrock und Hartung (2012).[6] Im Folgenden gehen wir auf einige spezifische Herausforderungen und Hürden in der Zusammenarbeit mit trans* Kindern und Jugendlichen ein und beschreiben, wie diese adressiert werden können.

3.2 Umsetzung partizipativer Forschung mit trans* Kindern und Jugendlichen

Wie Köppen et al. (2020) zeigen, ist partizipative Forschung insbesondere für marginalisierte Personengruppen hochschwellig. Trans* Kinder und Jugendliche, die sowohl von struktureller Diskriminierung betroffen sind, als auch auf individueller Ebene in einer Vielzahl an Abhängigkeitsverhältnissen stehen, z. B. mit Eltern oder Ärzt*innen, sind

[5] Für die Darlegung verschiedener methodischer Ansätze in der partizipativen Gesundheitsforschung, siehe Hartung et al. (2020a); Rosenbrock und Hartung (2012); von Unger (2014).

[6] https://www.icphr.org/

von besonderen Barrieren für die Partizipation an Forschungsprojekten betroffen. Diese sollten durch eine bewusste Anpassung der Forschungsmethoden adressiert werden.

Eine erste Hürde ergibt sich daraus, dass Co-Forschende für die kontinuierliche Mitarbeit in einem Projekt nicht nur Fähigkeiten und Kenntnisse, sondern auch ausreichende zeitliche Ressourcen einbringen müssen (Köppen et al., 2020). Um möglichst vielen, insbesondere auch von weiteren Diskriminierungsformen betroffenen Personen, eine Teilnahme an partizipativen Projekten zu ermöglichen, ist es notwendig, jede Form der Mitarbeit angemessen finanziell zu entschädigen, zum Beispiel durch Werkverträge. Dies sollte frühzeitig mit der jeweiligen Personalverwaltung geplant werden, um bürokratische Hürden zu identifizieren und Lösungen zu finden (Wallcraft & Schrank, 2009). Co-Forschenden sollte zudem ermöglicht werden, ihr Engagement im Projekt und den damit verbundenen zeitlichen Aufwand flexibel zu gestalten und an ihre aktuellen Lebensumstände anzupassen (Faissner et al., 2025).

Darüber hinaus ist es wichtig, die Methode – idealerweise gemeinsam mit den Co-Forschenden – so zu wählen, dass Ressourcen und Fähigkeiten der beteiligten Personen aufgegriffen und durch das Projekt verstärkt werden (Köppen et al., 2020). Eine Stärkung von Ressourcen in trans* Kinder und Jugendliche kann durch strukturierte Programme unterstützt werden. Zum Beispiel bietet das Trans Youth Justice Project[7] ein auf englischer Sprache zugängliches und mit trans* Personen gemeinsam entwickeltes Onlinetraining für trans* Jugendliche und junge Erwachsene an (Barcelos et al., 2023). Das Training strebt an, die Fähigkeiten und Resilienz von jungen trans* Personen zu fördern, insbesondere an der Schnittstelle von Gender Ungerechtigkeiten und Rassismus. Der intersektionale Ansatz erlaubt, die besondere Situation von trans* Kindern und Jugendlichen zu berücksichtigen, die von mehreren Diskriminierungsformen gleichzeitig betroffen sind. Wie eine Person ausdrückt, kann bereits die Teilnahme an einem solchen Training positive Auswirkungen auf Teilnehmer*innen haben:

> „I'm SO thankful for the vulnerability that this space held and I'm glad a program like this doesn't let individuals feel lonely in their trans experience, especially when it intersects with race, class, etc." (Angel, 18, Trans Youth Project 2024)

Eine weitere Hürde besteht darin, dass es zu systematischer Fehlkommunikation und Missverständnissen zwischen trans* Personen und nicht cis Wissenschaftler*innen kommen kann. Viel Wissen über trans* beruht auf dem Austausch *innerhalb* von trans* Communities. Wie viele marginalisierte Gruppen verfügen trans* Personen über passende Begriffe, Konzepte, Theorien und Erklärungen, mit denen sie ihre Erfahrungen einordnen, sich selbst verständlich machen und anderen kommunizieren können (Fricker & Jenkins, 2017; Myerscough et al., 2024). Demgegenüber ist das weit verbreitete Wissen über trans* von cis-normativen Stereotypisierungen und Vereinfachungen sowie einem unzureichenden Verständnis von trans* geprägt (Bettcher, 2014). So führt zum Beispiel

[7] Projektwebsite: https://transyouthjusticeproject.com/

die vereinfachte binäre Vorstellung, eine Transition bedeute den Übergang von ‚einem' in ‚das andere' Geschlecht zu Fehlannahmen über und Stigmatisierung von ‚alternativen Transitionswegen' oder Detransitionserfahrungen (Schneider-Reuter et al., 2025). Wissenschaftler*innen, die mit trans* Personen zusammen arbeiten wollen, können ihr eigenes konzeptuelles *Know-How* (also ihre Fähigkeiten, die Konzepte von trans* Communities zu verstehen) stärken, indem sie sich mit den zahlreichen in trans* Communities entwickelten Quellen beschäftigen und diese in ihrer Arbeit berücksichtigen. Dabei ist eine Haltung der *epistemischen Demut* förderlich.

▶Epistemische Demut erlaubt Wissenschaftler*innen, die Grenzen ihres eigenen Wissens wahrzunehmen und trans* Personen als Expert*innen aus Erfahrung anzuerkennen.

So formuliert Hale (1997) in den viel beachteten *Suggested Rules for Non-Transsexuals Writing about Transsexuals, Transsexuality, Transsexualism, or Trans ____.* als erste Regel:

> „1. Approach your topic with a sense of humility: you are not the experts about transsexuals, transsexuality, transsexualism, or trans ____. Transsexuals are."

Darüber hinaus gibt es einige positive Berichte über Projekte, die visuelle und kunstbasierte Methoden mit trans* Kindern und Jugendlichen nutzen (Asakura et al., 2020; Furman et al., 2019). Kunstbasierte Ansätze können helfen, Raum für die Darstellung der eigenen Erfahrungen außerhalb stereotypisierender Zuschreibungen zu ermöglichen. In einem in Kanada durchgeführten partizipativen Projekt empfanden die jungen trans* und genderdiversen Erwachsenen die Nutzung von künstlerischen Methoden, wie Fotografie und Performance Art, als eine Möglichkeit, normativen Diskursen darüber, was es heißt, trans* zu sein, zu begegnen und diese zu erweitern (Asakura et al., 2020). In dem Projekt zeigte sich auch, dass es in der Zusammenarbeit mit trans* Kindern und Jugendlichen hilfreich sein kann, erwachsene trans* Co-Forschende zur Vermittlung einzusetzen, um Hierarchien und sprachliche Barrieren zu senken (umgesetzt z. B. bei Asakura et al. (2020)).

Als weitere Herausforderung bei Forschung zu der Situation von trans* Kindern und Jugendlichen ist die mögliche Instrumentalisierung durch transfeindliche Diskurse zu nennen (Myerscough et al., 2024). Insbesondere die ausführliche Schilderung der Erfahrungen von Personen, die später medizinische Transitionsmaßnahmen bereuten und rückgängig machten, können von transfeindlichen Gruppen und Akteur*innen genutzt werden, um Informationen über trans* und den Zugang zu geschlechtsaffirmativen Maßnahmen zu begrenzen (Myerscough et al., 2024; Schneider-Reuter et al., 2025). Cis Wissenschaftler*innen, die Forschungsprojekte in diesem Feld planen, sollten darum zunächst ihre eigene Forschungsmotivation in Zusammenhang mit ihrer eigenen Subjektposition befragen. Hale (1997) empfiehlt, die eigene Forschungsmotivation sorgfältig zu reflektieren:

> „2. Interrogate your own subject position: the ways in which you have power that we don't (including powers of access, juridicial power, institutional power, material power, power of intelligible subjectivity), the ways in which this affects what you see and what you say, what your interests and stakes are in forming your initial interest, and what your interests and stakes are in what you see and say as you continue your work."

Zudem sollten Risiken der geplanten Forschung, sowohl auf der individuellen Ebene als auch auf Ebene von trans* Communities, in Austausch mit den betreffenden Akteur*innen diskutiert und mit dem möglichen Nutzen der Projekte abgewogen werden (Myerscough et al., 2024).

Schließlich zielen partizipative Forschungsprojekte auf die Förderung von sozialer Gerechtigkeit ab. Aus diesem Grund ist es wichtig, dass solche Projekte keine Ungerechtigkeiten verstärken oder reproduzieren, sei es durch eben genannte nachteilige Effekte oder etwa dadurch, dass sozial marginalisierte Gruppen in partizipativen Forschungsprojekten unterrepräsentiert sind. Wie Kalathil (2013) in Bezug auf die Partizipationsmöglichkeiten von Rassismus betroffener Personen in psychiatrischer Forschung und Versorgung diskutiert, verschleiern Begriffe wie ‚hard-to-reach', dass Forschende nicht die richtigen Methoden angewandt haben, um marginalisierte Gruppen anzusprechen. Für partizipative Projekte ist es darum wichtig, zu prüfen, welche Gruppen durch welche Formate und über welche Kanäle erreicht und einbezogen werden können.

Wissenschaftler*innen, die partizipativ mit trans* Kindern und Jugendlichen forschen wollen, können sich an folgenden Punkten und Fragen orientieren:

1. Hürden senken: Was bringen die Kinder und Jugendlichen an Zeit, Wissen und Kompetenzen mit? Wie kann ich mein Forschungsprojekt an die bei den Kindern und Jugendlichen vorhandenen Ressourcen anpassen? Wie kann ich eine Beteiligung möglichst flexibel ermöglichen?
2. Gegenseitiges Lernen: Was kann ich als Wissenschaftler*in von den beteiligten Kindern und Jugendlichen lernen? Was können sie von mir, den anderen Beteiligten oder dem Projekt lernen?
3. Epistemische Demut: Habe ich mich vorab ausreichend mit der Thematik auseinandergesetzt? Habe ich alle verfügbaren Ressourcen (Bücher, Artikel, Websites, Zines) genutzt, um mich mit dem aktuellen Diskurs und der Sprache in den Communities vertraut zu machen?
4. Methodenpool erweitern: Welche Methoden kenne ich? Gibt es kunstbasierte oder visuelle Methoden, die in dem Projekt genutzt werden könnten?
5. Risiken senken: Was ist meine Motivation, genau zu *diesem* Thema zu forschen? Welchen Nutzen hat das Projekt für trans* Communities? Gibt es potenzielle Risiken oder Möglichkeiten der Instrumentalisierung, die ich bedenken muss? Wie können diese gesenkt werden? Habe ich mich vor Projektbeginn mit Personen aus trans* Communities zu beraten?

6. Themenwahl: Habe ich gefragt, was die Kinder und Jugendlichen eigentlich interessiert? Gibt es eine gemeinsame Neugier?
7. Ausschlüsse vermeiden: Welche – eventuell weniger sichtbaren – Personengruppen sind von der Forschung betroffen? Wie kann ich diese am besten erreichen?

4 Konklusion

Wir lernen in der Versorgung und in der Forschung kluge, selbstbewusste, mutige und nachdenkliche Kinder und Jugendliche kennen. Sie kämpfen mit internalisierten Abwertungen und unverständigen Erwachsenen, manchmal zu Hause und häufig in der Schule. Sie ringen mit sich und ihren Vorstellungen einer glücklichen Zukunft. Sie sind nachsichtig mit ihren zögerlichen und unsicheren Eltern und kümmern sich um die Zweifel und Wissenslücken ihrer Therapeut*innen und anderer medizinischer Versorger*innen. Häufig stellen sie ihre Bedürfnisse zurück, um Menschen, auf die sie angewiesen sind, nicht zu überfordern. Diese Überforderung bei den Eltern und den medizinischen und psychotherapeutischen Versorger*innen rührt vielleicht aus der Vermeidung von Selbstreflexion, der Vermeidung, an eigene Erfahrungen in Kindheit und Jugend zu denken, die von Fremdbestimmung, Missachtung und Übergriffigkeit erzählen. Sicher jedoch rührt solch eine Überforderung von zu großen Wissenslücken her. Das bisherige akademische Wissen über trans* und nichtbinäres Aufwachsen wurde in der Vergangenheit meist mit einem pathologisierenden Verständnis von trans*geschlechtlichem Leben gewonnen, während Wissen aus trans* Communities zu wenig Anerkennung findet. Noch immer gibt es hierfür aktuelle Beispiele. So findet sich in dem Sondervotum der Deutschen Psychoanalytischen Gesellschaft zu den Leitlinienvoten VII K5 und VII K 15 innerhalb der Leitlinie (DGKJP, 2025) die Vorstellung, eine nichtbinäre Geschlechtsidentität sei ein diagnostischer Subtyp und ein unausgereifter Zustand der Identitätsentwicklung. Damit wird – *en passant* – etwa ein Drittel aller Personen des transgeschlechtlichen Spektrums zu unausgereiften Personen erklärt. Zudem enthält die Argumentation für einen Ausschluss aus der medizinischen Versorgung einen nichtbinär-feindlichen Zirkelschluss. Denn solange mangelndes Wissen über nichtbinäre Personen als Argument gegen somatische Intervention bei nichtbinären Personen genutzt wird, wird keine Evidenz zu Interventionen bei nichtbinären Personen generiert. An dieser Stelle wird deutlich, dass die Formulierung von Forschungsfragen allein aus der Perspektive der Versorger*innen zu einer Aufrechterhaltung eines binären normierenden Bias führen kann. Der gesellschaftliche Normierungsdruck hinsichtlich geschlechtlicher und sexueller Binaritäten wird zudem nicht hinterfragt (DGKJP, 2025). Damit sind die Lebensrealitäten von nichtbinären Personen nicht adäquat adressiert. Für die Gewinnung hilfreichen Wissens und der Stärkung einer affirmativen Versorgungshaltung müssen es heranwachsende trans* und nichtbinäre Jugendliche sein, die die Fragen formulieren, deren Antworten in der Begleitung und Forschung gewonnen werden sollen. Versorger*innen und Forschende sollten somit trans* und nichtbinären Jugendlichen bei ihrer Entwicklung über die Schulter schauen und eine genauso neugierige, mutige und nachdenkliche Haltung entwickeln, wie sie die zu begleitenden Kinder und Jugendlichen schon haben.

Eine kleine Erinnerung soll hier unsere Haltung beleuchten. Im Jahr 2017 fand im Universitätsklinikum Frankfurt die Auftaktveranstaltung zur Erarbeitung der Kinder- und Jugendleitlinie: Geschlechtsinkongruenz und Geschlechtsdysphorie im Kindes- und Jugendalter – Diagnostik und Behandlung statt. Neben vielen wichtigen Beiträgen der Mediziner*innen und Elternvertreter*innen meldete sich ein trans* Mädchen zu Wort. Sie sagte, sie sei gerade neun Jahre alt und hoffe, zum Beginn ihrer Pubertät medizinische Unterstützung zu bekommen. Wichtig sei es ihr: „mit den anderen Kindern zusammen ihre Pubertät zu haben." Diese Klarheit berührte eine der Autor*innen dieses Kapitels (MG) sehr. Im Stillen dachte sie sich: „Damit ist die Leitlinie eigentlich schon fertig." Denn dieser Satz beinhaltet die wichtigen Aufträge für die Versorgung und die Forschung: Trans* und nichtbinäre Jugendliche wollen die *für sie* ‚richtige' Pubertät erleben und sich dabei mit ihren cis Freund*innen verbunden fühlen können. Sie wollen die jeweiligen Herausforderungen auf ihrem Lebensweg bewältigen, ohne dabei aufgehalten, diskriminiert und pathologisiert zu werden. Es lohnt sich sehr, die Expertise von trans* Kindern und Jugendlichen als eine maßgebliche Perspektive der gemeinsamen Arbeit in Versorgung und Forschung voranzustellen.

Literatur

Anderson, E. (2024). *Feminist Epistemology and Philosophy of Science.* The Stanford Encyclopedia of Philosophy. https://plato.stanford.edu/archives/fall2024/entries/feminism-epistemology/

Asakura, K., Lundy, J., Black, D., & Tierney, C. (2020). Art as a transformative practice: A participatory action research project with trans* youth. *Qualitative Social Work, 19*(5–6), 1061–1077. https://doi.org/10.1177/1473325019881226

Barcelos, C., McNeill, J. N., Turner, Y., & Redwin, E. M. (2023). The Trans Youth Justice Project: A Political Education and Leadership Development Program. *Journal of LGBT youth, 20*(2), 265–281. https://doi.org/10.1080/19361653.2021.2020703

Bettcher, T. M. (2014). Trapped in the wrong theory: rethinking trans oppression and resistance. *Signs: Journal of Women in Culture and Society, 39*(2), 383–406. https://doi.org/10.1086/673088

Bettcher, T. M. (2017). Through the Looking Glass: Trans Theory Meets Feminist Philosophy. In A. Garry, S. J. Khader & A. Stone (Hrsg.), *Routledge philosophy companions. The Routledge companion to feminist philosophy.* Routledge.

Bettcher, T. M. (2019). What Is Trans Philosophy? *Hypatia, 34*(4), 644–667. https://doi.org/10.1111/hypa.12492

Breda, K. M. L. (2015). What is old is also new – participatory action research. *Texto & Contexto – Enfermagem, 24*(1), 9–10. https://doi.org/10.1590/0104-07072015000EDIT01

Bundesärztekammer. (2024). *128. Deutscher Ärztetag: Beschlussprotokoll.* https://www.bundesaerztekammer.de/fileadmin/user_upload/BAEK/Aerztetag/128.DAET/2024-05-10_Beschlussprotokoll_neu.pdf

Bundesärztekammer (2025). *129. Deutscher Ärztetag: Beschlussprotokoll.* https://www.bundesaerztekammer.de/fileadmin/user_upload/BAEK/Aerztetag/129.DAET/2025-07-02_Beschlussprotokoll_129._DAET.pdf

Charlton, J. I. (2004). *Nothing about us without us: Disability oppression and empowerment.* Univ. of California Press.

Clar, C. & Wright, M. T [Michael T.] (2020). Partizipative Forschung im deutschsprachigen Raum – eine Bestandsaufnahme, 1–29. https://opus4.kobv.de/opus4-ash/frontdoor/index/index/docId/324

Coleman, E., Radix, A. E., Bouman, W. P., Brown, G. R., Vries, A. L. C., Deutsch, M. B., Ettner, R., Fraser, L., Goodman, M., Green, J., Hancock, A. B., Johnson, T. W., Karasic, D. H., Knudson, G. A., Leibowitz, S. F., Meyer-Bahlburg, H. F. L., Monstrey, S. J., Motmans, J., Nahata, L., [...], Arcelus, J. (2022). Standards of Care for the Health of Transgender and Gender Diverse People, Version 8. *International journal of transgender health, 23*(Suppl 1), S1–S259. https://doi.org/10.1080/26895269.2022.2100644

Connell, R. (2021). Transgender health: on a world scale. *Health sociology review: The journal of the Health Section of the Australian Sociological Association, 30*(1), 87–94. https://doi.org/10.1080/14461242.2020.1868899

DGKJP (2025). *S2k-Leitlinie Geschlechtsinkongruenz und Geschlechtsdysphorie im Kindes- und Jugendalter: Diagnostik und Behandlung.* AWMF-Registernr. 028-014. Version 1.0, 2025. https://register.awmf.org/de/leitlinien/detail/028-014

Domecq, J. P., Prutsky, G., Elraiyah, T., Wang, Z., Nabhan, M., Shippee, N., Brito, J. P., Boehmer, K., Hasan, R., Firwana, B., Erwin, P., Eton, D., Sloan, J., Montori, V., Asi, N., Dabrh, A. M. A., & Murad, M. H. (2014). Patient engagement in research: a systematic review. *BMC health services research, 14*, 89. https://doi.org/10.1186/1472-6963-14-89

L. Erickson-Schroth (Hrsg.). (2022). *Trans Bodies, Trans Selves: A Resource by and for Transgender Communities.* (2. Aufl.). Oxford Univ. Press.

Faissner, M., Braun, E., Efkemann, S. A., Gaillard, A. S., Haferkemper, I., Hempeler, C., Imke Heuer, I., Lux, U., Potthoff, S., Scholten, M., Spiegel, S., Stefaniak, C., Thesing, M., Werning, A. & Gather, J. (2025). Establishing a peer advisory board in a mental health ethics research group – challenges, benefits, facilitators and lessons learned. Frontiers in Psychiatry. Sec. Social Psychiatry and Psychiatric Rehabilitation, 16. https://doi.org/10.3389/fpsyt.2025.1516996

Frahsa, A, Rütten, A, Roeger, U., Abu-Omar, K & Schow, D. (2014). Enabling the powerful? Participatory action research with local policymakers and professionals for physical activity promotion with women in difficult life situations. *Health promotion international*, *29*(1), 171–184. https://doi.org/10.1093/heapro/das050.

Fricker, M. & Jenkins, K. (2017). Epistemic Injustice, Ignorance, and Trans Experiences. In A. Garry, S. J. Khader & A. Stone (Hrsg.), *Routledge philosophy companions. The Routledge companion to feminist philosophy.* Routledge.

Furman, E., Singh, A. K., Wilson, C., D'Alessandro, F. & Miller, Z. (2019). "A Space Where People Get It": A Methodological Reflection of Arts-Informed Community-Based Participatory Research With Nonbinary Youth. *International Journal of Qualitative Methods, 18*, Artikel 1609406919858530. https://doi.org/10.1177/1609406919858530

Halås, C. T. (2021). The Dialogue Café as a Participatory Method in Research – Potentials and Challenges. In T. Wulf-Andersen, R. Follesø & T. Olsen (Hrsg.), *Studies in Childhood and Youth. Involving Methods in Youth Research* (S. 155–183). Springer International Publishing. https://doi.org/10.1007/978-3-030-75941-4_7

Hale, J. (1997). Suggested Rules for Non-Transsexuals Writing about Transsexuals, Transsexuality, Transsexualism, or Trans ____. https://sandystone.com/hale.rules.html

Haraway, D. (1988). Situated Knowledges: The Science Question in Feminism and the Privilege of Partial Perspective. *Feminist Studies, 14*(3), 575–599.

Harding, S. (2004). *The Feminist Standpoint Theory Reader: Intellectual and Political Controversies.* Routledge.

Hartung, S., Wihofszky, P. & Wright, M. T. (Hrsg.). (2020a). *Partizipative Forschung.* Springer Fachmedien Wiesbaden. https://doi.org/10.1007/978-3-658-30361-7

Hartung, S., Wihofszky, P. & Wright, M. T. (2020b). Partizipative Forschung – ein Forschungsansatz für Gesundheit und seine Methoden. In S. Hartung, P. Wihofszky & M. T. Wright (Hrsg.), *Partizipative Forschung* (S. 1–20). Springer Fachmedien Wiesbaden.

International Collaboration for Participatory Health Research. (2022). *Participatory Health Research A Guide to Ethical Principles and Practice.* International Collaboration for Participatory Health Research.

Kalathil, J. (2013). *Dancing to our own tunes: Dancing on our own tunes: Reassessing black and minority ethnic mental health service user involvement.* https://www.nsun.org.uk/resource/dancing-to-our-own-tunes/

von Köppen, M., Schmidt, K., & Tiefenthaler, S. (2020). Mit vulnerablen Gruppen forschen – ein Forschungsprozessmodell als Reflexionshilfe für partizipative Projekte. In S. Hartung, P. Wihofszky, & M. T. Wright (Hrsg.), *Partizipative Forschung* (S. 21–62). Springer Fachmedien Wiesbaden.

Myerscough, F., Schneider-Reuter, L., & Faissner, M. (2024). Epistemic appropriation and the ethics of engaging with trans community knowledge in the context of mental healthcare research. *Philosophy, ethics, and humanities in medicine: PEHM, 19*(1), 7. https://doi.org/10.1186/s13010-024-00157-9

Namaste, V. (2009). Undoing Theory: The „Transgender Question" and the Epistemic Violence of Anglo-American Feminist Theory. *Hypatia, 24*(3), 11–32. http://www.jstor.org/stable/20618162

Pohlhaus, G. (2012). Relational Knowing and Epistemic Injustice: Toward a Theory of Willful Hermeneutical Ignorance. *Hypatia, 27*(4), 715–735. https://doi.org/10.1111/j.1527-2001.2011.01222.x

Radi, B. (2019). On Trans* Epistemology. *TSQ: Transgender Studies Quarterly, 6*(1), 43–63. https://doi.org/10.1215/23289252-7253482

Reisner, S. L, Poteat, T., Keatley, J., Cabral, M., Mothopeng, T., Dunham, E., Holland, C. E., Max, R. & Baral, S. D. (2016). Global health burden and needs of transgender populations: a review. *Lancet (London, England), 388*(10042), 412–436. https://doi.org/10.1016/S0140-6736(16)00684-X

Rosenbrock, R. & Hartung, S. (Hrsg.). (2012). *Handbuch Partizipation und Gesundheit.* Hogrefe, vorm. Verlag Hans Huber.

Rütten, A, Röger, U., Abu-Omar, K & Frahsa, A (2008). Empowerment von Frauen in sozial benachteiligten Lebenslagen: Das BIG-Projekt [Empowerment of women in difficult life situations: the BIG project]. *Gesundheitswesen (Bundesverband der Arzte des Offentlichen Gesundheitsdienstes (Germany), 70*(12), 742–747. https://doi.org/10.1055/s-0028-1103262

Schaefer, I., Bär, G. & Mitglieder des Forschungsprojektes ElfE, die (2019). Die Auswertung qualitativer Daten mit Peerforschenden: Ein Anwendungsbeispiel aus der partizipativen Gesundheitsforschung. Vorab-Onlinepublikation. https://doi.org/10.17169/FQS-20.3.3350 (Forum Qualitative Sozialforschung/Forum: Qualitative Social Research, Vol 20, No 3 (2019): Qualitative Content Analysis I).

Schneider-Reuter, L., Günther, M. & Faissner, M. (2025). Epistemische Ungerechtigkeit und Detransition. Eine ethische Analyse von Narrativen über Detransition in der Gesundheitsversorgung und ihrer Auswirkungen auf die medizinische Versorgungspraxis. In G. F. Wolf, M. Günther & K. Teren (Hrsg.), *Wegweiser Trans* Anregungen und Perspektiven für eine diskriminierungssensible Gesundheitsversorgung von trans* und nichtbinären Personen* (S. 169–186). DGVT Verlag.

Schnute, M., Schröer, W., Söllner, R. & Noack, T. (2015). Unterstützungsnetzwerke und Belastungen Angehöriger – Erste Ergebnisse einer partizipativen Forschungsstudie. *Suchttherapie, 16*(S. 01). https://doi.org/10.1055/s-0035-1557604

Stemmer, M. S., Gavranić, M., Hasenbein, L. & Pothmann, J. (2024). *Zwischen Fremd- und Selbstbestimmung: Zur Lebenssituation von trans und nicht-binären Jugendlichen und jungen Erwachsenen in Deutschland.*

Stone, S. (1992). The empire strikes back: A Posttranssexual Manifesto. *Camera Obscura: Feminism, Culture, and Media Studies, 10*(2), 150–176. https://doi.org/10.1215/02705346-10-2_29-150

Stryker, S. (2008). *Transgender history*. Seal Press.

Timmons, N. (2020). Towards a Trans Feminist Disability Studies. *Journal of Feminist Scholarship, 17*(17). https://doi.org/10.23860/jfs.2020.17.04

Trans Youth Project (2024). Welcome to the Trans Youth Justice Project. https://transyouthjusticeproject.com/

Unger, H. von & Gangarova, T. (2011). *PaKoMi Handbuch. HIV-Prävention für und mit Migrant/innen.* http://www.pakomi.de/publikationen

Unger, H. von. (2014). *Partizipative Forschung*. Springer Fachmedien Wiesbaden. https://doi.org/10.1007/978-3-658-01290-8

Wallcraft, J. & Schrank, B. (2009). Good Practice Guidance. In J. Wallcraft, B. Schrank & M. Amering (Hrsg.), *World Psychiatric Association evidence and experience in psychiatry series. Handbook of service user involvement in mental health research* (S. 243–247). Wiley-Blackwell.

Warne, M., Snyder, K., & Gillander Gadin, K. (2013). Photovoice: an opportunity and challenge for students' genuine participation. *Health promotion international, 28*(3), 299–310. https://doi.org/10.1093/heapro/das011

Wright, M. T, Unger, H. von & Block, M. (2010). Partizipation der Zielgruppe in der Gesundheitsförderung und Prävention. In M. T. Wright (Hrsg.), *Partizipative Qualitätsentwicklung in der Gesundheitsförderung und Prävention* (S. 35–52). Hogrefe, vorm. Verlag Hans Huber.

Mirjam Faissner (sie/ihr, cis*) ist Medizinethikerin und arbeitet als wissenschaftliche Mitarbeiterin am Institut für Geschichte der Medizin und Ethik in der Medizin an der Charité – Universitätsmedizin Berlin. Sie forscht zu strukturellen und epistemischen Ungerechtigkeiten im Gesundheitswesen, insbesondere in der Versorgung sozial marginalisierter Gruppen.

Mari Günther (sie/ihr, trans*), systemische Therapeutin, Referentin für Beratungsarbeit und Gesundheitsversorgung beim Bundesverband Trans*, sie entwickelt systemische Beratungsansätze im geschlechtlich nichtnormativen Kontext und stärkt die Communityexpertise im medizinischen Diskurs zu Trans* und Nichtbinarität.

Partizipation als Schlüssel zur erfolgreichen Behandlung von genderqueeren Jugendlichen

Sascha Bos

1 Einleitung

Die Behandlung von genderqueeren Jugendlichen ist anspruchsvoll und vielschichtig. Sie erfordert tiefgehende interdisziplinäre medizinische Kenntnisse und ein ausgeprägtes Bewusstsein für die sozialen Dimensionen genderqueerer Erfahrungen. Eine Schlüsselkomponente für den Erfolg ist die aktive Partizipation der Jugendlichen, unterstützt durch einen gut durchdachten Prozess der informierten Zustimmung und des Empowerments. Dieser Ansatz verlangt bedeutende Anpassungen in der medizinischen und psychologischen Betreuung.

Dieser Artikel ergänzt etablierte Konzepte wie „Intersektionalität" und „Minderheiten-Stress-Modell" durch die „Multicultural Guidelines" der American Psychological Association (APA). Damit wird ein Rahmenwerk geschaffen, das die Komplexität von genderqueeren Lebensrealitäten und deren gesundheitlichen Auswirkungen verständlich macht. Diese Richtlinien helfen Behandelnden, ihre eigene Position zu reflektieren und ihr Verständnis für Erfahrungen aus verschiedenen Minderheitenbereichen zu vertiefen. Anhand konkreter Praxisbeispiele wird die Relevanz für die klinische Praxis illustriert.

Ein zentrales Instrument für den empathischen Zugang zu genderqueeren Jugendlichen ist das „Gender Unicorn" (TSER, 2015). Dieses Tool ermöglicht es den Jugendlichen, ihre individuellen Ausprägungen in den Bereichen Geschlechtsidentität, Geschlechtsausdruck, zugewiesenes Geschlecht sowie romantische und sexuelle Orientierungen detailliert darzustellen. Es hilft auch Behandelnden, ihre eigene Perspektive zu überdenken und ein tieferes Verständnis für Geschlechtsinkongruenz zu entwickeln. Diese Selbsterfahrung

S. Bos (✉)
Charité, Universitätsmedizin Berlin, Berlin, Deutschland
E-Mail: sascha.bos@charite.de

C. Wiesemann et al. (Hrsg.), *Trans* Geschlechtlichkeit bei Kindern und Jugendlichen*,
https://doi.org/10.1007/978-3-662-71496-6_11

stärkt die Empathie, die essenziell für eine umfassende und respektvolle Behandlung ist. Zusätzlich werden Beispiele aus der Praxis präsentiert, die die Anwendung des Gender Unicorns verdeutlichen und seine Bedeutung zur Förderung eines erweiterten Bewusstseins für genderqueere Lebensrealitäten und die daraus resultierenden klinischen Implikationen demonstrieren.

Dieser Artikel richtet sich primär an medizinische und psychologische Fachkräfte, die in der Behandlung von genderqueeren Jugendlichen tätig sind, und bietet hilfreiche Einsichten und Werkzeuge für eine effektivere und empathischere klinische Praxis.

2 Minderheiten-Stress-Modell

Das Minderheiten-Stress-Modell, entwickelt von Ilan H. Meyer (2003) und weiterentwickelt für trans* Personen durch Michael L. Hendricks und Ryan L. Testa (Hendricks & Testa, 2012), beschreibt die psychosozialen Stressoren, denen Minderheiten ausgesetzt sind, und deren Auswirkungen auf Gesundheit und die Bewertung der eigenen Identität. Ergänzend zu diesen Überlegungen präsentieren Stern, Auge, Eder und Manduano im Kap. 6.7 „Minderheitenstress und Wege der Selbstermächtigung“ in Bos und Wolf (2023) erstmals ein neu konzipiertes Modell, das sexuelle und geschlechtliche Identität „gender and sexual minorities“ (GSM) zusammenfasst. Es zielt darauf ab, die spezifischen Bedürfnisse und Erfahrungen dieser Personen umfassender zu adressieren und zu integrieren.

Beispiel

Sam ist eine trans*weibliche jugendliche Person. Ihre Familie lehnt alles, was queer ist, ab (distaler Stressfaktor) und sie traut sich nicht, sich zu outen (proximaler Stressfaktor). Dadurch kann sie ihren dringenden Wunsch nach einer geschlechtsangleichenden Behandlung nicht kommunizieren und hat keinen Zugang zu einer spezifischen Gesundheitsversorgung. Auch kann sie sich ihrer Familie nicht in Gänze zeigen und entfernt sich innerlich stark von ihnen. Sie outet sich auch nicht an anderer Stelle, da sie Angst vor den Reaktionen hat (proximaler Stressfaktor). Sie schämt sich dafür, trans* zu sein (proximaler Stressfaktor). Aufgrund ihrer femininen Art erfährt sie Mobbing in der Schule (distaler Stressfaktor). Sie hat oft negative Gedanken und Affekte (gesundheitliche Folgen).◄

► **Wichtig**
Das Minderheiten-Stress-Modell beschreibt die psychosozialen Stressoren, denen Minderheiten ausgesetzt sind, und deren Auswirkungen auf Gesundheit und Bewertung und Präsentation der Identität.

Die Erzählung zeigt den intensiven Minderheitenstress, der durch gesellschaftliche Erwartungen und familiären Druck entsteht, und die tiefe psychische Belastung, die damit einhergeht. Diese Stressoren können negative Selbstbilder verursachen oder verstärken und chronischen Stress provozieren, der sich negativ auf das Wohlbefinden und Kompetenzen, die Identität öffentlich zu zeigen, auswirkt.

Beispiel

Sam ist eine trans*weibliche Jugendliche, die sich oft isoliert und unverstanden fühlte. Sie hat sich in der Schule einer Sozialarbeiterin anvertraut. Sie zeigte ihr eine queere Jugendgruppe. Hier könne sie andere kennenlernen, die sich so fühlten wie sie. Anfangs lehnte Sam Community-Kontexte ab, weil sie sich schämte, als trans* gelesen zu werden, und einfach ein normales Mädchen sein wollte. Diese Haltung zeigt die bereits internalisierte und wirksame trans* Negativität. Die Teilnahme an einer lokalen Pride-Veranstaltung, die Teil des Christopher Street Days (CSD) war, erzeugte bei Sam starke Ambivalenzen. Bei dieser Veranstaltung sah Sam eine Klassenkameradin, die von oben bis unten in Regenbogenfarben geschmückt war. Sie hatten bisher nicht viel miteinander gesprochen, aber Sam fand sie sehr cool. Über die gemeinsame Teilnahme an der Pride-Veranstaltung fanden sie einen neuen Zugang zueinander und freundeten sich an. Gemeinsam besuchten sie weitere queere Veranstaltungen. Die Freundschaft und der Kontakt zur Community stärkten Sams Selbstwertgefühl und zeigten Sam, dass sie nicht allein ist. Durch die Gespräche mit anderen queeren Jugendlichen normalisierten sich die Erfahrungen und Gedanken, die sie hatte. Dieses Erleben der Zugehörigkeit half Sam, sich gestärkt und ermutigt zu fühlen, was die Resilienz gegenüber alltäglichen Herausforderungen erheblich verbesserte. Sie traute sich erstmals, Freund*innen von ihrem Empfinden zu erzählen. Durch die positiven Reaktionen gestärkt, outete sie sich auch vor ihrer Mutter.

Nach ihrem Coming-out erlebte sie starken psychischen Stress durch Diskriminierung und Ablehnung in der Schule und der Familie. Nach intensiven Gesprächen und Aufklärungskampagnen in der Schule stieg die Akzeptanz sowohl seitens der Mitschüler*innen als auch der Lehrkräfte. Die Familie von Sam nahm an unterstützenden Beratungen teil und lernte, sie besser zu verstehen und zu unterstützen. Diese gestiegene Anerkennung führte zu einem erhöhten Gefühl der Akzeptanz und milderte die antizipierte Selbststigmatisierung ab. Sam erlebte einen deutlichen Rückgang des psychischen Stresses. Sie konnte nun ihre Identität offener leben, was ihr allgemeines Wohlbefinden verbesserte.◄

Dieses Fallbeispiel verdeutlicht, wie gestiegene Akzeptanz und Unterstützung in verschiedenen sozialen Kontexten dazu beitragen können, den psychischen Stress bei genderqueeren Jugendlichen zu reduzieren und ihr Gefühl der Akzeptanz, Stolz und der Zugehörigkeit zu stärken.

Das Minderheiten-Stress-Modell zeigt deutlich, wie psychosoziale Stressoren die Gesundheit und Identität genderqueerer Personen beeinträchtigen können. Um diesen komplexen Herausforderungen besser zu begegnen, bieten die „Multicultural Guidelines" der American Psychological Association (APA) ein wertvolles Rahmenwerk. Diese Richtlinien ermöglichen es, die intersektionalen Einflüsse auf das Leben genderqueerer Jugendlicher noch umfassender zu verstehen.

3 Die „Multicultural Guidelines" der American Psychological Association (APA, 2017)

Kimberlé Williams Crenshaw, eine amerikanische Juristin und Bürgerrechtlerin, ist vor allem bekannt für ihre Arbeit in den Bereichen kritische Rassismusforschung und Feminismus. Einer ihrer bedeutendsten Beiträge ist die Theorie der Intersektionalität (1989). Dieser Begriff beschreibt, wie verschiedene soziale und kulturelle Kategorien – wie Rassifizierung, Geschlecht, Klasse, Sexualität, Behinderung usw. – sich überlappen und wie die daraus resultierenden Schnittmengen spezifische und komplexe Erfahrungen von Unterdrückung und Diskriminierung formen. Ihre Forschung zeigte, dass ohne ein Verständnis dafür, wie sich verschiedene Formen der Diskriminierung überschneiden und interagieren, die Kämpfe bestimmter Gruppen unsichtbar bleiben und nicht adäquat adressiert werden können (vgl. Crenshaw, 1989). Ein Fallbeispiel zur Verdeutlichung der Theorie der Intersektionalität ist die Geschichte von Aisha, einer schwarzen trans* Frau mit einer Behinderung, die in einer einkommensschwachen Gemeinschaft lebt. Aishas Erfahrungen verdeutlichen, wie mehrere Diskriminierungsformen intersektional wirken und spezifische Herausforderungen schaffen.

Beispiel

Aisha ist schwarz, trans*weiblich und kommt aus einer armen Familie. Ihr Nachname klingt nicht deutsch und sie hat eine Lernbehinderung. Seit längerer Zeit sucht sie einen Job neben der Schule. Manchmal schreibt sie zwei Bewerbungen, eine mit ihrem Namen und eine mit einem deutschen Namen. Mehrmals wurde sie aufgrund eines deutschklingenden Namens eingeladen. Auch sucht sie schon länger nach trans*spezifischer Gesundheitsversorgung, doch ihre bisherigen Erfahrungen im Gesundheitssystem entmutigen sie. Einmal sagte eine Therapeutin, es sei ein Trend und sie wolle damit ihre anderen Probleme lösen. Aisha verstand nicht, wie das Trans*sein andere Probleme lösen sollte, es schuf ihrer Erfahrung nach neue. Eine andere Therapeutin sagte, sie könne nicht trans* sein, weil sie eine Lernbehinderung habe. Der ganze Stress, keine adäquate Behandlung zu finden, wirkte sich negativ auf ihre Gefühlswelt und Leistungsfähigkeit in der Schule aus.◀

Aishas Leben ist durch die Kombination dieser Diskriminierungsformen geprägt. Dieses Fallbeispiel zeigt, wie die Theorie der Intersektionalität die spezifischen und komplexen Erfahrungen von Menschen beleuchtet, die von mehreren Diskriminierungsformen betroffen sind. Es unterstreicht die Notwendigkeit eines umfassenden Verständnisses und gezielter Maßnahmen, um die einzigartigen Herausforderungen dieser Personen zu adressieren und effektive Unterstützungsnetzwerke und therapeutische Ansätze zu entwickeln.
Crenshaws Arbeiten haben einen tiefgreifenden Einfluss auf verschiedene Disziplinen, einschließlich Rechtswissenschaft, Soziologie, Geschlechterstudien sowie Politikwissenschaften und sie hat maßgeblich dazu beigetragen, wie Themen der Gerechtigkeit, Gleichberechtigung und sozialen Ungerechtigkeit weltweit diskutiert und angegangen werden. Ihre Theorie bietet einen Rahmen, der hilft, die Komplexität menschlicher Erfahrungen und die vielfältigen Wege, auf denen Macht und Unterdrückung wirken, zu verstehen.

Auch die Gesundheitswissenschaften haben Kimberlé Williams Crenshaws bahnbrechende Arbeit zur wissenschaftlichen Konzeptualisierung der Auswirkungen sich überschneidender Privilegierungs- und Deprivilegierungsstrukturen aufgegriffen. Basierend darauf wurden Modelle entwickelt, die sowohl intersektionale Einflüsse als auch zeitgeschichtliche Entwicklungen in der Gesundheitsversorgung berücksichtigen. Diese Modelle ermöglichen es, zu analysieren, wie sich intersektionale Verortungen in Interaktionen zwischen Personen im privaten und auch gesundheitsprofessionellen Kontakt widerspiegeln (Bos & Wolf, 2023).
Ein zentrales Modell in diesem Kontext sind die Multicultural Guidelines der American Psychological Association (APA, 2017). Dieses Modell zeigt auf, wie gesellschaftliche Privilegierungs- und Deprivilegierungsprozesse sowohl in die psychologische Forschung als auch in die psychotherapeutische Praxis einfließen und macht kontextuelle Einflüsse auf fünf Ebenen sichtbar. Diese Ebenen umfassen mikro-, meso- und makrosystemische Analysen, die in der sozialwissenschaftlichen Forschung weit verbreitet sind.

Beispiel

Lisa, ein trans* Mädchen, hat in ihrer bisherigen Schullaufbahn schwere Diskriminierung und Mobbing erlebt (mikrosystemische Ebene). An ihrer alten Schule war sie Opfer von Cybermobbing und wurde öffentlich geoutet, was zu verbalen Angriffen und Bedrohungen führte. An ihrer neuen Oberschule sah sich Lisa erneut Diskriminierung ausgesetzt, als über hundert Mädchen eine Petition verfassten, um trans* Mädchen den Zugang zu den Damentoiletten zu verwehren, was in der Schule offen diskutiert wurde (mesosystemische Ebene). Diese Erlebnisse verstärkten Lisas Gefühl der Ausgrenzung und Unsicherheit.◄

Ein Artikel auf EMMA.de (Louis, 2022) beschreibt den Protest von Feministinnen gegen die Einführung von Unisex-Toiletten in öffentlichen Gebäuden und die damit verbundenen Sorgen bezüglich der Sicherheit und Privatsphäre von Frauen. Diese mediale Darstellung trägt zusätzlich zu einer negativen öffentlichen Wahrnehmung bei und verstärkt Vorurteile gegenüber genderqueeren Personen (makrosystemische Ebene). Der Diskurs in den Medien beeinflusst den öffentlichen Diskurs und führt zu einer verstärkten Stigmatisierung und Ablehnung.

Im Sinne der Multicultural Guidelines ist es wichtig, die verschiedenen Ebenen der Diskriminierung aufzuzeigen und zu verstehen, wie diese das Leben von bspw. trans* Personen beeinflussen. Gleichzeitig sollte die Bedeutung von Unterstützungssystemen betont werden, um betroffene Personen zu schützen und ihnen zu helfen, sich in einer oft feindseligen Umgebung zurechtzufinden. Lisas Erfahrungen verdeutlichen die Notwendigkeit eines umfassenden Ansatzes zur Bekämpfung von Diskriminierung und zur Förderung von Akzeptanz und Inklusion. Schulen, Medien und die Gesellschaft als Ganzes müssen Verantwortung übernehmen, um ein sicheres und unterstützendes Umfeld für alle zu schaffen.

Die weiteren Ebenen decken kontextuelle Einflüsse, institutionelle Rahmenbedingungen und weitere gesellschaftliche Einflüsse ab, die sich letztlich auf das Ergebnis von Behandlung und Forschung auswirken. In diesem System sind Macht und Privilegien allgegenwärtig und durchziehen alle Ebenen und Interaktionen.

Beispiel

Alex, ein trans*männlicher Jugendlicher berichtet von Misgendern, depressiven Verstimmungen und dem Wunsch nach einer geschlechtsangleichenden Behandlung. Er bekommt von seinem Therapeuten gesagt, nur dieser könne über die Geschlechtsidentität entscheiden. Der Therapeut ist weiß, cis-männlich, heterosexuell und hat einen Kassensitz in einer Metropolregion. Er arbeitet psychodynamisch und konzipiert eine konfliktpathologische Herleitung der Geschlechtsidentität. Er integriert den ent-psychopathologisierten Ansatz im Sinne des ICD-11 nicht adäquat in seine Überlegungen. Er kann den Minderheitenstress nicht anerkennen und denkt die Identität als Symptom einer komplexeren Psychopathologie.◄

Dieses Fallbeispiel verdeutlicht, wie Macht und Privilegien in der psychologischen Begleitung von trans* Personen wirken können. Der Therapeut hatte eine Machtposition und nutzte diese, um die Identität von Alex zu pathologisieren und zu invalidieren, anstatt seine Erfahrungen und den Minderheitenstress anzuerkennen. Dies führte zu einer Verschärfung der psychischen Belastungen bei Alex, da seine Identität nicht respektiert und seine Bedürfnisse nicht angemessen berücksichtigt wurden. Das Beispiel zeigt die Bedeutung einer sensiblen und respektvollen Behandlung, die die spezifischen Herausforderungen und Erfahrungen von trans* Personen anerkennt und unterstützt.

Im Mehrebenenmodell in den „Multicultural Guidelines“ der APA wird auch untersucht, wie Gesundheitsversorgende und Behandlungssuchende vor dem Hintergrund ihres jeweiligen Selbstverständnisses aufeinandertreffen und ihre Beziehungen zueinander gestalten.

Beispiel

Lisa, ein trans* Mädchen, hatte aufgrund ihrer Gewalterfahrungen eine Psychotherapie begonnen. Ihre Psychotherapeutin glaubte jedoch nicht, dass die Gewalt wegen ihres Trans*seins erfolgte, und sagte: „Sie leben doch in Berlin, da ist doch alles möglich und alle können machen, was sie wollen.“ Diese Aussage invalidierte Lisas Erlebnisse und vernachlässigte die Realität trans*feindlicher Gewalt. Die fehlende Erfahrung der Therapeutin mit Trans*feindlichkeit führte dazu, dass Lisa sich nicht ernst genommen fühlte, was schließlich zum Abbruch der Behandlung führte.◄

Lisas Erfahrungen zeigen, dass eine fehlende Sensibilität und das Ignorieren von Diskriminierungserfahrungen die psychische Belastung verstärken können. Die Therapeutin unterschätzte die trans*feindlichen Anfeindungen, denen Lisa ausgesetzt war, und schuf dadurch ein Umfeld, in dem Lisa sich nicht sicher und verstanden fühlte. Diese Art der Invalidation von Gewalterfahrungen kann schwerwiegende Folgen haben und führt oft dazu, dass betroffene Personen notwendige Unterstützungsangebote nicht weiter in Anspruch nehmen.

Die APA hat diese Richtlinien entwickelt, um ein Bewusstsein für kulturell geprägte Weltanschauungen und Identitäten zu schärfen sowie die Bedeutung von kultureller Anpassungsfähigkeit in der therapeutischen Praxis zu betonen. Sie sollen Psycholog*innen dazu anregen, kontinuierlich ihre eigenen kulturellen Annahmen und Vorurteile zu reflektieren und dabei den Aufbau von Wissen und Verständnis für die verschiedenen kulturellen Hintergründe der Klient*innen zu fördern. Insbesondere soll der Bedeutung der Berücksichtigung von Machtgefällen und sozialer Gerechtigkeit in der psychologischen Praxis angemessen Rechnung getragen werden.

Die Menschenrechte dienen als Orientierungspunkt für eine ethisch fundierte Gesundheitsversorgung und Forschung, die sich gegen Ungerechtigkeiten durch Machtmissbrauch und Privilegierungs-/Deprivilegierungsprozesse richtet. In diesem System entstehen Spannungen aus traumatischen Ereignissen, während Wachstums- und Widerstandskräfte gegen die Wirkungen von Traumata gerichtet sind.

► **Wichtig**

Behandler*innen sollten kontinuierlich ihre eigenen kulturellen Annahmen und Vorurteile sowie ihre eigene Positionierung reflektieren.

Diese Orientierungshilfen sind daher besonders relevant in der Arbeit mit Personen aus marginalisierten und unterrepräsentierten Gruppen und bieten eine wertvolle Ressource für alle, die sich für eine inklusive und gerechte psychologische Praxis einsetzen. Sie können eine wichtige Rolle spielen, indem sie dazu beitragen, ein tieferes Verständnis für die spezifischen Bedürfnisse und Herausforderungen von trans* Jugendlichen zu entwickeln.

Beispiel

Lisa, die bereits trans*feindliche Gewalt und Diskriminierung erfahren hatte, suchte Hilfe in einer Traumaambulanz. Dort erhielt sie erstmals eine valide Anerkennung ihrer erlebten Gewalt. Diese Validierung ermöglichte es Lisa, sich zu öffnen und weitere traumatische Erfahrungen zu bearbeiten. Im Verlauf der Behandlung kam es zu erneuten trans*feindlichen Vorfällen an ihrer neuen Schule, wo Schülerinnen eine Petition gegen trans* Frauen auf den Damentoiletten starteten. Durch die affirmative Traumatherapie hatte Lisa jedoch bereits eine Resilienz aufgebaut, die ihr half, nicht zu dekompensieren. Stattdessen konnte sie konstruktive Lösungen vorschlagen. In einem gemeinsamen Gespräch stellte sie dar, dass verschiedene Minderheiten, wie muslimische Mädchen, ebenfalls von Unterdrückung betroffen seien und dass sie eigentlich gemeinsam gegen Unterdrückung kämpfen sollten. Leider wurde ihr Ansatz nicht verstanden, aber Lisa zeigte ein tiefes Verständnis dafür, dass oft verschiedene Minoritätsdomänen gegeneinander kämpfen, anstatt solidarisch zu handeln.◀

► **Wichtig**

Gesundheitsversorgende sollten sich der Ausgrenzungs-, Diskriminierungs- und Gewalterfahrungen bewusst sein und sich aktiv dagegen positionieren.

4 Das Gender Unicorn

Beispiel

Lilly, eine trans*weibliche Jugendliche, unterzieht sich einer sog. „Transgenderbegutachtung". Die Untersucherin nimmt Lillys trans*weibliche Identität nicht ernst, weil Lilly keine Schminke trägt, kurze Haare hat und keine Kleider trägt. Lilly gibt an, kein Interesse daran zu haben, und versteht nicht, warum diese äußeren Merkmale ihre Identität infrage stellen sollten. Auffällig ist, dass die Untersucherin selbst nicht geschminkt ist, burschikos gekleidet ist und kurze Haare hat. Dies ist der Untersucherin nicht bewusst, sodass sie nicht erkennt, dass ihr eigener Geschlechtsausdruck nicht im Widerspruch zu ihrer weiblichen Identität steht. Sie kann daher ihren unbewussten Bias gegenüber Lilly nicht auflösen.◀

Dieses Fallbeispiel zeigt, wie unbewusste Vorurteile und stereotype Vorstellungen die Anerkennung von Geschlechteridentität beeinflussen können, und betont die Notwendigkeit eines sensiblen und reflektierten Umgangs in der Begutachtungssituation.

Das Gender Unicorn ist ein grafisches Werkzeug, das hilft, die Komplexität von Geschlechtsidentität, Geschlechtsausdruck, biologisch zugewiesenem Geschlecht bei der Geburt sowie sexueller und romantischer Anziehung zu erklären und zu visualisieren. Es wird oft in Bildungseinrichtungen und Organisationen eingesetzt, um Diskussionen über Geschlechtervielfalt und Inklusion zu fördern.

Das Gender Unicorn wurde von Trans Student Educational Resources (TSER) konzipiert. TSER ist eine Organisation, die von trans* Jugendlichen geleitet wird und sich der Verbesserung der Bildungsumgebung für trans* und gender-nonkonforme Studierende widmet. Das Gender Unicorn wird dargestellt als ein farbenfrohes, Einhorn-ähnliches Wesen, das mehrere Kontinuen mit Schiebereglern darstellt, um die folgenden Dimensionen zu illustrieren:

1. **Geschlechtsidentität:** Dies kann als Frau/weiblich, Mann/männlich, andere Geschlechter oder eine Kombination dargestellt werden. Diese wird hier durch einen Regenbogen in einer Gedankenblase symbolisiert.
2. **Geschlechtsausdruck:** Wie eine Person ihre Geschlechtsidentität durch Kleidung, Verhalten und persönlichen Stil nach außen darstellt. Dies kann traditionell männlich, weiblich, eine Mischung oder etwas ganz anderes sein.
3. **Zugewiesenes Geschlecht bei Geburt:** Dies wird häufig durch ein Symbol für DNA zwischen den Beinen des Einhorns dargestellt und zeigt an, ob einer Person bei der Geburt das Geschlecht männlich, weiblich oder divers (inter*) zugeordnet wurde.
4. **Physisch angezogen von:** Dies beschreibt, zu welchem Geschlecht oder Geschlechtern eine Person physisch hingezogen ist.
5. **Emotional angezogen von:** Dies beschreibt die emotionale oder romantische Anziehung zu verschiedenen Geschlechtern.

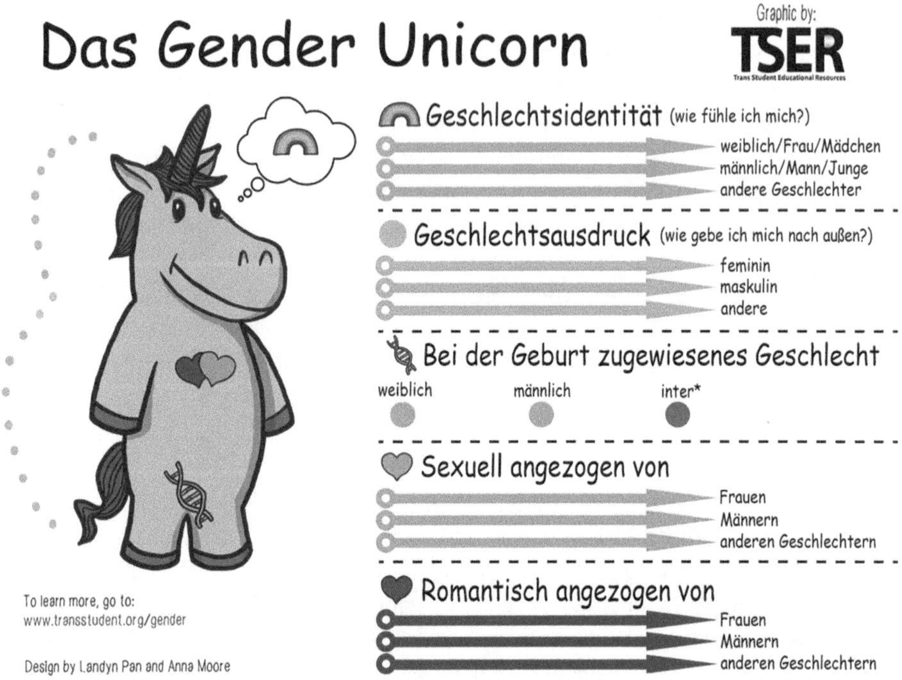

Das Ziel des Gender Unicorns ist es, ein tieferes Verständnis für die Vielschichtigkeit und Individualität der Geschlechts- und Anziehungsidentitäten zu schaffen. Es soll helfen, stereotype Vorstellungen zu überwinden und eine inklusivere Sichtweise auf Geschlecht und Sexualität zu fördern. Durch seine ansprechende und einfache Darstellung hat sich das Gender Unicorn als nützliches Werkzeug etabliert, um in Schulen, Arbeitsplätzen und anderen Gemeinschaften ein differenziertes Verständnis für diese Themen zu fördern.

Beispiel

Sam ist ein cisgender Junge, dessen Geschlechtsidentität, Geschlechtsausdruck, zugewiesenes Geschlecht und romantische Orientierung alle heteronormativ ausgerichtet sind. Sam identifiziert sich als Junge (Geschlechtsidentität), drückt sich durch traditionell männliche Kleidung und Verhalten aus (Geschlechtsausdruck), wurde bei der Geburt als männlich zugewiesen (Zuweisungsgeschlecht) und hat eine romantische/sexuelle Präferenz für Mädchen. Diese klare Übereinstimmung aller Aspekte stellt ein klassisches Beispiel einer heteronormativen Verknüpfung dar.◀

Beispiel

Alex ist eine trans*weibliche Person, die romantisch und sexuell von Frauen angezogen wird. Sie identifiziert sich als Frau (Geschlechtsidentität), trägt typischerweise feminine Kleidung und drückt sich weiblich aus (Geschlechtsausdruck), wurde jedoch bei der Geburt als männlich zugewiesen (Zuweisungsgeschlecht). Trotz der körperlichen Transition bleibt ihre romantische und sexuelle Präferenz für Frauen unverändert, was zeigt, dass geschlechtliche Identität und sexuelle Orientierung unabhängig voneinander sind.◄

Beispiel

Jordan ist eine genderqueere Person, die sich nicht auf ein binäres Geschlecht festlegt (Geschlechtsidentität). Jordan drückt sich variabel aus, trägt sowohl maskuline als auch feminine Kleidung (Geschlechtsausdruck) und wurde bei der Geburt als weiblich zugewiesen (Zuweisungsgeschlecht). Jordan identifiziert sich als asexuell, hat also keine sexuelle Anziehung zu anderen Menschen (romantische/sexuelle Orientierung). Dieses Beispiel zeigt die Vielfalt und Komplexität von Geschlechtsidentität und sexueller Orientierung jenseits des binären Systems.◄

► **Wichtig**
Das Gender Unicorn veranschaulicht, dass Geschlechtsidentität, Geschlechtsausdruck, körperliches Geschlecht, sexuelle Anziehung und romantische Anziehung unabhängige und vielfältige Dimensionen der menschlichen Identität sind.

5 Integration des Diane-Ehrensaft-Modells (2016)

Ein weiteres wichtiges Modell, das in der partizipativen Gesundheitsversorgung für genderqueere Jugendliche Anwendung finden kann, ist das von Diane Ehrensaft entwickelte Konzept, das genderqueere bzw. genderkreative Kinder in drei Gruppen unterteilt: Äpfel, Orangen und Fruchtsalat.

1. **Äpfel:** Diese Gruppe umfasst Jugendliche, die eine deutliche Genderinkongruenz verspüren. Sie identifizieren sich oft mit einem Geschlecht, das nicht ihrem bei der Geburt zugewiesenen Geschlecht entspricht, und benötigen eine Gesundheitsversorgung, die ihre Genderidentität anerkennt und unterstützt.
2. **Orangen:** Diese Kategorie beinhaltet Jugendliche, die traditionelle Geschlechterrollen infrage stellen. Ihr Weg führt sie häufig zu einer Identität, die als bi- oder homosexuell beschrieben werden kann. Die Behandlung und Unterstützung dieser Gruppe erfordert

ein Verständnis dafür, dass die Erforschung und Infragestellung von Geschlechterrollen ein wichtiger Teil ihrer Entwicklung ist.

3. **Fruchtsalat:** Diese Gruppe ist besonders vielfältig. Sie umfasst Jugendliche, die sowohl ihre Genderidentität als auch ihren Genderausdruck explorieren. Die Entwicklungswege in dieser Gruppe können zu verschiedenen genderqueeren Identitäten führen, einschließlich nichtbinärer oder anderer genderqueerer Ausdrücke. Die Betreuung dieser Gruppe erfordert eine besonders offene und flexible Herangehensweise. Es kann Jugendliche geben, die sich mit mehreren oder keinen Geschlechteridentitäten identifizieren können und für die, bezüglich geschlechtsunterstützender Maßnahmen, mehrere Wege infrage kommen.

▶ **Wichtig**
Es kann Jugendliche geben, die sich mit mehreren oder keinen Geschlechteridentitäten identifizieren können und für die, bezüglich geschlechtsunterstützender Maßnahmen, mehrere Wege infrage kommen.

Beispiel

Eine zwölfjährige, nichtbinäre Person (Jo) mit männlichem Zuweisungsgeschlecht stellt sich in der Sprechstunde vor. Jo nutzt keine Pronomen und kann differenziert über den intrapsychischen Aushandlungsprozess hinsichtlich des Wunsches nach einer geschlechtsangleichenden Hormonbehandlung berichten. Jo fühlt sich eindeutig im nichtbinären Spektrum verortet und äußert Sorgen über eine mögliche Vermännlichung, insbesondere hinsichtlich der Stimme und der Bedeutung eines Stimmbruchs für Jos geschlechtliche Lesbarkeit. Jo berichtet eindrücklich, wie belastend es seit jeher sei, männlich gelesen zu werden, da solche Zuschreibungen nicht Jos Wesen entsprächen. Im Zweifelsfall würde Jo lieber eine weibliche Pubertät durchleben. Da noch weitere Fragen zu klären sind, wie die Bedeutung der sexuellen Reifung oder eines künftigen Kinderwunsches, möchte Jo die Suppression der Pubertät in Anspruch nehmen.◀

Dieses Fallbeispiel zeigt, dass manche Personen sich – wie in den Standards of Care for the Health of Transgender and Gender Nonconforming People (Coleman et al., 2022, S. 80) beschrieben – mit mehr als einer Geschlechtsidentität identifizieren und dass verschiedene Transitionswege für sie infrage kommen können. Es verdeutlicht auch, dass individuelle Bedürfnisse und Präferenzen in der Gesundheitsversorgung berücksichtigt werden müssen.

Es ist wichtig zu bedenken, dass Genderinkongruenz nicht isoliert erlebt wird. Die Unterstützung des Umfeldes spielt beim Coming-out und bei Entscheidungen für oder gegen geschlechtsangleichende Maßnahmen eine bedeutende Rolle. Beispielsweise wird Genderdysphorie durch Minderheitenstress und Diskriminierung negativ beeinflusst

(Brecht et al., 2024) und kann so auch Behandlungsentscheidungen mitbestimmen. Klinisch ist es hilfreich, das genderqueere Empfinden, die Behandlung und eine mögliche Prognose voneinander zu trennen. Ein solches Vorgehen erfordert von Behandelnden eine hohe Ambiguitätstoleranz.

6 Proaktive Aufklärung über Perspektiven von Personen, die De-Transition in Anspruch nehmen

Aus der Literatur (Coleman et al., 2022, S. 61) wissen wir, dass es Personen gibt, die ihre Behandlung im Verlauf der Lebenszeit verändern. Dies kann unterschiedliche Gründe haben. Eine geplante Schwangerschaft kann beispielsweise erfordern, mit der Testosteronbehandlung zu pausieren. Auch kann die Entscheidung für eine Transitionsbehandlung dazu führen, dass die Person erst mit Beginn der Behandlung als trans* Person sichtbar wird, was Diskriminierungserfahrungen provozieren kann, die vorher nicht erfahren wurden. In der Regel werden äußere Gründe als Motiv für die De-Transition angegeben (Pullen Sansfaçon et al., 2023) und die Personen identifizieren sich nach wie vor als genderqueer.

Beispiel

Taylor ist eine nichtbinäre Person, die zunächst eine verweiblichende Hormonbehandlung begann, da sie sich anfänglich als weiblich identifizierte. Im Verlauf der Behandlung stellte Taylor fest, dass sie sich wohler fühlte und entgegen anfänglichen Ängsten begann, romantische Beziehungen einzugehen. Die Hormonbehandlung unterdrückte jedoch Erektionen, was Taylor störte, da sie auch sexuelle Beziehungen eingehen wollte.

Im Verlauf der Therapie entwickelte Taylor ein tieferes Verständnis ihrer Identität und fühlte sich zunehmend kompetent im nichtbinären Spektrum verwurzelt. Der Wunsch nach Erektionen und die Neuverortung führten zu einer selbstbestimmten Entscheidung, die Hormonbehandlung zu pausieren. Die erneute Vermännlichung störte Taylor jedoch so sehr, dass sie erneut die verweiblichende Behandlung in Anspruch nahm.

Die Sichtbarkeit als nichtbinäre Person führte zu Stress und einem Druck zur Eindeutigkeit im sozialen Umfeld. Dies erschwerte auch die Suche nach potenziellen Partnerpersonen, da Taylor an cis-männlichen Personen interessiert war, die oft Schwierigkeiten hatten, mit ihrem eigenen Interesse an genderqueeren Personen umzugehen und ihre inneren Konflikte auf Taylor projizierten.

Insgesamt betrifft dies nur sehr wenige Personen. Ich plädiere dafür, in der Behandlung proaktiv über die Risiken aufzuklären und Veränderungen in der Behandlung als „erlaubt" zu framen oder anders zu legitimieren. Dies entängstigt meiner klinischen Erfahrung nach besonders Angehörige, die oft Transition schwarz-weiß denken im Sinne von: „Es gibt eine richtige und eine falsche Lösung.“ Aber auch Behandlungssuchende selbst sollten, insbesondere, wenn Unsicherheiten mit der Behandlung bestehen, das Gefühl haben, dies jederzeit ansprechen zu dürfen.◄

7 Beispiel von Partizipation aus der interdisziplinären Spezialsprechstunde für Fragen der Geschlechtsidentität im Kindes- und Jugendalter: Inklusion der Perspektive von trans* Eltern in die klinische Praxis

Jugendliche haben häufig noch keinen Kinderwunsch und sind entwicklungsbedingt nicht mit Familienplanung beschäftigt. Auch fehlt es hier zumeist an Vorbildern, mit denen sie sich adäquat darüber austauschen können. Die Eltern beraten in der Regel aus einer cis-normativen Elternperspektive, welche die Jugendlichen nicht abholt und welcher es an Wissen um Lebensrealitäten von trans* Eltern fehlt. Um diese Leerstelle zu füllen, haben wir beispielsweise mit dem Bundesverband Trans* (BVT*) ein Video erstellt, in dem trans* Personen retrospektiv über Kinderwunschentwicklung und Elternschaft sprechen. Dabei war es uns wichtig, möglichst geschlechtlich diverse Perspektiven sowie auch bezogen auf die Generierung von Elternschaft unterschiedliche Wege aufzuzeigen. Wir möchten den Jugendlichen hier ein breites Bild der Möglichkeiten zeigen und sie in ihrer Entscheidungsfindung bezüglich der Inanspruchnahme reproduktionsmedizinischer Maßnahmen optimal unterstützen.

8 Konklusion

In diesem Artikel habe ich die kritische Bedeutung der Partizipation in der Behandlung von genderqueeren Jugendlichen erörtert, wobei ein besonderes Augenmerk auf das Konzept der Intersektionalität und Minderheitenstress gelegt wurde. Durch die „Multicultural Guidelines“ der APA, das Konzept von Ehrensaft und das innovative Tool des „Gender Unicorn“ wurde ein Rahmen geschaffen, der es Behandelnden ermöglicht, ihre eigenen unbewussten Vorannahmen zu erkennen und zu überwinden und eine inklusive, empathische und respektvolle Behandlungspraxis zu fördern.

Die Praxisbeispiele zeigen, dass ein tiefes Verständnis für die Lebensrealitäten von genderqueeren Jugendlichen nicht nur möglich, sondern auch essenziell für eine wirksame medizinische und psychologische Begleitung ist. Es wurde deutlich, dass die Berücksichtigung von Selbstauskünften, die Anerkennung von Geschlechtsinkongruenz und die Förderung von Geschlechtsidentität nicht nur therapeutische Imperative sind, sondern auch grundlegende Menschenrechte.

Wir stehen an einem Wendepunkt in der Behandlung von genderqueeren Jugendlichen, an dem die Notwendigkeit eines Paradigmenwechsels unübersehbar ist. Dieser Wandel erfordert nicht nur eine Neuausrichtung der klinischen Praxis, sondern auch eine kulturelle und gesellschaftliche Verschiebung, die die Vielfalt der Geschlechtsidentitäten anerkennt und wertschätzt.

Es ist die Verantwortung jeder einzelnen Person in der medizinischen und psychologischen Gemeinschaft, sich kontinuierlich weiterzubilden, offen für Veränderungen zu sein und aktiv zur Entstigmatisierung von trans* Identitäten beizutragen. Die Zukunft der Gesundheitsversorgung für genderqueere Jugendliche hängt von unserem Engagement ab, eine umfassende, gerechte und empathische Behandlung zu gewährleisten, die die Würde und den Wert jedes Individuums respektiert.

Lasst uns gemeinsam daran arbeiten, eine inklusive und unterstützende Umgebung zu schaffen, die nicht nur das Überleben, sondern auch das Gedeihen von genderqueeren Jugendlichen fördert.

Literatur

American Psychological Association. (2017). *Multicultural guidelines: An ecological approach to context, identity, and intersectionality.* Verfügbar unter: Multicultural Guidelines PDF

Bos, S., & Wolf, G. (Hrsg.). (2023). *Geschlechter und Sexualitäten in Psychotherapie und Beratung.* Edition Assemblage.

Brecht, A., Bos, S., Ries, L., Hübner, K., Widenka, P. M., Winter, S. M., & Calvano, C. (2024). Analyzing body dissatisfaction and gender dysphoria in the context of minority stress among transgender adolescents. *Child and Adolescent Psychiatry and Mental Health, 18*(1), 30.

Coleman, E., Radix, A. E., Bouman, W. P., Brown, G. R., De Vries, A. L., Deutsch, M. B., … & Arcelus, J. (2022). Standards of care for the health of transgender and gender diverse people, version 8. *International journal of transgender health, 23*(sup1), 1–259.

Crenshaw, K. (1989). Demarginalizing the intersection of race and sex: A Black feminist critique of antidiscrimination doctrine, feminist theory and antiracist politics. *University of Chicago Legal Forum, 140*(1), 139–167.

Ehrensaft, D. (2016). *The gender creative child: Pathways for nurturing and supporting children who live outside gender boxes.* The Experiment.

Hendricks, M. L., & Testa, R. J. (2012). A conceptual framework for clinical work with transgender and gender nonconforming clients: An adaptation of the Minority Stress Model. *Professional Psychology: Research and Practice, 43*(5), 460–467. https://doi.org/10.1037/a0029597

Louis, C. (2022, November 4). Rettet die Frauentoilette! EMMA. Verfügbar unter: https://www.emma.de/artikel/bald-keine-frauen-toiletten-mehr-339915 Zugegriffen: 10.sept.2024

Meyer, I. H. (2003). Prejudice, social stress, and mental health in lesbian, gay, and bisexual populations: conceptual issues and research evidence. *Psychological bulletin, 129*(5), 674. https://doi.org/10.1037/0033-2909.129.5.674

Pullen Sansfaçon, A., Gelly, M. A., Gravel, R., & Medico, D. (2023). A nuanced look into youth journeys of gender transition and detransition. *International Journal of Transgender Health.* https://doi.org/10.1080/26895269.2023.2279272

Trans Student Educational Resources. (2015). The Gender Unicorn. Retrieved from https://transstudent.org/gender/

Sascha Bos (-/-, genderqueer) ist Kunsttherapeut*in und Kinder- und Jugendlichenpsychotherapeut*in an der Charité – Universitätsmedizin Berlin. Sascha arbeitet für und mit minderjährigen Gewaltopfern sowie TIN* Personen, die Zugang zu trans*spezifischer Gesundheitsversorgung benötigen. Behandlungs- und Forschungsschwerpunkte sind Trauma und Trans*gesundheit im Kindes- und Jugendalter.

Chancen und Herausforderungen der partizipativen Forschung am Beispiel des TRANS*KIDS-Projekts

Tina Brokmeier, Sandra Mucha, Georg Romer, Milena Siebald und Manuel Föcker

► Partizipative Forschung soll in erster Linie eine gerechte Teilhabe an Wissensproduktion ermöglichen und somit im Rahmen der „Anti-Diskriminierung" einen wesentlichen Beitrag leisten. Sie bietet eine hervorragende Möglichkeit, durch den Einbezug der Perspektiven von Expert*innen in eigener Sache ein präziseres Verständnis des Forschungsthemas zu gewährleisten und näher an der Realität orientierte Ergebnisse zu produzieren. Anhand des Beispiels der TRANS*KIDS Studie soll unter Zuhilfenahme der Partizipationsstufen von Hella von Unger (von Unger, H. (2014). Partizipative Forschung: Einführung in die Forschungspraxis. Springer-Verlag.) im Forschungsprozess aufgezeigt werden, was die Chancen, Herausforderungen, aber auch Grundvoraussetzungen für eine partizipative Zusammenarbeit sind. Diesbezüglich werden folgende Aspekte als hilfreich herausgestellt: ein

T. Brokmeier
München, Deutschland

S. Mucha
Edith-Stein-Schule, Freiburg, Deutschland

G. Romer · M. Siebald
Universitätsklinikum Münster, Klinik für Kinder- und Jugendpsychiatrie, -psychosomatik und -psychotherapie, Münster, Deutschland
E-Mail: Milena.Siebald@ukmuenster.de

M. Föcker (✉)
LWL-Universitätsklinik Hamm der Ruhr-Universität Bochum, Klinik für Kinder- und Jugendpsychiatrie, Psychotherapie und Psychosomatik, Campus Gütersloh, Gütersloh, Deutschland
E-Mail: Manuel.Foecker@lwl.org

C. Wiesemann et al. (Hrsg.), *Trans* Geschlechtlichkeit bei Kindern und Jugendlichen*,
https://doi.org/10.1007/978-3-662-71496-6_12

gemeinsam hergestelltes Commitment und eine gemeinsame Haltung in Bezug auf das Vorgehen, eine Einbeziehung von Beginn an, ausreichend Zeitkapazitäten und eine angemessene Bezahlung. Das Kapitel zeigt partizipativ Forschenden auf, was sie berücksichtigen sollten und was ggf. erforderlich ist, um Stolpersteine in der partizipativen Zusammenarbeit aus dem Weg zu räumen.

1 Einführung

Partizipative Forschung hat sich als eine bedeutende Methode in der qualitativen Forschung etabliert, die darauf abzielt, allen Beteiligten – also forschenden wie beforschten Personen – eine aktive Rolle im Forschungsprozess zuzuweisen. Somit soll sie eine gerechte Teilhabe ermöglichen und einen wesentlichen Beitrag zur Anti-Diskriminierung von Expert*innen in eigener Sache leisten. Durch die Integration der Perspektiven und des Wissens der beteiligten Akteur*innen wird ein tieferes Verständnis der untersuchten Phänomene ermöglicht. Durch die Beteiligung kann sichergestellt werden, dass die Forschung Themen und Fragen adressiert, die für die beteiligten Personen und Gemeinschaften tatsächlich wichtig sind. Dadurch wird die Forschung relevanter für die realen Lebensumstände der Menschen. Trotz dieser Vorteile gestaltet sich dieser partizipative Prozess in der Praxis oft als herausfordernd.

Hella von Unger beschreibt in ihrem Modell partizipative Forschung als zirkulären Forschungsprozess mit mehreren Schritten, in denen immer wieder in Zusammenarbeit mit den Co-Forschenden ein Austausch über das Vorgehen der Erhebung („Aktion") und Auswertung („Reflexion") stattfindet (von Unger, 2014, S. 51–68). Im Folgenden analysieren und erläutern wir den Forschungsprozess innerhalb des TRANS*KIDS-Projekts in Anlehnung an die einzelnen Schritte des Modells.

2 Partner*innen finden, Themen eingrenzen, Bedarf bestimmen, Recherchen

Laut von Unger (2014) besteht der erste Schritt in der partizipativen Forschung darin, geeignete Partner*innen für die Zusammenarbeit zu finden, Themen einzugrenzen und den Forschungsbedarf zu bestimmen.

Innerhalb der Antragsstellung unseres vom Bundesministerium für Gesundheit (BMG) geförderten Forschungsprojekts „TRANS*KIDS" konnte aufgrund verschiedener Bedingungen, die zu unzureichenden Ressourcen im Antragsprozess führten, zum Zeitpunkt der Einreichung des Projektantrages beim Geldgeber lediglich eine Bereitschaft zur Kooperation bei den Expert*innen in eigener Sache (Co-Forschenden) angefragt werden. Eine gemeinsame Themenfindung und Themeneingrenzung konnten nur unzureichend vorgenommen werden. Aufgrund des geringen Zeitkontingentes bis zur Einreichung waren die Co-Forschenden nicht in den Antragsprozess, bestehend aus Recherchen, Zieldefinition und Planung der Studie, beteiligt. Die thematischen Richtungen waren bereits vorgegeben. Die Co-Forschenden haben demnach quasi „blind" einer Kooperation zugestimmt. Wie lässt sich diese quasi blinde Zustimmung erklären?

Die angefragten Kooperationspartner*innen waren Personen, die in der zu beforschenden „Trans-Community" auf Bundesebene in Verbänden organisiert und in den Kontexten von Beratung, Therapie, Wissenschaft und Politik engagiert sind. Diese Partner*innen, welche, gemäß Unger (2014) als lebensweltlich Forschende oder Co-Forschende bezeichnet werden, waren aufgrund ihrer bestehenden Beziehungen und Erfahrungen in ihrer Gemeinschaft ideal positioniert, um relevante Themen zu identifizieren und die Forschungsarbeit zu unterstützen. Obwohl die spezifischen Bedarfe und Rollen der Beteiligten in der Eile der Antragsstellung nicht detailliert besprochen wurden, wurde das bestehende Vertrauen zwischen den Antragssteller*innen und den Beteiligten als solide Grundlage für die Zusammenarbeit angesehen. Dieses Vertrauen konnte zum einen aufgebaut werden durch vergangene erfolgreiche Kooperationen in anderen Projekten (z. B. Kooperationen in der Erarbeitung von Behandlungsleitlinien) und zum anderen aus einer gemeinsam entwickelten Haltung in Bezug auf die Thematik, deren öffentlicher Diskurs zeitweise hochemotional und polarisierend geführt wird.

Nach der Förderungszusage des BMG kam es zu einer Veränderung in der Projektleitung. Die Antragsstellerin, die aufgrund ihrer vorherigen engen Zusammenarbeit mit den Co-Forschenden und dem dadurch entstandenen Vertrauensverhältnis eine zentrale Vermittlerrolle innehatte, schied aus dem Projekt aus. Dies erforderte einerseits eine Neuformierung eines Teils des Forschungsteams intern und andererseits den Aufbau von Vertrauen seitens der neuen Projektleitung zu den Co-Forschenden. Ein Kick-Off-Meeting unter Beteiligung der „alten" und „neuen" Projektleitung zu Beginn des Projekts sollte eine neue Grundlage hierzu schaffen und als Fundament für die kommenden Jahre der gemeinsamen Forschung dienen. In diesem Kick-Off-Meeting wurden bereits folgende Herausforderungen deutlich:

1. Es bestand grundsätzlich die gemeinsame Absicht aller Projektteilnehmenden im vorhandenen Projektrahmen ab dem Zeitpunkt des Kick-Off-Meetings, die Co-Forschenden intensiv partizipativ einzubinden.
2. Allerdings waren die zeitlichen Ressourcen der Co-Forschenden, die für das TRANS*KIDS-Projekt zur Verfügung standen sehr heterogen. Dieses Problem ergab sich insbesondere daraus, dass keine Finanzierung der Co-Forschenden bis auf Wegstreckenentschädigungen und Übernachtungskosten im bewilligten Projektbudget vorgesehen war.

3. Der Projektzeitplan beinhaltete knapp gehaltene Zeiträume zur Erreichung der Meilensteine, sodass für die Hauptforschenden ein zeitlicher Druck bestand, die Meilensteine zu erreichen.

Diese Bedingungen führten zu Unzufriedenheiten der Co-Forschenden und beeinflussten das Interesse der Mitwirkung am Projekt. Die Organisation regelmäßiger Projekttreffen stellte interinstitutionell eine große Herausforderung dar. Zudem schienen unterschiedliche Motivationen, Prioritäten und Interessen der beteiligten Partner*innen bezüglich der Projektteilnahme zu bestehen, die mutmaßlich miteinander kollidierten. Die Wahrnehmung der Co-Forschenden, dass die Projektstruktur diskriminierende Elemente beinhalte, konnte nicht von der Hand gewiesen werden. Folgende diskriminierende Elemente wurden wahrgenommen: die hierarchische Struktur des Projektes, in der die Projektleitungen als Letztentscheidungsträger durch cis* Forschende besetzt waren. Es fanden Entscheidungsprozesse im Projekt statt, an denen die Co-Forschenden nicht beteiligt wurden. Zudem war zu Beginn des Projektes keine Finanzierung der Co-Forschenden vorgesehen.

Basierend auf den Erfahrungen mit dem TRANS*KIDS-Projekt identifizieren wir folgende Gelingensbedingungen für die Phase der Projektplanung:

1. Ein Einbezug der Co-Forschenden in die Planungsphase von Projekten von Beginn an ist zu empfehlen,

   um die Zusammenarbeit im Projekt miteinander klar zu definieren, Bedarfe, Bedürfnisse und Grenzen der einzelnen Partner*innen auszuloten, die Perspektive aus den Lebenswelten bereits in die Ziel-/Projektplanung einzubeziehen und das ggf. bereits bestehende Vertrauen nicht zu gefährden.
2. Eine angemessene Finanzierung der Co-Forschenden ist unbedingt vorzusehen und mit den Co-Forschenden zu verhandeln.
3. Die Erarbeitung einer gemeinsamen Haltung in Bezug auf eine Zusammenarbeit „auf Augenhöhe" und der transparente Austausch von Motivationen und Zielen der Projektteilnahme aller Beteiligten sind hilfreich.
4. Eine bereits bestehende Vertrauensbeziehung begünstigt den gelungenen Start in ein partizipatives Projektvorhaben.

3 Gemeinsam Ziele setzen/Studiendesign

Der folgende Schritt gemäß der Methodik von Hella von Unger (2014) umfasst die gemeinsame Festlegung klarer Forschungsziele. Obwohl die übergeordneten Projektziele bereits während des Antragsprozesses vor Beginn des eigentlichen Forschungsprojekts definiert wurden, stand nun die Formulierung einzelner Meilensteine und Unterziele im Fokus. Im Anschluss an die Festlegung klarer Forschungsziele, wie von Hella von Unger (2014) beschrieben, stellt sich die Frage, welches Forschungsdesign gewählt wird und inwieweit die Co-Forschenden in den weiteren Verlauf des Projekts involviert sein können. Wie bereits erwähnt wurden das Forschungsdesign bzw. die Forschungsmethoden maßgeblich von den Forschenden bzw. bereits von den Antragssteller*innen vorgegeben. Das TRANS*KIDS-Projekt ist in einem vorherigen Kapitel bereits intensiv erläutert. An dieser Stelle seien die Ziele nochmals zusammengefasst:

1. Schärfung des Diskriminierungsbegriffes in diesem Kontext
2. Untersuchung positiver und negativer Erfahrungen von jungen trans* Personen und ihren Sorgeberechtigten im Gesundheitswesen sowie den Erfahrungen der Mitarbeitenden im Gesundheitswesen mit trans* Kindern und Jugendlichen
3. Entwicklungen von Schulungen für Mitarbeitende im Gesundheitswesen

4 Aktion (Daten erheben)

Nach von Unger (2014) ist eine unerlässliche Grundlage für die Partizipation ein iterativer Prozess von Aktion und Reflexion. Die Aktion ist das gemeinsame Handeln: das Erheben der Daten (Fragebögen, Interviews) zusammen mit den Co-Forschenden. Die Reflexion ist die Auswertung der Daten, die ebenfalls zusammen mit den Co-Forschenden durchgeführt wird. Co-Forschende können entweder in der Auswertungsmethodik geschult werden oder es werden Auswertungsmethoden angewandt, bei denen die Co-Forschenden teilhaben können. Wissenschaftlich Forschende sollten eine Haltung als Mitlernende entwickeln (Nind, 2011).

Im Rahmen der Auswahl und Entwicklung geeigneter Forschungsmethoden, wie von Hella von Unger (2014) beschrieben, stellte sich die Frage, inwieweit und in welcher Form eine weitere Involvierung der Co-Forschenden während der Datenerhebung erfolgen sollte. Die Beteiligung an der Datenerhebung wurde in der Projektgruppe intensiv diskutiert, insbesondere vor dem Hintergrund einer nicht vorgesehenen Finanzierung. Eine weitere Herausforderung bestand angesichts der COVID-19-Pandemie, die nahezu zeitgleich mit dem Datenerhebungszeitraum begann. Die ursprünglich geplanten Datenerhebungen in den Einrichtungen, in denen die Co-Forschenden aktiv und etabliert waren, mussten weitgehend entfallen. Stattdessen wurden die Interviews überwiegend telefonisch oder per Videocall durchgeführt, was die ursprünglich vorgesehene Methodik erheblich veränderte.

In der Diskussion wurde seitens der Co-Forschenden gegenüber den Forschenden infrage gestellt, ob die Forschenden, welche sich in den Fachbereichen Psychologie und Erziehungswissenschaften verorteten, aufgrund ihrer cis* Geschlechtlichkeit über ausreichend Sensibilität und Verständnis für die spezifischen Anliegen der betroffenen Personengruppen verfügten. Zudem wurde kritisiert, dass die Forschenden „Repräsentanten des Gesundheitssystems" waren. Diese Besorgnis war möglicherweise auch durch die Befürchtung motiviert, dass die generierten Forschungsergebnisse potenziell nachteilige Auswirkungen auf die betroffenen Gruppen haben könnten. Um diesem Misstrauen entgegenzuwirken, wurde unter anderem eine von einer Co-Forschenden geleitete Selbsterfahrung für die Forschenden organisiert, um deren Sensibilisierung und Verständnis für das eigene Geschlecht und für die spezifischen Lebensrealitäten der betroffenen Personengruppen zu fördern.

Eine erweiterte partizipatorische Zusammenarbeit in der Datenerhebungsphase, die durch die Co-Forschenden eingefordert wurde und sich dann durch zeitliche Zwänge nicht umsetzen ließ, hätte eine intensive gemeinsame Vorbereitungsphase in Form von Workshops in Bezug auf die Durchführung von qualitativen Interviews und Fokusgruppen vorausgesetzt. Bei den Co-Forschenden waren methodische Kenntnisse in Bezug auf Fokusgruppen und strukturierte Interviews bereits aus vorangegangenen Projekten vorhanden. Aus Sicht der Forschenden war eine unerlässliche Voraussetzung in der Zusammenarbeit der Datenerhebungsphase die intensive Kommunikation über die Formen des gemeinsamen Handelns und eine gemeinsame Haltung. Dabei ergaben sich Kontroversen über die Schwerpunktsetzung in den Interviews, die aufgrund des zeitlich begrenzten Rahmens nicht immer zu klären waren.

Die Co-Forschenden unterstützten intensiv die Forschenden in der Rekrutierung von Interviewpartner*innen innerhalb ihrer Organisationen und Bezüge zum Forschungsfeld. Dadurch war es den Forschenden möglich, notwendige Fallzahlen zu erreichen. Die Teilnehmenden meldeten den Forschenden zurück, dass ihnen sowohl durch die Bekanntmachung und Vermittlung der Studie durch Selbsthilfeverbände und -vereine als auch durch einen bereits bestehenden Kontakt oder eine bereits bestehende Anbindung zu eben diesen die Teilnahme an der Studie erleichtert wurde. Hiervon konnte die TRANS*KIDS Studie ganz wesentlich profitieren. Vonseiten der Familien und jungen Heranwachsenden wurde den Forschenden ein Vertrauensvorschuss entgegengebracht, der durch die Forschenden fortwährend geschätzt wurde. Dadurch bestand das Risiko eines Selektions-Bias: trans* Kinder und Jugendliche ohne einen Kontakt zu einer Selbsthilfeorganisation würden weniger wahrscheinlich rekrutiert werden.

Im Rahmen kontroverser Diskussionen bezüglich der Teilnahme der Co-Forschenden an der Datenerhebung und -auswertung wurde eine Kooperationsvereinbarung erstellt und von den Co-Forschenden unterschrieben, in der die Rolle der Co-Forschenden und die Zusammenarbeit definiert wurden. In diesem Zusammenhang wurde ebenfalls ein Honorar für die Co-Forschenden definiert. Ein Projektpartner hatte diesbezüglich auf sein Honorar verzichtet, womit dann eine Finanzierung in Bezug auf den Arbeitsaufwand pro Stunde ermöglicht werden konnte.

Die im TRANS*KIDS-Projekt gesammelten Erfahrungen zeigen folgende wesentliche Punkte für die Datenerfassungsphase auf:

1. Selbsterfahrung und fortwährende Selbstreflexion sind hilfreiche Interventionen zur Erarbeitung einer sensitiven Haltung gegenüber den Co-Forschenden.

2. Kooperationsvereinbarungen sind unerlässlich, um Rollen/Partizipationsstufen klar zu definieren.
3. Im Rahmen der Rekrutierung von Probanden aus den Bezugsfeldern der Co-Forschenden bilden diese eine wichtige Brücke und können Vertrauen aufbauen.

5 Reflexion (Daten auswerten)

Die Organisation regelmäßig stattfindender Termine zur Interpretation der Daten stellte sich als herausfordernd dar. Auch hier stellten unterschiedliche Motivationen, der einzelnen Projektmitarbeiter*innen aber auch der Forschenden untereinander Hürden dar, in einen stetigen konstruktiven Dialog zu kommen. Auch unter den Forschenden wurden unterschiedliche Haltungen in Bezug auf den folgenden Prozess und die damit einhergehenden Meilensteine deutlich. Aufgrund engerer Beziehungen und vertrauensvollerer Verbindungen einzelner Projektpartner*innen zu den Co-Forschenden, wurden diese in manche Diskussion intensiver bzw. weniger intensiv mit eingebunden. Da im Rahmen der Studie Promotionsprojekte geplant waren, die aufgrund der zeitlichen Befristung der Doktorandenstellen engmaschige kurzfristige Rückmeldungen erforderlich machten, stand auch hier wieder der Faktor Zeit einer intensiveren Partizipation im Wege. Bei den Forschenden entstanden zudem die Angst und zunehmende Bedenken, dass aufgrund der starken Emotionen im Projekt die Projektziele und Abschlussarbeiten bedroht seien und ggf. weitere Prozesse verzögert werden könnten.

► Essenziell für die Auswertungsphase ist nach den Erfahrungen im TRANS*KIDS-Projekt, dass eine zeitnahe Klärung der Wahrnehmung einer nicht ausreichenden Partizipation erfolgt. Ausreichend zeitliche Ressourcen bei allen Projektteilnehmer*innen sind zudem erforderlich, um den iterativen Prozess von Auswertung und Reflexion sicherzustellen.

6 Bericht & Präsentationen/Nutzung & Umsetzung

Bei der Präsentation von Ergebnissen in Form von bei Kongressen eingereichten Abstracts und bei Vorträgen wurden die Co-Forschenden im Umlaufverfahren einbezogen.

Die Schulungen von Mitarbeitenden im Gesundheitswesen in Kooperation mit der Ärztekammer Nordrhein-Westfalen wurden schließlich insofern im Sinne des Projekts partizipativ gestaltet, als zum einen einer der Vorträge von einer der Co-Forschenden gehalten wurde. Dies ermöglichte die angemessene Darstellung der Perspektive der betroffenen Personen. Zum anderen wurde darauf Wert gelegt, dass sämtliche Workshops im Rahmen der Schulungen immer von einem Tandem aus Behandelnden und Expert*innen in eigener Sache geleitet wurden, um auch hier im engeren Austausch mit den Teilnehmenden die Betroffenenperspektive im Fokus zu behalten.

Am Ende des Projekts wurde eine Reflexion des Projekts auf der Ebene aller Zentren und der im Projekt verbliebenen Co-Forschenden geführt. In diesem Rahmen wurden folgende mögliche Ursachen für die Missstimmungen im Projekt auf der Ebene Forschende-Forschende und Forschende-Co-Forschende erarbeitet:

1. das Gefühl, nicht ausreichend miteinbezogen zu werden
2. wahrgenommene mangelhafte Transparenz im Rahmen des Austausches der Ergebnisse
3. unterschiedliche Haltung bezüglich der Autor*innenauswahl im Rahmen von Publikationen
4. selektive Bevorzugung einzelner Co-Forschender in Bezug auf einzelne kooperierende Zentren aufgrund von vertrauensvolleren Beziehungen und bereits bestehenden positiven Erfahrungen im Miteinander

Die im Rahmen des TRANS*KIDS-Projekts gesammelten Erfahrungen weisen auf folgende Schlüsselelemente für die erfolgreiche Zusammenarbeit hin:

1. Es braucht Reflexionen auf Metaebene, um starken Emotionen und dadurch erschwerten Prozessen im Projekt entgegenzuwirken.
2. Es benötigt eine gemeinsame Haltung, wie starken Emotionen bzw. Kontroversen bei emotionalen Projektthemen begegnet werden soll.
3. Notwendig ist eine enge Supervision der Forschenden (Promovenden etc.), um sich in derartigen Kontroversen und in der Dialektik zwischen einer angemessenen Sensitivität den Co-Forschenden gegenüber und dem Aufzeigen eigener Grenzen bewegen zu können.
4. Ein transparenter Austauschprozess ist unumgänglich.

7 Zusammenfassung und Ausblick

Forschungsvorhaben wie das TRANS*KIDS-Projekt ermöglichen wesentliche Einblicke in die Herausforderungen von partizipativer Forschung. Eine partizipative Zusammenarbeit sollte von vorneherein miteinander auf Augenhöhe definiert und abgestimmt werden und in eine Kooperationsvereinbarung einfließen. Die Rolle der Forschenden sowie der Co-Forschenden sollte eindeutig definiert sein und das Commitment aller Beteiligten sollte zu Beginn des Projekts eindeutig gegeben sein.

Spezifische Herausforderungen stellen sich wenn: die Forschungsthemen stark emotionalisiert sind mit polarisierenden Auswirkungen auf den gesellschaftlichen Diskurs,

Zeitdruck vorliegt, Misstrauen untereinander besteht und die Rollen unzureichend geklärt sind.

Hilfreich ist dabei vertrauensvolle Beziehungen herzustellen, eine angemessene Vergütung zu vereinbaren, eine gemeinsame Haltung in Bezug auf die Projektidee, die Projektziele und erhofften Auswirkungen des Projektes zu erarbeiten und schließlich ausreichend zeitliche Ressourcen aller Beteiligten.

Literatur

Nind, M. (2011). Participatory data analysis: A step too far? *Qualitative research, 11*(4), 349–363.

von Unger, H. (2014). *Partizipative Forschung: Einführung in die Forschungspraxis.* Springer-Verlag.

Tina Brokmeier (sie/ihr, cis*) ist Psychologin und angehende psychologische Psychotherapeutin. Sie forschte als wissenschaftliche Mitarbeiterin an der Kinder- und Jugendpsychiatrie des Universitätsklinikums Münster zu Gesundheitsversorgungserfahrungen von Kindern und Jugendlichen mit Geschlechtsinkongruenz und/oder Geschlechtsdysphorie.

Sandra Rosa Mucha (sie/ihr, cis*) ist Erziehungswissenschaftlerin und Sozialpädagogin. Sie promovierte am Universitätsklinikum Münster zur Gesundheitsversorgung junger Menschen mit Geschlechtsinkongruenz und Geschlechtsdysphorie sowie deren Eltern. Sie lehrt an der Evangelischen Hochschule Freiburg zum Thema Geschlechteridentitäten und Strukturen einer geschlechtersensiblen Sozialen Arbeit.

Georg Romer (er/ihm, cis*) ist Facharzt für Kinder- und Jugendpsychiatrie, -psychosomatik und -psychotherapie, Psychoanalytischer Paar- und Familientherapeut und Professor am Universitätsklinikum Münster. Er ist einer der führenden klinischen Experten in der Behandlung von Jugendlichen mit Geschlechtsinkongruenz und Geschlechtsdysphorie und hat mehrere Studien zur Versorgungsforschung in diesem Themengebiet geleitet.

Milena Siebald (sie/ihr, cis*) ist Psychologische Psychotherapeutin und stv. psychotherapeutische Leitung der Spezialsprechstunde für Kinder mit Geschlechtsinkongruenz oder Geschlechtsdysphorie (trans*) sowie Varianten der geschlechtlichen Entwicklung (inter*) der Klinik für Kinder- und Jugendpsychiatrie, -psychosomatik und -psychotherapie des Universitätsklinikums Münster. Als stv. Projektleiterin des BMG-Projekts TRANS*KIDS forschte sie zu Diskriminierungserfahrungen von jungen trans* Personen im Gesundheitswesen und entwickelte in dem Rahmen Schulungen für Behandler*innen.

Manuel Föcker (er/ihm, cis*) ist Chefarzt an der Klinik für Kinder- und Jugendpsychiatrie, – psychosomatik und -psychotherapie an Campus Gütersloh der LWL-Universitätsklinik Hamm. Er ist habilitiert im Fachgebiet Kinder- und Jugendpsychiatrie und forscht als Gastwissenschaftler an der Universität Münster zu Essstörungen, Bewegung und psychische Gesundheit sowie trans* Gesundheit.

FSC
www.fsc.org
MIX
Papier | Fördert gute Waldnutzung
FSC® C083411

Kolibri 360 GmbH
Ferdinand-Jühlke-Straße 7
99095 Erfurt, Deutschland
produktsicherheit@kolibri360.de